谢文英 编著

名医珍藏
百草良方

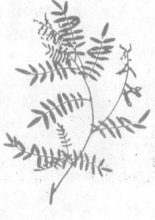

陕西出版传媒集团
陕西科学技术出版社

图书在版编目（CIP）数据

名医珍藏百草良方/谢文英编著. —西安：陕西科学技术出版社，2014.5
ISBN 978-7-5369-5300-0

Ⅰ.①名… Ⅱ.①谢… Ⅲ.①验方—汇编 Ⅳ.①R289.5

中国版本图书馆 CIP 数据核字（2014）第 049531 号

名医珍藏百草良方

出 版 者	陕西出版传媒集团　陕西科学技术出版社 西安北大街 131 号　邮编　710003 电话（029）87211894　传真（029）87218236 http://www.snstp.com
发 行 者	陕西出版传媒集团　陕西科学技术出版社 电话（029）87212206　87260001
印　　刷	北京建泰印刷有限公司
规　　格	710×1000 毫米　　16 开本
印　　张	23.75
字　　数	360 千字
版　　次	2014 年 5 月第 1 版 2014 年 5 月第 1 次印刷
书　　号	ISBN 978-7-5369-5300-0
定　　价	29.80 元

版权所有　翻印必究

前言 FOREWORD

古往今来，不知有多少帝王为了长生不老而费尽周折，四处寻求仙丹，结果都是徒劳无功。世上绝无什么灵丹妙药，吃了可以长生不老，但可以通过一些中药草和食疗达到保健强身、延缓衰老的功效。

中药在古籍中通称"本草"，在中国的使用有着数千年的历史，其底蕴十分丰富。

中草药的疗效经受住了长期医疗实践的检验，而且也已被现代科学研究所证实。为了保证药物的疗效，中国劳动人民在长期的实践中，对于药物的栽培、采收、加工、炮制、贮藏保管等方面，积累了极为丰富的经验。这些通过古人长期实践所积累起来的医药遗产是极为丰富、极为宝贵的，我们应当珍视这个祖国医药学的伟大宝库，努力发掘，加以提高。

如何利用中草药来治疗疾病和强身健体呢？在生活中存在一定的误区。有些人认为中药越贵越补，常不惜花高价买鹿茸、人参之类的中药，进补功效未必就好。"缺什么，补什么"是进补的基本原则，中药不应以售价的贵贱来区分药物的好坏，关键是应该根据自身体质来选择相应补品，尤其是老年人，更应以实用为滋补原则。

还有些人认为越多越补。"多吃补药，有病治病，无病强身"的说法是错误。冬季大量进补，会骤然加重脾胃及肝脏的负担，使长期处于疲弱的消化器官难以承受，导致消化系统功能紊乱。

中医的治疗原则是"虚者进补"，不是虚证的人不宜进补。即使是虚证，也有气虚、血虚、阳虚、阴虚之分，人体器官又有心虚、肺虚、肝虚、脾虚、肾虚等不同，人们在进补前，最好先向专业医生咨询，结合各种补药的性能

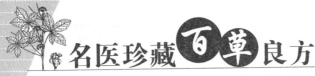

特点，对证施用。如热性体质者，就不适合服用人参、鹿茸、海马等温热性的药物。

中药间如何配伍呢？配伍是指有目的地按病情需要和药性特点，有选择地将两味以上药物配合同用。疾病的发生和发展往往是错综复杂、瞬息万变的，常表现为虚实并见、寒热错杂、数病相兼，故单用一药是难以兼顾各方的。因此，在使用两味以上药物时，必须有所选择，这就提出了药物配伍关系问题。

本书详细地介绍了190多种本草的的功效、本草之间的配伍关系及用法和用量，使读者能够快速准确地利用中草药以达到治疗疾病及强生健体的功效。

由于中医学历史悠久，中草药又浩如烟海，再加上编者水平有限，错误与遗漏之处在所难免，特此希望广大读者批评指正。

编　者

目录

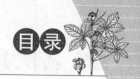

一画

一点红	/001
一支箭	/003
一叶萩	/004
一箭球	/005
一枝黄花	/007

二画

人　参	/009
九里香	/011
了哥王	/013
八角莲	/014
八仙草	/016
八角茴香	/017

三画

女贞子	/019
土茯苓	/020
土鳖虫	/022
马　兰	/024
马鞭草	/025
马齿苋	/027
三　七	/029
大　豆	/031
大　蓟	/033
大　枣	/034
大　蒜	/036
大　黄	/038
山　楂	/040
山　药	/042
山茱萸	/044
山豆根	/046
川　芎	/047

川贝母	/049
小蓟	/052
小茴香	/053

四画

巴豆	/055
升麻	/057
天麻	/059
天冬	/061
天葵草	/063
天南星	/064
无花果	/066
木贼	/068
木槿花	/069
五加皮	/071
五味子	/073
牛膝	/074
牛蒡子	/076
乌桕	/078
乌韭	/080
乌药	/081
乌梅	/083
毛冬青	/085
车前草	/087
月季花	/089

五画

艾叶	/091
甘草	/093
龙胆	/095
生姜	/097
玄参	/099
玉竹	/101
玉米须	/103
石榴	/104
石菖蒲	/106
仙茅	/108
仙人掌	/110
仙鹤草	/111
白果	/113
白芷	/115
白芍	/117
白茅根	/119
冬瓜	/121
冬葵子	/123
半夏	/125
半边莲	/127

六画

防风	/129
防己	/130

百部	/132	伸筋草	/181
肉桂	/134	谷精草	/183
肉豆蔻	/136	鸡内金	/185
当归	/139	鸡冠花	/187
竹茹	/141	鸡矢藤	/189
红花	/142	鸡血藤	/190
地龙	/145		
地榆	/147		
地骨皮	/149	**八画**	
老鹳草	/151		
灯笼草	/153	侧柏	/193
刘寄奴	/154	泽兰	/195
合欢皮	/157	佩兰	/196
肉苁蓉	/159	苦参	/198
决明子	/161	虎杖	/200
		细辛	/202
		贯众	/204
七画		青蒿	/205
		青木香	/207
连翘	/163	玫瑰花	/208
花椒	/164	罗汉果	/210
陈皮	/167	金樱子	/212
苍术	/168	金钱草	/214
芡实	/171	鱼腥草	/215
灵芝	/173	败酱草	/217
麦冬	/175	垂盆草	/219
杜仲	/177	苦楝皮	/221
何首乌	/179	刺五加	/223

九 画

茵　陈	/225
钩　藤	/227
柿　蒂	/228
茜　草	/230
荆　芥	/232
栀　子	/234
香　附	/236
厚　朴	/239
胡　椒	/241
胖大海	/243
骨碎补	/245
威灵仙	/247
绞股蓝	/249
络石藤	/251
鸦胆子	/252
枸杞子	/254
牵牛子	/256

十 画

浮　萍	/259
莲　子	/260
栗　子	/262
桔　梗	/264
党　参	/266
柴　胡	/268
射　干	/270
莪　术	/271
桃　仁	/273
桑　叶	/275
桑寄生	/277
铁线草	/279
益母草	/281
夏枯草	/283
积雪草	/285
莱菔子	/287

十一画

黄　精	/289
黄　连	/291
黄　芩	/293
黄　芪	/295
菊　花	/297
续　断	/300
麻　黄	/302
鹿　茸	/304
猕猴桃	/307
菟丝子	/309
蛇床子	/311
淫羊藿	/312

旋覆花	/315	蜈蚣	/342
淡竹叶	/317	槐花	/344
		蒲公英	/346
		蓬子菜	/348
		蓖麻子	/349
		路路通	/351

十二画

蛤蚧	/319
锁阳	/321
葡萄	/322
萹蓄	/324
葛根	/326
紫草	/328
萑草	/330
葱白	/332
黑芝麻	/333
落花生	/335
鹅不食草	/337

十四画

滴水珠	/353
豨莶草	/354
酸枣仁	/356

十五画以上

薄荷	/359
翻白草	/360
薏苡仁	/362
藿香	/363
薤白	/365

十三画

蜂蜜	/339
蝉蜕	/340

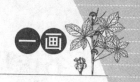

一点红

【别名】羊蹄角、红背叶、散血丹、野介兰、红背草。

【形态】为菊科植物一点红的全草或带根全草入药。分布于广东、广西、福建、浙江、江西、湖南等省区。一年生草本，高10～50厘米。茎直立或于近基部倾斜，绿色或紫红色，有稀柔毛。茎上部的叶卵形或卵状披针形，有的全缘，基部挖茎，茎下部的叶片羽状分裂。顶端裂片有锯齿。叶面为绿色，叶背常为紫红色，叶两面均有疏毛。7～11月开花，红色或紫红色，分为二性管状花。

【性味】味微苦，性凉。

【功效】清热解毒利尿凉血。外用消炎，散血消肿。入心肝肺经。主治目赤肿痛、肺热咳血、鼻血、跌打损伤胸部、痢疾、喉蛾、急性扁桃体炎、咽喉肿痛、肾盂肾炎、腹泻、肺炎、阴道炎、外阴湿疹。外治皮肤疮疡肿毒、妇人乳痛、湿毒、中耳炎、乳痈、指疔、溃疡、蛇伤、结膜炎、尿路感染等。

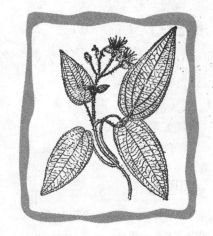

【采制】夏、秋季采收，洗净晒干，或趁鲜切段，晒干。

【鉴别】全草长约30厘米。根茎细长，圆柱形，浅棕黄色；茎少分枝，细圆柱形，有纵纹，灰青色，基部叶卵形、琴形，上部叶较小，基部稍抱茎；纸质。头状花序干枯，花多已脱，花托及总苞残存，苞片茶褐色，膜质。瘦果浅黄褐色，冠毛极多，白色。有干草气，味淡，略咸。以干燥叶多者为佳。

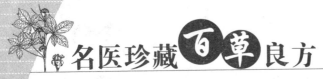

附方精选

第一方

〔方剂〕一点红120克,梅片0.3克。

〔用法〕共捣烂,敷眼眶四周。

〔主治〕风热翳膜。

第二方

〔方剂〕一点红30克,车前草20克,金银花6克。

〔用法〕水煎,分2~3服,每日1剂,连服5~7天。

〔主治〕泌尿系感染。

第三方

〔方剂〕一点红、女贞叶各30克,甘草5克。

〔用法〕水煎,分3~5次含咽,每日1剂,连服3~5天。

〔主治〕急性扁桃体炎。

第四方

〔方剂〕鲜一点红适量。

〔用法〕洗净,用冷开水略泡后再洗,捣烂绞汁,冲酒少许,每次取2~3滴滴入患耳,每日2~3次。

〔主治〕中耳炎。

第五方

〔方剂〕一点红250克,土牛膝120克。

〔用法〕上药共捣烂,敷患处。

〔主治〕跌打肿痛。

第六方

〔方剂〕一点红、酢浆草、倒扣草各30克。

〔用法〕水煎服。

〔主治〕白喉。

第七方

〔方剂〕一点红、车前草、广金钱草、白茅根各30克。

〔用法〕水煎服2~3次服,每日1剂。

〔主治〕睾丸炎。

第八方

〔方剂〕一点红30克,岗梅根25克,蒲公英20克,鱼腥草15克(后下)。

〔用法〕水煎,分2~3次服,每日1剂,连服5~7天。

〔主治〕肺炎。

一支箭

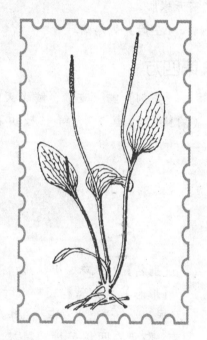

【别名】青藤、蛇咬子、矛盾草。

【形态】为瓶尔小草科植物一支箭或瓶尔小草植物的全草,主产于我国福建、台湾、广东、安徽、江西、云南、四川、贵州等地。多年生直立小草本,高10～20厘米。地下的根状茎短,圆柱形,有土黄色肉质的细长根多条。有长柄,远高出营养叶,顶端着生圆柱状孢子囊群穗长2.5～3.5厘米,线形,顶部有小突尖。

【性味】苦、甘,凉。

【功效】有清热解毒、活血散瘀、消肿止痛的功效。对溶血性金黄葡萄球菌有抑制作用。主治乳腺炎、疔疮、瘀血肿痛等。

【采制】春夏采挖带根全草,洗净泥沙、鲜用,如需贮藏,必须阴干。

【鉴别】此药植物生长于河滩或草地阴湿处,其营养叶只有1片,卵圆形或卵状长圆形,长3～5厘米,宽2～3厘米。基部心脏形,味微苦。

【贮藏】阴干,木箱装,放干燥处,潮湿季节应用塑料袋密闭。

附方精选

第一方

〔方剂〕鲜一支箭、鲜蒲公英各适量。

〔用法〕捣烂敷患处。

〔主治〕乳痈。

第二方

〔方剂〕一支箭、使君子、鸡内金各10克。

〔用法〕水煎服。

〔主治〕小儿疳积。

第三方

〔方剂〕一支箭15克。

〔用法〕水煎服。或一支箭干粉，开水送服。

〔主治〕胃热痛。

第四方

〔方剂〕鲜一支箭、鲜飞天蜈蚣（菊科的云南蓍）、鲜一枝黄花各15克。

〔用法〕共捣烂，分2次用洗米水调匀，由上而下擦拭伤口周围。

〔主治〕毒蛇咬伤。

第五方

〔方剂〕鲜一支箭30克，鲜豨莶草15克。

〔用法〕加黄砂糖少许，共捣烂敷患处。

〔主治〕痈疮。

一叶萩

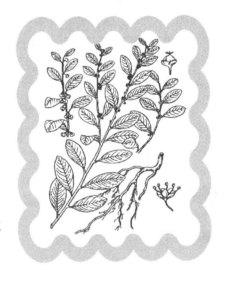

【别名】叶底珠、小粒蒿、花扫条。

【形态】为大戟科植物一叶萩的嫩枝叶及根。分布于东北、华北、华东及河南、湖南、陕西、四川等地。灌木，高1～3米。根浅红棕色圆柱形，有细纵皱；树皮浅灰棕色，多不规则的纵裂；茎多分枝，当年新枝淡黄绿色，略具棱角；叶互生，椭圆形，长1.5～5厘米，宽1～2厘米，边缘有不整齐的齿状，两面无毛；叶柄短；花小单性，雌雄异株，无花瓣，色或红或黄。花期8～9月，果期9～10月。

【性味】辛、苦，温，有毒。

【功效】具有活血舒筋、健脾益肾的功效。现代药理研究表明，具有活血化瘀、收缩血管、抗肿瘤的作用。用于治疗风湿腰痛、四肢麻木、偏瘫、阳

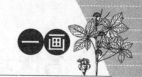

痿、面神经麻痹及小儿麻痹后遗症。

【采制】嫩枝叶，春末至秋末均可采收，割取连叶的绿色嫩枝，捆成小把，阴干；根全年可采，除去泥沙，洗净，切片晒干。

【鉴别】嫩枝条呈圆柱形，表面暗绿黄色，有时略带红色，具纵走细纹，质脆，断面纤维状，中央白色。味微辛而苦。

皮有小点或横向皮孔，质脆，断面不整齐，木质部淡黄白色。味淡稍涩。

附方精选

第一方

〔方剂〕一叶萩嫩枝50克。

〔用法〕水煎服。

〔主治〕风湿腰痛。

第二方

〔方剂〕一叶萩根25克，枸杞子20克。

〔用法〕水煎服，每日2次。

〔主治〕四肢酸痛。

第三方

〔方剂〕一叶萩根20克，九龙藤5克，大驳骨30克。

〔用法〕水煎，冲酒适量服。

〔主治〕腰肌劳损。

一箭球

【别名】三角草、水百足、金纽草、疟疾草、姜牙草、水香附、水蜈蚣。

【形态】为莎草科植物单穗水蜈蚣带根茎的全草。主要产于我国广东、广西、云南等南方诸省。多年生草本。根茎匍匐，茎散生或疏丛生，细弱，扁锐三棱形，秃净，高10～40厘米。叶狭线形，边缘锯齿；叶鞘短，褐色，最下面的叶鞘无叶片。头状花序单生，卵圆形或球形，白色长5～9毫米，宽5～7毫米。小穗多数，呈倒卵形或披针长圆形，顶端渐尖，具花1朵；花柱细长。坚果倒卵形，较扁，棕色。花期5～8月。

【性味】性平，味微甘，无毒。

【功效】宣肺止咳，清热解毒，散瘀消肿，杀虫截疟，主感冒咳嗽，百日咳，咽喉肿痛，痢疾，毒蛇咬伤，疟疾，跌打损伤，皮肤瘙痒。

【采制】全年可采全草，洗净晒干备用或鲜用。

【鉴别】叶线形，宽 2.85~4.5 毫米，平张，柔弱，边缘具疏锯齿；叶鞘短，褐色，或具褐色斑点。苞片 3~4，叶状，斜展。鳞片膜质，舟状，苍白色或麦秆黄色，具锈色斑点，两侧各具脉 3~4 条，背面龙骨状突起，具翅，翅下部狭，先端具稍外弯的短尖，边缘具缘毛状细刺；雄蕊 3；花柱长，柱头 2。

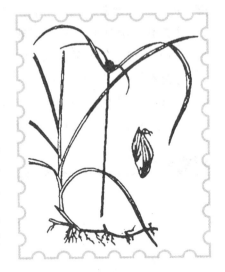

附方精选

第一方

〔方剂〕鲜一箭球适量。
〔用法〕捣烂，敷患处。
〔主治〕治蚊咬伤。

第二方

〔方剂〕一箭球 30~60 克。
〔用法〕水煎，冲酒少许，每日分 2 次服下。
〔主治〕细菌性痢疾。

第三方

〔方剂〕一箭球 60~90 克。
〔用法〕捣烂，在发作前 2 小时前酒冲服。小儿用量酌减，水煎服。
〔主治〕疟疾。

第四方

〔方剂〕鲜一箭球适量。
〔用法〕捣烂，敷患处。
〔主治〕痈疖，皮肤瘙痒。

第五方

〔方剂〕一箭球 2 个，冰糖 60 克。
〔用法〕水煎服。
〔主治〕百日咳。

第六方

〔方剂〕一箭球适量。
〔用法〕捣烂，敷患处。
〔主治〕外伤出血。

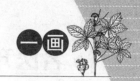

一枝黄花

【别名】野黄菊、蛇头王、满山黄、小白龙须。

【形态】为菊科植物一枝黄花的全草。全国大部分地区都有分布。多年生草本,高15~60厘米。茎直立,下部光滑无毛,上部有茸毛。叶互生;下部叶具柄,有锯齿,上部叶较小而狭,近于全缘,上面深绿色,下面灰绿色,光滑无毛。圆锥花序,由腋生的总状花序再聚集而成;头状花序小,单生或2~4聚生于腋生的短花序柄上;总苞片狭而尖,具干膜质边缘,大小不等,呈覆瓦状排列花托秃裸;外围的舌状花黄色;中央筒状花,两性,花冠5裂。瘦果近圆柱形,秃净或有柔毛。

【性味】味微苦、辛,性凉。

【功效】具有疏风清热、消肿解毒的功效。水煎剂对金黄色葡萄球菌、肺炎球菌、绿脓杆菌有明显的抑制作用。主治感冒头痛、咽喉肿痛、肺炎、百日咳等。

【采制】全草入药,夏末采收,鲜用或晒干备用。鲜用时去顶尖及根部为佳。

【鉴别】干品与原植物形态相同,以色绿、叶完整、气清香者为佳。

【贮藏】晒干,木箱装,放干燥处。

第一方

〔方剂〕一枝黄花适量。

〔用法〕水煎浓汤,熏洗患处。

〔主治〕霉菌性阴道炎。

第二方

〔方剂〕一枝黄花适量。

〔用法〕取上药,水煎洗涤患处,每日 5～6 次,每日更换 1 剂,连用 2～5 周。

〔主治〕手足癣,鹅掌风。

第三方

〔方剂〕一枝黄花 50 克(鲜草)。

〔用法〕取上药(干草减半),配葱 2 根,加水约 400 毫升,煎至 200 毫升,倒出药液,加冰糖或白砂糖少许。分 2 次服,每日 1 剂。2 岁以下儿童药量减半,连服 2～7 天。

〔主治〕百日咳。

第四方

〔方剂〕一枝黄花、葛根各 10 克,芫荽、桑叶各 6 克。

〔用法〕水煎分 2～3 次服,连服 2 天。

〔主治〕麻疹不出或出而不透。

第五方

〔方剂〕一枝黄花、臭牡丹根各 30 克,半边莲 25 克。

〔用法〕水煎服。

〔主治〕偏头痛。

第六方

〔方剂〕鲜一枝黄花 30～60 克或干品 15～30 克。

〔用法〕水煎服,代茶饮用。

〔主治〕小儿急性扁桃体炎、咽炎。

第七方

〔方剂〕鲜一枝黄花 100 克,野菊花根 30 克,醋适量。

〔用法〕共煎,先熏患处,冷后洗疮口。

〔主治〕痈疽溃后久不收口,腐肉不脱。

第八方

〔方剂〕一枝黄花 15 克,贯众、松汁各 30 克。

〔用法〕水煎服,连服 3 日,间隔 10 日,再服 3 日。

〔主治〕预防感冒。

人 参

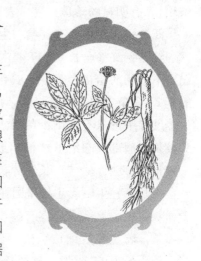

【别名】山参、园参、棒槌、力参等，人工栽培者为园参，野生者为山参。

【形态】为五加科植物人参的干燥根，主产于我国东北。多年生草本。主根肥壮肉质，圆柱形或纺锤形，通常直径1～3厘米，外皮淡黄色或淡黄白色，下端常分叉，顶端有根茎，俗称芦头，根茎短，直立，野生者根茎长。茎直立，通常高30～60厘米，单生，圆柱形，无毛。叶轮生，3～5枚掌状复叶轮生于茎顶，小叶3～5片；小叶片卵圆形、倒卵圆形或椭圆形，先端尖，基部狭，边缘有细锯齿，齿有刺状尖，叶面散生刚毛，刚毛长约1毫米，叶背无毛。6～7月开花，花淡黄绿色，花10～50朵；花瓣5片；8月结果，果实扁肾形，长约5毫米，宽约7毫米，鲜红色。种子呈肾形，乳白色。

【性味】味甘、微苦，性平。

【功效】具有大补元气、复脉固脱、补脾益肺、生津、安神等功效。主要用于治疗体虚欲脱、肢冷脉微、脾虚食少、肺虚喘咳、津伤口渴、内热消渴、久病虚羸、惊悸失眠、阳痿宫冷、心力衰竭、心源性休克等。它是秋冬季常用的补益药。有关资料记载人参能提高人体的抗病能力，对脾胃虚弱所致的消化不良、贫血，肺肾不足的虚喘、牙周病均有治疗作用。

【采制】山参：因山林之中寻找人参很难，故多在7月下旬至9月间（即东北夏末秋初至秋末见霜时间）果实红熟时上山寻找采挖，采挖时尽量保持支根及须根的完整。

采集人参后应洗净、蒸制、晒干或烘干备用。

园参：普通园参生长6年采收；边条参生长8年或9年采收（但近年随

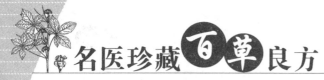

着栽培技术的提高及栽种习惯的改变，往往栽种年限缩短）；石柱参生长15年以上采收（常用作充山参）。通常于9月中上旬采收，采收时要防止伤根。炮制方法同山参。

【鉴别】 山参：纯野山参的根部，主根粗短呈横灵体，支根八字分开（俗称武形），五形全美（芦、艼、纹、体、须相衬）。有元芦，艼中间丰满，形似枣核。皮紧细。主根上部横纹紧密而深。须根清疏而长，质坚韧（俗称皮条须），有明显的珍珠疙瘩。表面牙白色或黄白色，断面白色。味甜微苦。

园参：园参主要有红参、生晒参及糖参等几种，其特征如下：

红参：红参全长6～17厘米，主根长3～10厘米；表面红棕色，半透明，偶有不透明的暗褐色斑块，具纵沟、皱纹及细根痕，上部可见环纹，下部有的具2～3条支根。根茎上有茎痕。质硬而脆，折断面平坦，角质样。

红参中形状不规则，芦头短，参体肥，参腿不规则者为普通红参。而芦头较长，肩部较圆滑呈"溜肩膀"，参体呈长圆柱形，光泽弱，下端有1～3条较长的参腿，呈"芦长、体长、腿长"特征者为边条红参。

生晒参：生晒参主根呈圆柱形或纺锤形，长3～15厘米，直径1～2厘米。表面灰黄色，上部或全体有疏浅断续的粗横纹及明显的纵皱纹，下部有支根2～3条，着生多数细长须根（全须生晒参），须根上有不明显的细小疣状突起。芦头长1～4厘米，直径0.3～1.5厘米，多拘挛而弯曲，具艼和稀疏的凹窝状芦碗，质较硬，断面淡黄白色，显粉性，形成层环处棕黄色，皮部有黄棕色点状树脂道散布及放射状裂隙。气微香而特异，味微苦、甘。

糖参：主根长3～10厘米，直径0.7～3厘米。表面白色或浅黄白色，可见到针刺所形成的针痕，上部有较多的断续环纹。常具侧根2～3条。质脆，断面白色，有的具裂隙。气微香，味微苦、甘。

附方精选

第一方

〔方剂〕人参5克，熟地黄15克。

〔用法〕水煎服。

〔主治〕气血两亏。

第二方

〔方剂〕人参3克，核桃仁10克。

〔用法〕煮汁代茶常饮。

〔主治〕肺气虚。

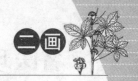

第三方

〔方剂〕人参、枸杞各3克,生地12克,天冬8克,山茱萸6克。

〔用法〕水煎,每日1剂,分3次服,连服1个月。

〔主治〕糖尿病。

第四方

〔方剂〕人参30克,白酒1000克。

〔用法〕人参切片,投入白酒中,密封浸泡10天后服,每次25毫升,每日3次。

〔主治〕补虚,抗衰老。

第五方

〔方剂〕人参叶10克。

〔用法〕水煎服当茶饮。

〔主治〕暑热烦躁,津伤口渴。

第六方

〔方剂〕人参、槟榔、大黄各3克,墨旱莲、白木耳各8克。

〔用法〕水煎服。

〔主治〕小儿腹胀。

九里香

【别名】千里香、满山香。

【形态】为芸香科植物九里香的枝叶。我国长江以南等省区。常绿灌木,高2~4.5米。根粗坚硬。树干为灰白色,当年生嫩绿色,搓烂有香气。叶互生,单数羽状复叶,小叶3~5片,小叶片卵形或卵状披针形、长椭圆形,顶端短尖或渐尖,基部略偏斜,叶缘全缘,两面均无毛,对光透视肉眼可见许多小油点。4~9月开花,花白色,排成聚伞花序生于枝顶或叶腋;萼片5片;花瓣5片,长约2厘米,有淡黄色小油点;雄蕊10枚。秋冬季结果,果实卵形或近圆球形,顶部渐尖,成熟时鲜红色,果皮有许多油点,内有种子1~2粒,种皮有棉质毛。

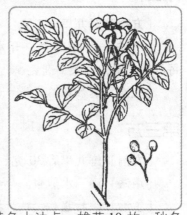

【性味】味辛、微苦,性温,有小毒。

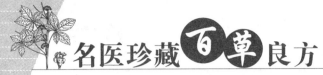

【功效】有行气止痛、活血散瘀的功效。药理试验有麻醉止痛作用,水煎剂对致病皮肤真菌有抑制作用。主治牙痛、胃痛、瘀伤、皮肤瘙痒等。

【采制】叶及带叶嫩枝全年可采,除去老枝,洗净,鲜用或阴干备用。根于秋冬季采挖为佳;洗净,趁鲜切片,鲜用或晒干备用。

【鉴别】干燥茎细圆形,一般为3~5厘米的段,直径最大不超过7毫米,外表灰黄色,有细纵纹,栓皮剥落,露出肉色木质部;横切面中心颜色较淡,质坚硬。

干燥叶带革质,卵形或椭圆形,呈黄绿色,主脉在背面明显突出,有香气。

附方精选

第一方

〔方剂〕九里香花3克,香附10克。

〔用法〕水煎服。

〔主治〕胃痛。

第二方

〔方剂〕鲜九里香7克。

〔用法〕洗净捣烂,开水冲服,每日服2次,每次1剂。

〔主治〕急性尿路感染。

第三方

〔方剂〕鲜九里香30克。

〔用法〕酒、水煎服。

〔主治〕跌打损伤,跌打扭伤。

第四方

〔方剂〕鲜九里香15克。

〔用法〕捣烂,煎水1碗,含漱数次。

〔主治〕口腔溃烂。

第五方

〔方剂〕鲜九里香、鲜地耳草、鲜栀子叶、鲜鹅不食草各适量。

〔用法〕共捣烂,酒炒敷患处。

〔主治〕跌打瘀积肿痛。

第六方

〔方剂〕鲜九里香茎枝、叶适量。

〔用法〕煎汤洗患处。

〔主治〕湿疹。

第七方

〔方剂〕九里香、黑老虎根各适量。

〔用法〕共研细粉敷患处。

〔主治〕刀伤出血。

了哥王

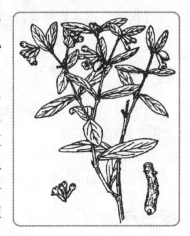

【别名】九信菜、山黄皮、南岭荛花、地棉根、雀儿麻、山石榴、地巴麻、火索木、地谷麻。

【形态】为瑞香科植物了歌王的根或根皮、叶。分布于广东、广西、福建、江西、浙江、湖南、四川等地。灌木，高30～100厘米。枝红褐色，无毛。叶对生，长椭圆形；先端钝或急尖，基部楔形，全缘；叶柄短或几无。5～6月开黄绿色花，数朵组成顶生短总状花序；总花梗长5～10毫米，花梗长1～2毫米；花萼管状，雄蕊8个，花盘鳞片4个，通常两两合生；子房椭圆形，顶部被疏柔毛，柱头近球形，花柱极短。8～9月结果，核果卵形，长约6毫米，熟时暗红色至紫黑色。

【性味】味辛苦，性寒，有毒。

【功效】具有清热利尿、解毒杀虫的功效。现代药理研究表明，具有抑菌、抗炎镇痛、抗病毒、抗癌等作用。用于肺炎、腮腺炎、水肿臌胀、疮疡肿毒、瘰疬、跌打损伤。

【采制】根或根皮春秋季采挖为佳，洗净，趁鲜切片，蒸熟，晒干；或剥取根皮，鲜用或晒干备用。叶于夏季采收为佳，鲜用或晒干备用。

【鉴别】干燥根呈圆柱形，弯曲而有分枝；表面黄棕色，有突起的支根痕和不规则的纵皱纹。皮部纤维极多，不易折断。木质硬，折断面呈破裂状。皮部易剥离，较厚，约占木部的1/2，外侧黄棕色，内部白色。木质部淡黄色，射线清楚。

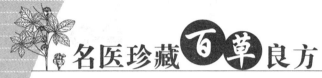

附方精选

第一方

〔方剂〕鲜了哥王嫩叶、鲜山芝麻嫩叶各适量，盐少许。

〔用法〕捣烂敷患处。

〔主治〕腮腺炎。

第二方

〔方剂〕鲜了哥王叶、鲜鹅不食草各适量，酒少许。

〔用法〕捣烂，加酒炒后敷患处。

〔主治〕稻田性皮炎。

第三方

〔方剂〕鲜了哥王根皮适量。

〔用法〕捣烂敷疮四周，留孔排脓。

〔主治〕未破的毒疮。

第四方

〔方剂〕了哥王、接骨草适量，酒少许。

〔用法〕水煎，对酒服。

〔主治〕鹤膝风。

第五方

〔方剂〕了哥王叶适量。

〔用法〕捣烂敷患处。

〔主治〕疮疡，乳痛。

第六方

〔方剂〕了哥王根白皮10克。

〔用法〕水煎服。另用鲜根皮捣烂外敷。

〔主治〕跌打损伤。

第七方

〔方剂〕了哥王根（去粗皮）10克，龙葵15克，黄糖少许。

〔用法〕水煎，加黄糖调服。

〔主治〕肝硬化及肝腹水。

八角莲

【别名】旱八角、叶下花、一把伞、八角盘、独叶一枝花、独脚莲。

【形态】为小檗科植物八角莲的根茎。我国南部诸省区及河南、湖北有产。多年生草本，高30～60厘米。根茎横卧粗壮，横生的须状根。茎中空，

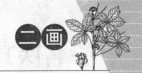

绿色无毛。茎生叶 2 片，在近茎顶外相接而生；叶片呈盾状亚圆形，5~9 个浅裂，叶缘有刺状细齿。5 月开暗红或紫红色花，伞形花序，生于茎顶两叶交叉处；萼片 6 个，花瓣 6 个，暗红色，雄蕊 6 个，花丝扁平，开张；花药与花丝等长或较长，内向；子房上位。浆果圆形。

【性味】味苦、辛，性平，有毒。

【功效】具有清热解毒、化痰散结、祛瘀消肿的功效。药理实验，对离体蛙心有兴奋作用，能使其停于收缩状态。主治毒蛇咬伤、淋巴结核、无名肿毒、急性淋巴腺炎等。

【采制】根茎夏秋采收，洗净，鲜用或晒干备用。

【鉴别】根茎外皮紫黄色，有扭曲的纵沟纹，质硬而脆，折断面为乳黄色，味微苦。

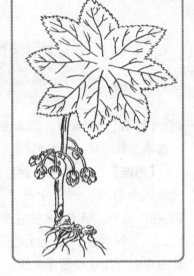

附方精选

第一方

〔方剂〕八角莲 10 克，甜酒 1 杯。

〔用法〕研细粉，甜酒 1 杯送服。

〔主治〕跌打损伤。

第二方

〔方剂〕八角莲 6 克，白糖适量。

〔用法〕研细粉，白糖水冲服。

〔主治〕胃痛。

第三方

〔方剂〕鲜八角莲 30 克。

〔用法〕入水、酒煎服；另取适量鲜八角莲捣烂敷患处。

〔主治〕无名肿毒，疔疮。

第四方

〔方剂〕八角莲 10 克，猪肺 100 克，糖适量。

〔用法〕煲服。

〔主治〕痰咳。

第五方

〔方剂〕八角莲 15 克。

〔用法〕捣烂，冲酒服，渣敷伤处周围。

〔主治〕毒蛇咬伤。

八仙草

【别名】猪殃殃、拉垃藤、锯子草、细茜草、小茜草、红丝线、血见愁。

【形态】为茜草科植物拉拉藤全草。我国大部分地区有分布。一年生草本，蔓状或攀缘状，长20～40厘米。叶6～8枚轮生，无柄，先端具针锋尖头，上面绿色，被倒生白色刺毛，下面淡绿色，除沿中脉及边缘被毛外，余光滑无毛，侧脉不明显。疏散聚伞花序，腋生；4～5月花细小，子房下位，2室，花柱2裂。果呈二半球形，孪生，表面密生白色钩毛。

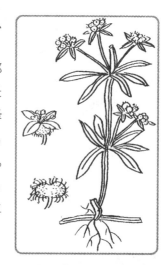

【性味】味辛、苦，性微寒。

【功效】本品具有降血压、轻泻利尿的作用。用于治疗尿血、淋浊、疔肿、肠痈、中耳炎、跌打损伤、风湿疼痛、尿路感染、阑尾炎。

【采制】夏季花果期采收为佳，洗净，除去杂质，鲜用或晒干备用。

【鉴别】干品为墨绿色，四方形，分枝棱上有倒生小刺，以色泽鲜艳为佳。

附方精选

第一方

〔方剂〕八仙草30克。

〔用法〕水煎服。已溃者用鲜草适量，捣汁涂敷。

〔主治〕乳痈。

第二方

〔方剂〕鲜八仙草250克，红糖适量。

〔用法〕绞汁，加红糖适量冲服，每日1剂。

〔主治〕肿瘤。

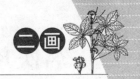

第三方

〔方剂〕八仙草90克。

〔用法〕水煎服,分2次服,每日1剂,连服3~5天。

〔主治〕急性阑尾炎。

第四方

〔方剂〕八仙草60克,大青叶15克。

〔用法〕水煎服,连服3~5天。

〔主治〕风热感冒。

第五方

〔方剂〕八仙草20克,香附9克,益母草30克。

〔用法〕水煎,分2~3次,每日1剂,连服3~5天。

〔主治〕经闭。

第六方

〔方剂〕鲜八仙草适量。

〔用法〕洗净捣烂,敷患处。

〔主治〕痈疖疔疮。

八角茴香

【别名】 大茴香、大料、舶茴香、八角大茴、大八角、八角。

【形态】 为伞形科植物茴香的干燥成熟果实。分布于广西、云南、广东、福建、贵州、台湾等省区。常绿乔木,高10余米,树皮灰色至红褐色。单叶互生,革质,披针形至长椭圆形,先端急尖或渐尖,基部楔形,全缘,下面被柔毛,叶脉羽状,中脉下陷,侧脉稍凸起;叶柄粗壮。花单生于叶腋,花圆球形,淡粉红色或深红色,花柱短,基部肥厚,柱头细小。蓇葖果成星芒状排列,幼时绿色,成熟时有红棕色,开裂。种子扁卵形,棕色有光泽。第一次花期2~3月,果期8~9月。第二次花期在第一次果期之后,第二次果期为翌年2~3月。

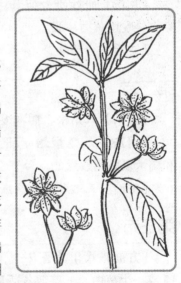

【性味】 味辛、甘,性温。

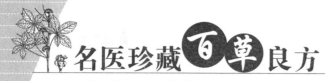

【功效】具有抗菌、兴奋空肠运动、抗溃疡、松弛气管平滑肌、促进肝脏再生、性激素样等作用。用于治疗寒疝、少腹冷痛、肾虚腰痛；胃痛、呕吐、干湿脚气、慢性气管炎、解食物中毒及毒蛇咬伤。

【采制】每年采收2次，第1次为主采期，在8～9月间，第2次在翌年2～3月间。采摘后，微火烘干，或用开水浸泡片刻，待果实转红后晒干。

盐水炒制：按每50克大茴香用盐2克，先将盐用开水溶解后，放入已炒热的大茴香至锅内一同拌炒，拌炒时应陆续加入盐水，边拌炒，边淋洒，炒至盐水干为止。取出冷却。

【鉴别】八角茴香为聚合果，多由8个蓇葖果组成，放射状排列于中轴上。果长1～2厘米，宽0.3～0.5厘米，高0.6～1厘米；有不规则皱纹，顶端呈鸟喙状，上侧开裂；内表面淡棕色，平滑有光泽，质硬而脆。

八角茴香以气香、个大而完整、色赤色、油性大者为佳。

附方精选

第一方

〔方剂〕八角根皮，黄酒各适量。

〔用法〕研炒研为细末，每服10克。早晚用黄酒冲服。

〔主治〕内伤腰痛。

第二方

〔方剂〕八角根、糯米饭各适量。

〔用法〕八角根焙干研为细末，和糯米饭捣烂敷患处。

〔主治〕无名肿毒，痈疽。

第三方

〔方剂〕八角茴香7个，大麻子15克，生葱白、五苓散各适量。

〔用法〕茴香、大麻子同炒后，去除大麻壳，研作末，生葱白煎汤，调五苓散服。

〔主治〕大小便皆秘，腹胀气促。

第四方

〔方剂〕八角茴香、小茴香各100克，乳番少许。

〔用法〕水煎服取汁。

〔主治〕小肠气坠。

第五方

〔方剂〕八角茴香、木香、丁香各6克，白豆蔻10克。

〔用法〕共炒研为细末，开水送服，或水煎服。

〔主治〕胃痛。

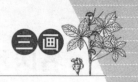

女贞子

【别名】 女贞实、冬青子、白蜡树子、鼠梓子。

【形态】 为木犀科植物女贞的干燥成熟果实。分布于华南、华东、华中及西南各省。常绿大灌木或小乔木,高可达 10 米。叶对生,革质,叶片卵形或卵状披针形,全缘,正面有光泽。花小,白色,密集于枝顶成大圆锥花丛。浆果状核果,长圆形,一侧稍凸,熟时蓝黑色。

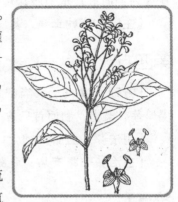

【性味】 味甘、苦,性凉。

【功效】 具有抗炎、免疫调节、增加冠脉流量、升高白细胞、降血糖、降血脂、抗脂质过氧化、抗菌、抗癌等作用。用于头昏目眩、腰膝酸软、遗精耳鸣、须发早白、骨蒸潮热、目暗不明。

【采制】 一般于冬季果实成熟时采收,除去枝叶,稍蒸或置于沸水中略烫后晒干。亦有直接晒干者。

【鉴别】 呈椭圆形或倒卵形,长 0.4~1 厘米,直径 3~4 毫米。表面灰黑或紫黑色,皱缩不平,基部常有宿萼及果柄残痕。外果皮薄,中果皮稍疏松,内果皮木质,黄棕色,内有种子 1~2 枚。种子略呈肾形,红棕色,两端尖;破断面类白色,油性。气芳香,味甘而微苦。

附方精选

第一方

〔方剂〕女贞子、墨旱莲、桃金娘根各等分。

〔用法〕共研细粉,炼蜜为丸重 9 克,每日服 3 次,10 天为 1 个疗程。

〔主治〕慢性苯中毒。

第二方

〔方剂〕女贞子 30 克,土枸杞、

桑椹、旱莲草各12克。

〔用法〕水煎分2次服，每日1剂。

〔主治〕身体虚弱，腰膝酸软。

第三方

〔方剂〕女贞子叶适量。

〔用法〕每次取新鲜女贞子叶7片（为1剂量）水煎服，每日3剂。

〔主治〕消肿止痛，复发性口疮。

第四方

〔方剂〕女贞子、当归各15克，墨旱莲、桑椹、制何首乌各10克。

〔用法〕水煎服。

〔主治〕虚损有热，白发。

第五方

〔方剂〕鲜女贞子叶60克。

〔用法〕洗净，捣烂，加冷开水200毫升，绞汁，频频含漱（也可少许吞一点）。

〔主治〕口腔炎，牙周炎，扁桃体炎。

第六方

〔方剂〕鲜女贞子叶100克。

〔用法〕水煎服。

〔主治〕急性小儿肺热，上呼吸道感染。

第七方

〔方剂〕鲜女贞子叶15～20片。

〔用法〕取上药，洗净，放搪瓷缸内，加水适量煎汁。熏洗患处后，再用煎熟的女贞叶敷于疮口上（或用洗净的鲜叶捣烂敷患处，）盖上纱布并用胶布固定，日换2～3次。

〔主治〕消肿生肌，下肢溃疡。

第八方

〔方剂〕女贞子30克，枸杞15克，菊花6克。

〔用法〕水煎，分2次服，每日1剂。

〔主治〕阴血不足，视力减退。

土茯苓

【别名】草禹余粮、冷饭团、仙遗粮、过山龙、过岗龙、山归来、连饭。

【形态】为百合科植物土茯苓的根茎。分布于安徽、江苏、浙江、福建、广东、湖北、四川、贵州等地。攀援状灌木。茎无刺。单叶互生；革质，披

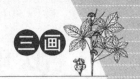

针形至椭圆状披针形，先端渐尖，基部圆形，全缘。7～8月开单性花，雌雄异株；伞形花序腋生，花序梗极短；花小，白色。9～10月结果，浆果球形，直径6～8毫米，红色。

【性味】味甘淡，性平，无毒。

【功效】具有除湿、解毒、通利关节的功效。有杀灭钩端螺旋体作用，对小儿先天性梅毒口腔炎及梅毒有较好的疗效。

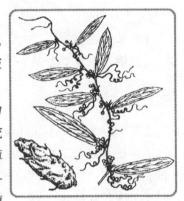

【采制】土茯苓全年均可采收，但以春秋为采收旺季（因此时浆水足，粉性大，质佳），挖取根部后，除去芦头、须根、杂质，趁鲜切成薄片，晒干或用微火焙干即可。有的地区（浙江一带）将根茎放入沸水中煮沸数分钟，再以清水漂过，切片晒干或烘干；有的不切片，直接晒干。

【鉴别】整个根茎习称"土茯苓个"，呈不规则块状。多分枝，有结节状隆起，长5～22厘米，直径2～5厘米。表面黄棕色，粗糙，凹凸不平，突起的尖端有坚硬的须根残基，上端具茎痕。质坚硬，不易折断。切成薄片者，习称"土茯苓片"，断面呈类白色至红棕色，中间微见维管束点，阳光下可见小亮点（黏液质）。有粉性，以水湿润后有黏滑感。气微，味淡、涩。

【贮藏】制成片后，用木箱装，放干燥处。本品以色淡棕、粉性足为佳。贮存过程中，如变黑或严重霉变者，不宜药用。

附方精选

第一方

〔方剂〕土茯苓60克，皂角刺12克，苦参、天花粉各10克。

〔用法〕水煎服。

〔主治〕急性乳腺炎。

第二方

〔方剂〕土茯苓60克。

〔用法〕研为细末包煎，每日1剂，2次分服，15剂为1个疗程，一般服药2个疗程即可。

〔主治〕牛皮癣。

第三方

〔方剂〕土茯苓150克。

〔用法〕水煎分3次服，每日1剂。

〔主治〕急慢性肾炎，肾结核。

第四方

〔方剂〕土茯苓 30 克，夏枯草 25 克。

〔用法〕水煎服。

〔主治〕颈淋巴结核。

第五方

〔方剂〕土茯苓 150 克。

〔用法〕水煎。分 2 次服，每日 1 剂。

〔主治〕肺脓疡。

第六方

〔方剂〕鲜土茯苓 150 克。

〔用法〕水煎服。

〔主治〕咽喉肿痛。

第七方

〔方剂〕鲜土茯苓 250 克，苍耳子、金银花、白鲜皮、甘草各 15 克。

〔用法〕水煎服。

〔主治〕梅毒。

第八方

〔方剂〕土茯苓、金银花各 30 克。

〔用法〕水煎服。

〔主治〕痈肿，腹泻。

土鳖虫

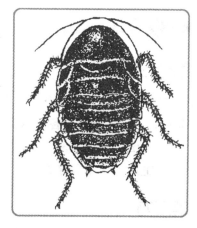

【别名】地鳖、土鳖、金边土鳖、䗪虫。

【形态】为姬蠊科昆虫赤边水䗪的雌虫干燥体。产于湖北、福建、广东、湖南、台湾、广西、海南等省区。土鳖虫的原动物雌雄虫形态相似，雌虫较大，长 2.7~3.3 厘米，雄虫较小，长 2.2~2.4 厘米；头部位于前胸下；眼不发达；前胸背板呈三角形，前侧缘有淡黄色或棕黄色镶边，故又名金边土鳖；前后翅均已退化；足粗短，3 对，腿节下缘有细毛和刺；雌虫有腹节腹板 7 节，雄虫有 8 节。此物多生活于油坊、酱坊、灶脚下、墙角的潮湿松土中，白天隐伏，夜晚出来活动寻食，或人工养殖。

【性味】味咸，性平，有小毒。

【功效】有破瘀血、续筋骨的功效。药理实验，有消肿散结的作用。主治跌打损伤、腹内瘀血等。

【采制】常于夏秋两季捕捉，一般用食饵或夜间用灯光诱捕。置沸水中烫死，晒干或烘干。

【鉴别】虫体呈扁平卵圆形，黑褐色，前端较窄，后端较宽，背部紫褐色，具光泽，无翅。前胸背板发达，盖住头部；腹面红棕色，头部较小，有丝状触角1对，常脱落。腹部有横环节，质松脆易碎，腹内有灰黑色内含物。气腥臭，味微咸。

附方精选

第一方

〔方剂〕土鳖焙存性。

〔用法〕研为末，每服10～15克。

〔主治〕折伤，接骨。

第二方

〔方剂〕土鳖虫（熬令烟尽）、芍药（炙）、川芎（熬）各等分。

〔用法〕共捣末，每日3次，以乳服之。

〔主治〕小儿夜啼如腹痛。

第三方

〔方剂〕土鳖虫7个（去足，炒），生大黄、白蜜各15克，桃仁7粒（去皮、尖）。黄酒1碗。

〔用法〕煎至七分服。

〔主治〕疯狗咬伤。

第四方

〔方剂〕土鳖虫、蟑螂各3只。

〔用法〕共捣烂敷患处。

〔主治〕蜈蚣咬伤。

第五方

〔方剂〕土鳖虫、大黄、桃仁各等分。

〔用法〕共研为细末，制成蜜丸，如黄豆大小。每次服1丸，日服2～3次，黄酒冲服。

〔主治〕妇女产后干血，集脐下腹痛。

马 兰

【别名】马兰头、路边菊、大青叶、南板蓝根、田边菊、大蓝靛、马兰根。

【形态】为菊科植物马兰、蟛蜞菊的干燥全草。我国长江以南各省、区有分布，陕西、河南、辽宁、山东都有出产。多年生粗壮草本。茎节着地生根，根多，圆柱形，表面黄褐色。花序顶生或腋生，有花多朵；苞片大，叶状；花冠紫蓝色。果倒披针形，有4棱。

【性味】味甘苦，性寒。

【功效】具有清热解毒、活血祛瘀、行气消肿、凉血除痹的功效。治咽喉肿痛、吐血、咳血、鼻衄、血崩、刀伤出血、头痛、感冒、肺炎、白浊、疟疾、肝脾肿大、疝气、病毒性肝炎、乳腺炎、毒蛇咬伤、狂犬咬伤、脑膜炎、跌打损伤、水肿、淋证、急性睾丸炎、慢性肾炎、河豚中毒、急性结膜炎、疔痈肿痛、带状疱疹。

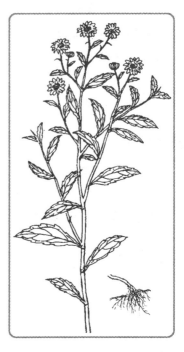

【采制】全草入药，四季可采。拣去杂草，用清水洗净后取出。铡约3毫米长的段。晒干或用文火烘干，筛去灰屑。

【鉴别】全株干后变黑色，茎节大。叶质厚，长椭圆形，长5～11厘米，宽3～4厘米，边缘有齿，无毛或近无毛，以墨绿色为最佳。

附方精选

第一方

〔方剂〕马兰全草、鲜白茅根各100克，藕节30克。

〔用法〕水煎服。

〔主治〕吐血。

第二方

〔方剂〕马兰根30~60克。

〔用法〕水煎服,每日1剂。

〔主治〕乙型脑炎。

第三方

〔方剂〕鲜马兰根适量。

〔用法〕捣烂敷患处。每日换1次。

〔主治〕丹毒。

第四方

〔方剂〕马兰草100克,白糖少许。

〔用法〕水煎冲白糖服。

〔主治〕湿热黄疸。

第五方

〔方剂〕马兰草(干)、白英各30克,白糖少许。

〔用法〕水煎,调白糖服。

〔主治〕黄疸肝肿,肝痛。

第六方

〔方剂〕马兰鲜根60克,荔枝核(盐水炒)10枚。

〔用法〕水煎服。

〔主治〕急性睾丸炎。

第七方

〔方剂〕马兰草30克,白茅根、侧柏各20克。

〔用法〕水煎服。

〔主治〕吐血。

第八方

〔方剂〕马兰鲜叶、蜂蜜各50克。

〔用法〕用米泔水将马兰叶洗净,捣取自然汁,加蜂蜜调匀,加温服。

〔主治〕鼻衄。

马鞭草

【别名】顺律草、铁马鞭、白马鞭、蜻蜓草、粘身蓝被。

【形态】为马鞭草科马鞭草的全草。分布于长江以南各省、区,以及陕西、山西、甘肃等省。多年生草本,高30~80厘米,茎四柱形,近基部为圆形,上有硬毛。6~8月开两性花,花呈紫色或蓝色,排成穗状花序生于枝顶。萼5齿裂;花冠2唇状5裂;雄蕊4枚,2长2短,不外露。7~10月结果,呈长圆形，苞藏于苞萼内，长约2毫米。

【性味】味苦，性微寒。

【功效】具有活血散瘀、清热除湿的功效，有消炎止痛、止血作用；对疟原虫、钩端螺旋体有抑制作用；对金黄色葡萄球菌、福氏痢疾杆菌有抑制作用。主治跌打损伤、感冒、咽喉肿痛。

【采制】夏、秋两季开花时割取地上部分，去净杂质，晒干备用。以色青绿、无根、带花穗、无杂质者为佳。

【鉴别】茎灰绿色至黄绿色，质硬，易折断，断面边缘纤维状，中空。叶片灰绿色，质脆，多皱缩破碎，完整的叶对生或3片轮生于茎上，叶片狭披针形，全缘，无柄。花萼灰绿色，筒状；花瓣紫色。蒴果椭圆形，包于宿存花萼内。微臭，味微苦。

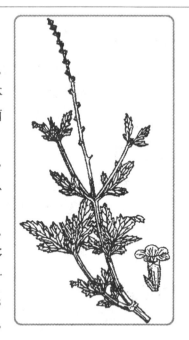

附方精选

第一方

〔方剂〕干马鞭草30～125克。

〔用法〕上药（鲜草加倍），加水熬煎取浓汁约300毫升。于疟疾发作前4小时、2小时各服1次，连服5～7天。

〔主治〕疟疾。

第二方

〔方剂〕马鞭草30克，生姜10克，橘叶7片，米酒适量。

〔用法〕水煎去渣，加米酒服。

〔主治〕乳腺炎初起。

第三方

〔方剂〕马鞭草30克。

〔用法〕水煎，分2次服。

〔主治〕腹水烦渴。

第四方

〔方剂〕马鞭草500克。

〔用法〕水煎煮2次，合并滤液，浓缩成800毫升煎液。成人40～50毫升，小儿20～30毫升，每日3次，口服。

〔主治〕传染性肝炎。

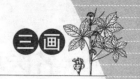

第五方

〔**方剂**〕马鞭草15克。

〔**用法**〕水煎,分2次,连服3～5日。

〔**主治**〕白喉。

第六方

〔**方剂**〕马鞭草鲜叶500～800克。

〔**用法**〕洗净,捣烂取汁。男性直接浸敷龟头、阴茎和阴囊;女性用棉花浸药汁敷阴户处,每日2～3次,每次20～30分钟。

〔**主治**〕阴肿。

第七方

〔**方剂**〕马鞭草20克,青蒿12克,苏叶15克。

〔**用法**〕水煎,分2次,早、晚饭前服,7～10天为1个疗程。

〔**主治**〕丝虫病。

第八方

〔**方剂**〕马鞭草30克。

〔**用法**〕水煎服,早、晚各1次,每日1剂,3天为1个疗程。

〔**主治**〕口腔炎症。

马齿苋

【**别名**】马齿草、马齿菜、长命菜、马苋、酸苋、酸味菜、狮子草、猪母菜。

【**形态**】为马齿苋科植物马齿苋的干燥地上部分。我国大部分地区都有分布。一年生肉质草木,全株光滑无毛。茎平卧或斜向上,向阳面常带淡褐红色或紫色。叶互生或对生,叶柄极短,叶片肥厚肉质,倒卵形或匙形,先端钝圆,有时微缺,基部阔楔形,全缘,上面深绿色,下面暗红色。夏季开两性花,较小,黄色,丛生枝顶叶腋;总苞片4～5枚,三角状卵形;萼片2个,对生,卵形,基部与子房连合;花瓣5个,倒心形,先端微凹;雄蕊药黄色;雌蕊1,子房半下位,1室,花柱顶端4～6裂,

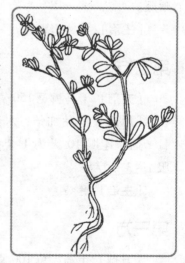

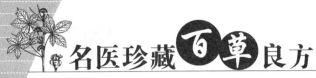

形成线状柱头。6～10月短圆锥形蒴果,棕色,盖裂;种子多数,黑褐色,表面具细点。

【性味】性寒,味辛酸,无毒。

【功效】具有清热解毒、凉血止血的功效。现代药理研究表明,具有抗菌、收缩子宫、抗氧化、延缓衰老和润肤美容、降血脂作用。用于热毒血痢、痈肿疔疮、湿疹、丹毒、蛇虫咬伤、瘰疬、便血、痔出血、崩漏下血。

【采制】夏季采全草,鲜用或晒干。拣去本品杂质,筛尽灰屑,放入缸内,用清水洗净泥沙后,取出。除去须根,晾干水分,切碎,晒干。如鲜用,先用清水洗净泥沙,再放入开水中烫一下后入药。

【鉴别】马齿苋药材多皱缩弯曲,常结成团。茎圆柱形,长达3厘米,直径0.1～0.2厘米。表面黄褐色,有明显纵沟纹,质脆易折断,断面中心黄白色。以质嫩叶多,干后青绿色,无杂质者为佳。

附方精选

第一方

〔方剂〕干马齿苋30克或鲜品60克。

〔用法〕水煎去渣,加白糖少许喂服。

〔主治〕婴幼儿腹泻。

第二方

〔方剂〕干马齿苋150克。

〔用法〕鲜品加倍,水煎服。每日1剂,连服10天为1个疗程,可服1～3个疗程。

〔主治〕淋病。

第三方

〔方剂〕干马齿苋100克。

〔用法〕水煎2次分服,每日1剂,连服1个月。

〔主治〕糖尿病(阴虚燥热型)。

第四方

〔方剂〕干马齿苋60克。

〔用法〕鲜品加倍,水煎取汁。一半内服,一半外用,揭洗或湿敷患处,每日1剂。

〔主治〕痈、疖肿、肛周脓肿及甲沟炎等化脓性疾病。

第五方

〔方剂〕鲜马齿苋100克,萹蓄30克,苦参25克。

〔用法〕水煎分2次早晚温服。

〔主治〕滴虫性肠炎。

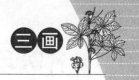

第六方

〔方剂〕干马齿苋100克。

〔用法〕取上药,水煎2次,合并滤液。早晚分服,每日1剂,连服1个月。

〔主治〕糖尿病属阴虚燥热者。

第七方

〔方剂〕鲜马齿苋60克,车前草30克。

〔用法〕水煎服。

〔主治〕急性膀胱炎。

第八方

〔方剂〕鲜马齿苋120克。

〔用法〕捣烂敷患外,每日换2次。

〔主治〕带状疱疹。

第九方

〔方剂〕马齿苋子适量。

〔用法〕烘干研末,每用5克,掺入葱豉粥中食之。

〔主治〕视神经萎缩。

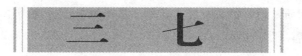

三七

【别名】三七、山漆、田七、参三七、金不换。

【形态】为五加科植物三七的干燥根。云南、广西为主栽培区,四川、湖北、江西、广东、福建、江西、浙江等省有栽培。多年生草本。茎高30~60厘米。主根粗壮肉质,倒圆锥形或短圆柱形,外皮黄绿色或黄棕色,有数条支根,顶端有短的根茎,根茎横生。茎直立,圆柱形,无毛。叶轮生,3~6枚掌状复叶轮生于茎顶,小叶3~7片;小叶片椭圆形或长圆状倒卵形,先端尖,基部狭,边缘有锯齿,两齿间有刺状毛,两面沿叶脉疏生刺状毛。6~8月开花,花黄白色,组成伞形花序单生于枝顶,有花80~100朵或更多;花萼5裂;花瓣5片;雄蕊5枚。8~10月结果,果实肾形,长约9毫米,成熟时

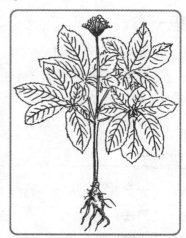

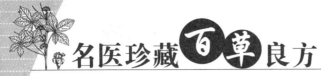

红色。种子球形，种皮白色。

【性味】味甘、微苦，性温。

【功效】具有止血活血、抗病毒、抗真菌、抗炎、镇静、抗心律失常、保护心肌、抗休克、降血压、抗动脉粥样硬化及血栓形成、双向调节血糖、降血脂、保肝、抑制肾成纤维细胞、抗衰老（抗氧化）、益智的作用。用于治疗吐血、咳血、衄血、便血、血痢、崩漏、产后血晕、癥瘕、恶露不下、跌打瘀血、外伤出血、痈肿疼痛。

【采制】最佳采挖时间为每年秋季花开以前。炮制时，将鲜三七稍加洗刷，去掉泥沙，然后烘干。个头大的可以润透切片晒干，切后断面灰绿或黄绿色者为佳。如用粉剂，取三七捣碎，研制成粉末，称三七粉。

【鉴别】三七根略呈纺锤形或类圆锥形，长1～6厘米，直径1～4厘米。表面灰黄（俗称"铁皮"）或灰棕色（俗称"铜皮"），有断续的纵皱纹及少数皮孔，顶端有茎痕，周围有瘤状突起（俗称"狮子头"），侧面有支根断痕。质坚实，击碎后皮部与木部常分离。横切面灰绿、黄绿或灰白色（俗称"铁骨"），皮部有细小棕色树脂道斑点。气微，味苦而后微甜。

【贮藏】用质量较好的瓷缸装，盖紧，放干燥处。逢梅雨季节，湿度较大时，要多加翻晒，防止虫蛀与霉变。

附方精选

第一方

〔方剂〕三七适量。

〔用法〕研为细粉。每次6克，每日2次，温开水冲服。

〔主治〕冠心病心绞痛。

第二方

〔方剂〕三七6克，鸡肉适量。

〔用法〕炖服。

〔主治〕月经不调，产后恶露不尽，贫血。

第三方

〔方剂〕三七适量。

〔用法〕研为细末，温开水口服，每日3次，每次1.5克。

〔主治〕上消化道出血。

第四方

〔方剂〕生三七适量。

〔用法〕研为细粉。每次用0.6～0.9克，每日2～3次。

〔主治〕咯血。

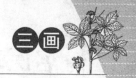

第五方

〔**方剂**〕三七 15 克，枫荷桔 25 克，两面针根 6 克。

〔**用法**〕水煎服。

〔**主治**〕风湿关节炎。

第六方

〔**方剂**〕三七 30 克，香油少许。

〔**用法**〕研为细末，加香油适量调和，热水浸脚后涂患处，每日 3~4 次，30 天为 1 个疗程。

〔**主治**〕手足皲裂。

第七方

〔**方剂**〕三七 6 克，毛冬青根皮 30 克。

〔**用法**〕共研为细末，开水送服。

〔**主治**〕跌打损伤。

大 豆

【**别名**】黄豆。

【**形态**】大豆属于蝶形花科。全国各省区均有出产。一年生直立草本，高 50~90 厘米。茎粗壮，密生褐色长硬毛。叶互生，三出复叶，小叶 3 片，小叶片菱状卵形，先端渐尖，基部渐狭或圆形，两面均有长柔毛；托叶和小托叶有毛。8 月开花，花白色或淡紫色，总状花序生于叶腋；花萼 5 齿裂；花冠蝶形；雄蕊 10 枚。10 月结果，果实为荚果，略弯，下垂，成熟时黄绿色，种子 2~5 粒。种子卵圆形或近球形，种皮黄色或黑色，种皮黑色为黑豆，黄色为黄豆。

【**性味**】味甘，性平。

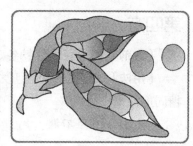

【**功效**】大豆种的植物固醇可降低胆固醇，动物性食物中含有胆固醇，人体内胆固醇过多有害健康。大豆含有丰富的植物固醇。植物固醇进入人体后，在肠道与胆固醇竞争，可较多地被吸收，从而降低了人体对胆固醇的吸收。这样，不仅可以抑制结肠癌的发生，还能防治冠心病。

【**采制**】秋季种子成熟时采收，拔取全株，晒干，将种子打落，簸净杂质。

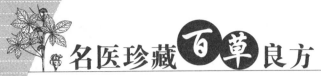

【鉴别】优质大豆,皮色呈各种大豆固有的颜色,光彩油亮,洁净而有光泽;脐色呈黄白色或淡褐色。次质大豆,皮色灰暗无光泽;脐色呈褐色或深褐色。劣质大豆,皮色黑暗。

附方精选

第一方

〔方剂〕黑大豆250克。
〔用法〕煎浓汁敷患处。
〔主治〕烧烫伤。

第二方

〔方剂〕黄豆200克,昆布、海藻各30克。
〔用法〕加水适量煎汤,调盐或调糖服用。
〔主治〕高血压。

第三方

〔方剂〕黑大豆250克。
〔用法〕黑豆煮熟,晒干研细末,每次6克,每日3次,用米汤送服。
〔主治〕营养缺乏水肿。

第四方

〔方剂〕黑大豆、红糖各30克。
〔用法〕先将黑大豆泡发,与红糖同煎汤服。
〔主治〕月经不调。

第五方

〔方剂〕生黑大豆20粒。
〔用法〕研细末,每晚睡前白开水送服。
〔主治〕视力减退。

第六方

〔方剂〕黑大豆适量。
〔用法〕研末外敷。
〔主治〕痛疮湿烂。

第七方

〔方剂〕大豆黄卷(醋拌炒干)、大黄各30克。
〔用法〕共研细粉,每次服6克,日服2~3次。
〔主治〕水肿,喘急。

第八方

〔方剂〕黑大豆60克,甜米酒少许。
〔用法〕黑大豆洗净,加水煮熟,加米酒少许,服用。
〔主治〕肾虚腰痛。

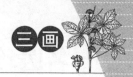

大 蓟

【别名】老虎刺、刺青菜。

【形态】为菊科植物蓟的干燥全草及根。我国大部分省、区有分布。多年生直立草本，高50~100厘米。根纺锤形或圆锥形，肉质，棕褐色，断面黄白色。茎粗壮直立，披白色绵毛。叶互生或基生，有柄，倒披针形，羽状深裂，裂片有齿和针刺，背面披白色长绵毛；茎生叶无柄，向上逐渐变小，基部抱茎。夏季开淡紫色的头状花序，苞片革质，线状披针形，先端有刺。秋季结瘦果，呈暗灰色，外披冠毛。

【性味】味甘，性凉。

【功效】具有凉血止血、祛瘀消肿的作用。药理实验，对结核杆菌、白喉杆菌、葡萄球菌有抑制作用。主治衄血、吐血、尿血、便血、崩漏下血，也用于外伤出血、痈肿疮毒。

【采制】通常于夏秋两季当花盛开时采集茎及根，除去老茎，晒干即可。

【鉴别】质略硬而脆，断面灰白色，髓部疏松、中空。头状花序球形或椭圆形，总苞黄褐色。

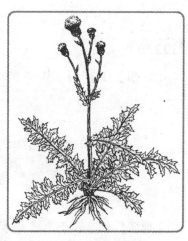

附方精选

第一方

〔方剂〕大蓟、倒水黄花莲各30克，阿胶、当归、鸡血藤各15克，黄根20克。

〔用法〕水煎服，每日1剂。

〔主治〕各种血症。

第二方

〔方剂〕大蓟鲜根30~60克，白糖少许。

〔用法〕水煎冲白糖服，每日1剂。

〔主治〕黄疸。

第三方

〔方剂〕大蓟全草适量。

〔用法〕捣烂敷患处,每日1剂。

〔主治〕跌打扭伤,疮疖肿痛。

第四方

〔方剂〕大蓟、侧柏叶、白茅根、茜草根、荷叶各15克。

〔用法〕炒成炭,研细粉,用童尿或工期藕汁适量调服。

〔主治〕吐血,咯血,便血,衄血,尿血。

第五方

〔方剂〕大蓟根、栀子炭、生地黄、白芍、黄芩各10克。

〔用法〕水煎服。

〔主治〕妇女月经过多,倒经。

第六方

〔方剂〕鲜大蓟根60克。

〔用法〕酒、水各半煎服;另取鲜大蓟根适量酌加酒糟。捣敷患处。

〔主治〕乳腺炎。

第七方

〔方剂〕大蓟根30克。

〔用法〕水煎。口服,每日2次。

〔主治〕乳糜尿。

大 枣

【别名】红枣、干枣、良枣。

【形态】为鼠李科植物枣的干燥成熟果实。分布全国各地。落叶灌木或小乔木,高达8米。枝平滑无毛,具成对的针刺,直伸或钩曲,幼枝纤弱而簇生,叶卵圆形至卵状披针形,少有卵形,先端短尖而钝,基部歪斜,边缘具细锯齿,侧脉明显。花小形,黄绿色;萼5裂,上部呈花瓣状,下部连成筒状,绿色;核果卵形至长圆形,长1.5~5厘米,熟时深红色,果肉味甜,核两端锐尖。

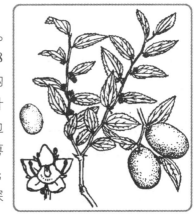

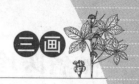

【性味】味甘、辛，性热，无毒。

【功效】大枣具有补中益气、养血安神的功效。主要用于脾虚食少、乏力便溏、妇人脏燥等。还有缓和药性的功能，可药食兼用。民间常作为补血之品，近用于血小板减少症、过敏性紫癜、肝炎、更年期综合征等，均取得较好疗效。大枣营养丰富，又为滋补佳品，有祛病强身两得之妙用。所含维生素C在水果中名列前茅，有"天然维生素丸"之称。

【采制】一般于秋季果实成熟时采摘，用开水稍烫至果肉略软，在熏房中用湿柴草烟熏，边熏边焙至枣皮转黑转亮，枣肉半熟，干燥适度时取出即为"大乌枣"或"黑枣"。另外采摘后先烘至皮软或开水烫至果肉略软后晒干即得"红枣"。

【鉴别】呈椭圆形或类球形，长2~3.5厘米，直径1.5~2.5厘米。表面暗红色，略带光泽，有不规则皱纹。基部凹陷，有短果梗。外果皮薄，中果皮棕黄色或淡褐色，肉质，柔软，富糖性而油润。果核纺锤形，两端锐尖，质坚硬。气微香，味甜。以个大、完整、色紫红、核小、味甜者为佳。

附方精选

第一方

〔方剂〕大枣5枚，白芍、茯苓各10克，甘草6克。

〔用法〕水煎服。

〔主治〕胃痉挛。

第二方

〔方剂〕大枣500克，鲜生姜120克，花椒60克，红糖250克，鲜猪肚1个。

〔用法〕洗净，蒸熟去皮去核，再取鲜生姜捣烂取汁、花椒研细末、红糖炒焦，一并纳入鲜猪肚内，用线缝好放进锅内，文火蒸2小时后取出，装入瓷罐内封口埋入土中，7天后取出，置阴凉处备用。每日饭后半小时服1匙，每日3次，7天为1个疗程。

〔主治〕消化性溃疡。

第三方

〔方剂〕生红枣30只。

〔用法〕洗净，煎汤服食。每次10只，每日3次。直到紫癜全部消失。

〔主治〕非血小板减少性紫癜。

第四方

〔方剂〕鲜枣树根30克，墨鱼1只。

〔用法〕水煎服。

〔主治〕蛀牙痛（龋齿）。

第五方

〔方剂〕枣树皮、马齿苋各30克。

〔用法〕水煎服。

〔主治〕痢疾。

第六方

〔方剂〕鲜枣树根60克（干品30克），五加皮15克。

〔用法〕水煎服。

〔主治〕关节酸痛。

第七方

〔方剂〕鲜枣树皮60克，猪瘦肉适量。

〔用法〕水煎服。

〔主治〕心胃气痛。

大 蒜

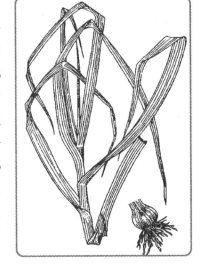

【别名】胡蒜、蒜头、大蒜头、独头蒜。

【形态】为百合科植物蒜的鳞茎。全国各地均有出产。多年生草本。叶基生，实心，扁平，线状披针形，基部呈鞘状。花茎直立，佛焰苞有长喙；伞形花序，小而稠密，具苞片1～3枚，膜质，浅绿色；花小形，花间多杂以淡红色珠芽，或完全无珠芽；花柄细，长于花；花被6，粉红色，椭圆状披针形；雄蕊6个，白色，花药突出；雌蕊1个，花柱突出，白色，子房上位，长椭圆状卵形，先端凹入，3室。蒴果，1室开裂。种子黑色。花期夏季。

【性味】味辛，性温，有小毒。

【功效】具有抑菌、抗真菌、抗阿米巴原虫、杀阴道滴虫、杀精子、降血脂、强心降压、抑制血小板、增强免疫力、抗氧化及延缓衰老、抗病毒、抗癌、保护脑组织、降血糖、保护肝脏、抗香烟诱变能力的作用。用于饮食积滞、脘腹冷痛、水肿胀满、痢疾、疟疾、百日咳、痈、癣、蛇虫咬伤。

【采制】5月叶枯时采挖，挂通风处，随用随取。

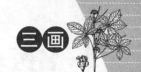

【鉴别】鳞茎呈扁球形或短圆锥形，外有灰白色或淡棕色鳞被；剥去鳞叶，内有6～10个蒜瓣，轮生于花茎的周围；茎基部盘状，生有多数须根。每一蒜瓣外包薄膜，剥去薄膜，即见白色、肥厚多汁的鳞片。有浓烈的蒜臭，味辛辣。

附方精选

第一方

〔方剂〕大蒜适量。
〔用法〕捣烂，香油调和，厚敷疮上，干时再换。
〔主治〕痈肿疮疡。

第二方

〔方剂〕大蒜适量。
〔用法〕捣烂敷患处。
〔主治〕毒虫咬伤肿痒。

第三方

〔方剂〕大蒜、鲜韭菜各30克。
〔用法〕捣烂成泥状，烘热搽患处，每日1次。
〔主治〕牛皮癣。

第四方

〔方剂〕大蒜15克（去皮）。
〔用法〕在沸水中煮1分半钟左右，使大蒜外熟里生，先取出，以煮大蒜的水煮粥，再加大蒜于粥内拌匀成大蒜粥，然后放入白及粉3克同食。
〔主治〕肺结核。

第五方

〔方剂〕大蒜3～5瓣。
〔用法〕用作佐餐。
〔主治〕防治呼吸道和肠道传染病（如流感、百日咳、白喉、痢疾、肠炎等）。

第六方

〔方剂〕大蒜适量。
〔用法〕捣烂取汁，加10倍水，滴鼻。
〔主治〕预防流行性感冒。

第七方

〔方剂〕大蒜3～5瓣。
〔用法〕生食，每日3次；或大蒜5～10瓣，烧熟食，每日3次。
〔主治〕肠炎，痢疾。

第八方

〔方剂〕大蒜数瓣，食盐少许。
〔用法〕共捣烂服，凉开水送服。
〔主治〕中暑。

大 黄

【别名】将军、川军、生军、马蹄黄、锦纹。

【形态】为蓼科植物掌叶大黄的根及根茎。分布于西北、西南各省。多年生草本,高达2米。肉质根及根状茎粗壮。茎中空绿色,平滑无毛,有纵纹。单叶互生;具粗壮长柄,柄上生白色短刺毛;基生叶圆形或卵圆形,长宽均达35厘米,掌状5~7深裂,裂片矩圆形,边缘有尖裂齿,叶面生白色短刺毛;茎生叶较小(南大黄基生叶5浅裂;鸡爪大黄叶裂极深,裂片狭长)。秋季开淡黄白色花,大圆锥花序顶生;花被6裂,雄蕊9个。瘦果矩卵圆形,有3棱,沿棱生翅,翅边缘半透明。

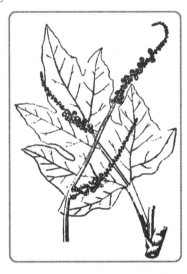

【性味】味苦,性寒。

【功效】具有泻下、抑菌、抗肿瘤、双向调节血压、抑制血小板聚集、抑制肝脏过氧化脂质的生成、抗衰老、抗病毒、增强免疫力、抗乙肝病毒、清除氧自由基、抗肝纤维化作用。用于产热便秘、积滞腹痛、泻利不爽、湿热黄疸、痈肿疔疮、跌打损伤、上消化道出血、目赤咽肿、齿龈肿痛、水肿、吐血、衄血、淋浊、瘀血经闭和外治水火烫伤等。

【采制】大黄多于立冬前后,采挖生长3年以上植株,挖出后不用水洗,将外皮刮去,以利水分外泄。大的要纵切两半,长的横切成段,忌切片。用细绳挂起,熏于阴凉处阴干,但要防止冰冻,受冻则成糠心;有的用烟熏法,但必须不停火一直熏至七八成干,否则一冷一热,易受冻而成糠质(不能用明火烤,易使色泽变化,而且质地也变松泡)。另外,鲜大黄忌堆放、雨淋、火烤、碰撞,以免霉烂、变质。

【鉴别】呈类圆柱形、圆锥形或块片状,长3~17厘米,直径3~10厘米。表面黄棕色至红棕色,可见类白色网状纹理,习称"锦纹",或有部分棕

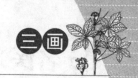

褐色栓皮残留。质坚实，断面淡红棕色或黄棕色，颗粒性。

横切面根茎髓部较大，其中有星点（异常维管束）环列或散在；根形成层环明显，木质部发达，呈淡红色，红肉白筋清晰不乱，呈槟榔样纹理，习称"槟榔纹"或"锅纹"，具放射状纹理，无星点。气清香，味苦微涩，嚼之黏牙，有沙粒感，唾液染成黄色。

附方精选

第一方

〔方剂〕生大黄粉15克，大米粉10克，蜂蜜100克。

〔用法〕将上方用适量温开水调匀，每小时服10毫升，至排出蛔虫，症状消除为止。

〔主治〕小儿蛔虫性肠梗阻。

第二方

〔方剂〕生大黄30克。

〔用法〕取上药，加水200毫升，煎沸。做保留灌肠，每日上午、下午各1次，疗程为5~7天。

〔主治〕肾功能衰竭。

第三方

〔方剂〕大黄100克，米醋1000毫升。

〔用法〕取上药，加入米醋浸泡10天。用该药液浸泡患手，每次20分钟，每日2次，7天为1个疗程。儿童浸泡时间为10~15分钟。

〔主治〕手癣。

第四方

〔方剂〕生大黄粉540克。

〔用法〕每日3次，每次3克，胶囊装，开水送服。连服2个月。治疗期间停服其他药。

〔主治〕高脂血症。

第五方

〔方剂〕大黄适量。

〔用法〕每日9~12克，用沸水250毫升冲泡，待温后徐徐吞咽。每2小时泡服1次。连服2~4天。停用其他药。

〔主治〕急性化脓性扁桃体炎。

第六方

〔方剂〕大黄粉适量。

〔用法〕取上药1份，合陈石灰2份，炒至大黄成黑灰时取出研粉。将粉撒布于创面，或用香油或桐油调涂患处。

〔主治〕烧伤。

山 楂

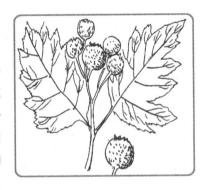

【别名】山里红、野山楂、猴楂、山梨、酸梅子、北山楂、南山楂。

【形态】为蔷薇科植物山里红的干燥成熟果实。全国大部分地区有分布。落叶乔木或灌木,高达8米。树皮暗棕色,多分枝,枝条无刺或具稀刺。单叶互生;具托叶,托叶卵圆形至卵状披针形,边缘具锯齿;叶片阔卵形、三角形至菱状卵形,先端尖,基部楔形,边缘有羽状裂片,上面绿色,有光泽,下面色较浅,两面脉上均被短柔毛。5月开花,伞房花序;花梗被短柔毛;萼片5个,绿色,花冠白色或带淡红色,雄蕊20个,不等长;心皮5,子房下位,5室,各室具一胚珠,花柱5个,柱头圆形。8~10月结果,梨果球形或圆卵形,直径约2.5厘米,深红色,具多数白色斑点,果之顶端有上曲的宿存花萼。种子5枚。

【性味】味酸、甘,性微温。

【功效】具有消食健胃、行气散瘀的功能。主要用于肉食积滞、胃脘胀满、泻痢腹痛、瘀血经闭、产后瘀阻、心腹刺痛、疝气疼痛、高脂血症等。可药食兼用。能助脾强胃、促进消化,为擅消油腻肉食积滞之要药。又入血分,善能化瘀散结以止痛,多用于产后瘀滞腹痛、痛经之证。炒炭能止泻痢,可治泄泻腹痛之证,有寓止于消之义。

【采制】秋季果实成熟时采,生用、炒用或炒炭。

生用:将山楂拣去虫伤、霉黑后,晒干或烘干,筛尽灰屑,即成。如有不洁者,应先用清水洗净,捞起,沥尽余水,再晒干。

炒用:取生山楂入锅,用文火贴锅净炒,至山楂表面呈深棕色时立即取出,摊开,放冷。

炒炭:取净山楂入锅,用中等火炒至外表成黑色,内呈老黄色为度。取出,摊开,冷却,筛去灰屑。

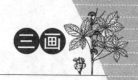

【鉴别】呈圆形片，皱缩不平，直径1~2.5厘米，厚0.2~0.4厘米。外皮红色，具皱纹，有灰白色斑点。果肉深黄色至浅棕色。中部横切片具5粒浅黄色果核，但核多脱落而中空。有的片上可见短而细的果柄或花萼残迹。气微清香，味酸、微甜。以片大、皮红、肉厚、核小者为佳。

附方精选

第一方

〔方剂〕山楂90克。

〔用法〕取上药（儿童30~45克），水煎。口服每日1剂，14天为1个疗程。

〔主治〕肾炎。

第二方

〔方剂〕山楂肉50克。

〔用法〕取上药，研为细末，加红糖或白糖少许。分2次温开水送服，每日1剂，于经前1天开始服，连服2剂为1个疗程。

〔主治〕痛经属气滞血瘀型。

第三方

〔方剂〕北山楂1000克。

〔用法〕取上药，研为细末，每次用25克，水煮成膏状，加入生蜂蜜25克，搅匀。饭后半小时一次服完，每日2次，20天为1个疗程，可连服2个疗程。

〔主治〕乳糜尿。

第四方

〔方剂〕山楂30克，荷叶、白茅根各20克，陈皮6克。

〔用法〕早上将药装入热水瓶内，沸水冲泡后当茶饮。

〔主治〕肥胖病。

第五方

〔方剂〕山楂360克。

〔用法〕取上药，制成1000毫升山楂糖浆。口服，每次5~10毫升，每日2次。同时要注意禁食，轻症患者禁食4~6小时，重症患者禁食6~10小时。

〔主治〕婴幼儿腹泻。

第六方

〔方剂〕山楂30克，陈皮6克。

〔用法〕水煎分2~3次服。

〔主治〕食滞不化，肉积，乳食不消。

山 药

【别名】怀山药、淮山药、白山药、野山药。

【形态】为薯蓣科多年生蔓生草本植物薯蓣的根茎。全国各省区均有出产。多年生草质缠绕藤本。茎细长，光滑无毛，有细纵棱，常带紫色。叶在茎下部互生，至中部以上对生，很少有3叶轮生的；叶片三角状卵形或三角形，7~9月开花，花极小。黄绿色，排成穗状花序生于叶腋；9~11月结果，果实三棱，有翅顶端及基部近圆形，表面有白色粉状物。种子周围有薄膜质翅。

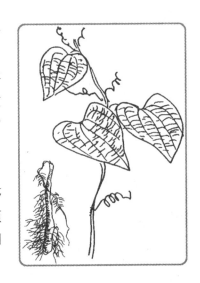

【性味】味甘，性平。

【功效】山药具有补脾养胃、生津益肺、补肾涩精的功效。主要用于脾虚食少、久泻不止、肺虚喘咳、肾虚遗精、带下、尿频、虚热消渴。因其味甘性平。故既可补气，又可养阴，作用和缓，不寒不燥，药食兼用，虽补气而不燥，养阴而不腻，为平补三焦良药。略具涩性，以固肾涩精。生者性凉，养阴生津多用；熟者性温，补脾止泻宜炒用。

【采制】根块冬季采挖。取鲜山药放入水中刷洗干净，然后分出大小，用清水稍加浸泡，待润透后（润透的标志是将山药切开不见白色的干心为度）切约1.5毫米厚的马蹄形薄片。再放入簸箕中晒干或烘干，然后用筛筛去细末即成。

【鉴别】略呈圆柱形，弯曲而稍扁，长15~30厘米，直径1.5~6厘米。表面黄白色或棕黄色，未去净外皮则显浅棕色斑点或须根痕，有纵沟与纵皱纹，两头不整齐。质脆易断，断面白色，颗粒状，粉性。味淡，微酸，嚼之发黏。以条粗、质坚实、粉性足、色洁白者为佳。未去皮、质松、色棕黄者不宜入药。

附方精选

第一方

〔方剂〕生淮山药500克。

〔用法〕取上药,研成细粉,过细筛,备用。每次用5～10克,加水适量调和后加温熬成粥状。于喂奶前或饭前口服,每日3次。亦可以山药粥代替乳食,连服3天。

〔主治〕婴幼儿腹泻。

第二方

〔方剂〕山药、太子参各等分。

〔用法〕共研末,每次6克,开水冲服,每日3次。

〔主治〕小儿遗尿。

第三方

〔方剂〕鲜山药45克,甘蔗汁30克,酸石榴汁18克,生鸡子黄4只。

〔用法〕先将山药煎汤1大碗,再加入后3味调匀,分3次温服。

〔主治〕发热性疾病后引起的虚弱或咳喘痰多。

第四方

〔方剂〕炒怀山药500克。

〔用法〕取上药,研成细末,备用。每次6克,每日3次,温开水冲服。遗尿重者可加太子参30克,焙干研末与山药粉调匀服用。

〔主治〕小儿遗尿属脾肾气虚型。

第五方

〔方剂〕山药、白术、花生仁各250克。

〔用法〕共炒焦研末,加红糖200克,每次30克,开水送服,每日3次。

〔主治〕白带。

第六方

〔方剂〕鲜山药(捣碎)、清半夏各30克。

〔用法〕先用温水淘洗清半夏数次,使其无矾味,煎取清汤两杯半,去渣,加入山药调匀,再煎成粥,加白砂糖调味服之。

〔主治〕胃气上逆呕吐不止者。

第七方

〔方剂〕山药、猪胰粉各等分。

〔用法〕山药单研细末,猪胰急速低温干燥,研细末,各取等分,以山药末煮糊和匀为丸,每日早晚各服10克。

〔主治〕糖尿病。

山茱萸

【别名】萸肉、山萸肉、肉枣、药枣、枣皮。

【形态】为山茱萸科植物山茱萸的干燥成熟果肉。陕西、河南、山东、山西、安徽、浙江、四川等省有出产。落叶灌木或小乔木，高3～4米。叶对生，单叶；叶片卵形、椭圆形或长椭圆形，长5～12厘米，宽3～4.5厘米，先端尖，基部楔形或圆形，边缘全缘，叶面近无毛或疏生平贴柔毛，叶背有毛，侧脉每边6～8条，脉腋有黄褐色绒毛；叶柄长约1厘米。5～6月开 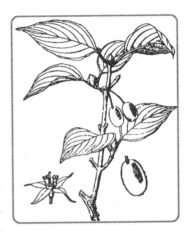 花，先叶开放，花黄色，排成伞形花序生于枝顶或叶腋；花萼4裂；花瓣4片，卵形；雄蕊4枚。8～10月结果，果实椭圆形或长椭圆形，长1.2～1.5厘米，直径约7毫米，光滑无毛，成熟时红色，果皮干后皱缩像葡萄干。种子长椭圆形，两端钝圆。

【性味】味酸、涩，性微温。

【功效】具有补益肝肾、涩精固脱的功效。主要用于眩晕耳鸣、腰膝酸痛、阳痿遗精、遗尿、尿频、崩漏带下、大汗虚脱、内热消渴等。本品酸涩而温，质地柔润，既可收敛而固涩精气，又可补益肝肾而滋阴助阳，故为收敛、补益之良药。凡肝肾不足、阴虚、阳虚、滑脱不禁证均可应用。

【采制】秋末冬初收集果实。将山茱萸除去果核及杂质，晒干或用文火烘干，筛尽灰屑。再按处方要求，分蜜制、醋制、盐制3种方法进行炮制。

蜜制：按每50克山茱萸用蜜15克的比例，将蜜放入锅内加热，再放入山茱萸拌炒均匀，至蜜水干为限。取出晾干。

醋制：每50克山茱萸用醋3克拌均匀后放入锅内蒸至上大气为限。取出摊开，冷却。

盐制：每50克山茱萸用食盐1.5克，加开水将食盐溶化后，将山茱萸放入，浸泡透，取出，沥干水，晒干，然后用油沙炒至碧绿色。取出，筛去沙，摊开，冷却。

【鉴别】树皮呈不规则的片状或囊状，长1~1.5厘米，宽0.5~1厘米。表面紫红色至紫黑色，皱缩，有光泽。顶端有的具圆形宿萼痕，基部有果柄痕。质柔软。气微香，微苦。

附方精选

第一方

〔方剂〕山茱萸、白术各15克，生龙骨（先煎）、生牡蛎（先煎）各30克。

〔用法〕水煎服。

〔主治〕汗出不止。

第二方

〔方剂〕山茱萸适量。

〔用法〕每次6克。嚼服，每日2次。

〔主治〕偏头痛。

第三方

〔方剂〕山茱萸、熟地黄各15克，当归、白芍各10克。

〔用法〕水煎服。

〔主治〕体虚，月经过多。

第四方

〔方剂〕山茱萸100克。

〔用法〕取上药，武火煎取浓汁约300毫升。第1次服150毫升。余药分2次间隔4小时服完。

〔主治〕精脱。

第五方

〔方剂〕山茱萸15克，金樱子、女贞子各10克。

〔用法〕水煎服。

〔主治〕遗精，早泄。

第六方

〔方剂〕山茱萸150克。

〔用法〕取上药，急火煎取浓汁1大碗。第1次服1/3量，余药视病情分次频饮。

〔主治〕汗出虚脱。

第七方

〔方剂〕山茱萸35克。

〔用法〕取上药，水煎。分2次服，每日1剂。病情好转后，剂量减少为10~15克，煎汤或代茶泡服。

〔主治〕肩周炎。

山豆根

【别名】广豆根、苦豆根、柔枝槐。

【形态】为豆科植物广豆根的干燥根及根茎。广西、贵州、云南等省区有出产。灌木，茎细长，有时攀援状，高1～3米。根圆柱状表面黄褐色，味苦。枝无毛，嫩枝有灰色短柔毛。叶互生，单数羽状复叶，小叶5～9对，对生或近互生；小叶片椭圆形、长圆形或卵状长圆形，叶边缘全缘，叶面无毛或散生短柔毛，叶背有紧贴的灰褐色柔毛；叶柄基部的托叶极小或近于消失。5～7月开花，花黄白色，8～12月结果，果为荚果，呈串珠状，稍扭曲，果皮有短柔毛，成熟时开裂成2瓣，种子卵形，黑色。

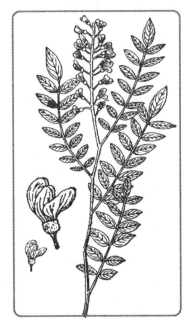

【性味】味苦，性寒，有毒。

【功效】具有抑菌、抗炎、抗肿瘤、抑制血小板黏附聚集、抗血栓形成的作用。用于咽喉肿痛、齿龈肿痛、气喘热咳、黄疸、痢疾、秃疮、疥癣及蛇、虫、犬咬伤。

【采制】4～5月或8～9月采挖根。先用清水洗净后取出，再用清水反复冲洗2次，堆放在木板上，润至透心为止。用刀切成1.5毫米厚的片。晒干或用文火烘干，筛去灰屑即成。

【鉴别】根呈长圆柱形，略弯曲，常有分枝，长短不等，直径0.3～1.5厘米，表面灰褐色至棕褐色，有纵皱纹及横长皮孔，质坚硬，不易折断，断面略平坦，皮部淡黄棕色，木部黄白色。微有豆腥气。

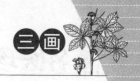

附方精选

第一方

〔方剂〕山豆根 1.5 份，黄柏、黄芩各 1 份。

〔用法〕水煎服。

〔主治〕癌肿。

第二方

〔方剂〕山豆根 6 克。

〔用法〕水煎服。

〔主治〕痢疾。

第三方

〔方剂〕鲜山豆根 20 克，猪大肠 250 克。

〔用法〕炖食。

〔主治〕痔疮。

第四方

〔方剂〕山豆根 9 克，鸡骨草 30 克。

〔用法〕水煎服。

〔主治〕黄疸性肝炎。

第五方

〔方剂〕山豆根 6 克。

〔用法〕水煎服。

〔主治〕牙龈肿痛。

第六方

〔方剂〕山豆根、桔梗、射干各 9 克，南板蓝根 12 克，玄参 15 克。

〔用法〕水煎服。

〔主治〕扁桃体炎，咽喉肿痛。

第七方

〔方剂〕山豆根 9 克，一点红 50 克。

〔用法〕水煎服。

〔主治〕扁桃体炎，乳腺炎，阑尾炎，术后感染。

川 芎

【别名】西芎、抚芎。

【形态】为伞形科植物川芎的干燥根茎。全国大部分省区有栽培。多年生草本，高 30～70 厘米。根茎发达，形成不规则的结节状拳形团块，黄棕色，

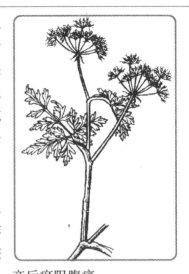

有浓烈香气。茎直立，圆柱形，中空，表面有纵沟纹，下部茎节膨大成盘状。叶互生，茎下部叶3～4回3出式羽状全裂，羽片4～5对，末回裂片线状披针形或长卵形，先端尖，两面无毛或仅叶脉有短柔毛；叶柄长3～10厘米，基部扩大成鞘。7～8月开花，花白色，排成复伞形花序生于枝顶或枝侧。9～10月结果，幼果椭圆形，扁平。

【性味】味辛，性温。

【功效】川芎具有抑菌、抗炎、收缩子宫、镇静、降压、改善脑血流、降脂、保护肝损伤作用。用于风冷头痛眩晕、痈疽、疮疡、瘰疬、疮疥、中风半身不遂、胁痛腹疼、寒痹筋挛、经闭、产后瘀阻腹痛。

【采制】地下根茎夏季采挖为佳。泡制时先除去杂质，再放入清水中洗净，稍加浸泡后取出，摊放在地上或木板上。每天喷清水1次，使其逐渐润透。切成3毫米左右厚的片。晒干，拣出杂色片块，筛去末屑即成。如处方上开酒炒，取60度左右白酒，按每30克川芎用白酒10克拌炒。炒至均匀、酒被吸干为止。取出，冷却后入药。

【鉴别】表面黄褐色，粗糙皱缩，有多数平行隆起的轮节，顶端有类圆形凹陷的茎痕，下侧及轮节上有多数小瘤状根痕。质坚实，不易折断，断面黄白色或灰黄色，可见波状环纹（形成层），习称"蝴蝶花纹"，散有黄棕色小油点（油室）。有特异浓郁的香气，味苦、辛，稍有麻舌感，后微甜。

附方精选

第一方

〔方剂〕川芎15克，鸡蛋2个。

〔用法〕川芎加水煎煮取汁，以药汁煎鸡蛋。顿服，每日1次，5～7天为1个疗程。

〔主治〕偏头痛。

第二方

〔方剂〕川芎、防风、白芷、羌活各10克，细辛3克。

〔用法〕水煎服。

〔主治〕风寒感冒头痛。

第三方

〔方剂〕川芎10克,荆芥6克,防风、薄荷各5克,白芷3克。
〔用法〕水煎服。
〔主治〕感冒偏正头痛。

第四方

〔方剂〕川芎500克。
〔用法〕研为细末,用温水调成糊状涂于患处,每2天1换。
〔主治〕各种痹证。

第五方

〔方剂〕川芎45克。
〔用法〕取上药,研为细末,分装在用薄布缝成的布袋内,每袋装药末15克左右。将药袋放在鞋内直接与痛处接触,每次用药1袋,每天换药1次,3个药袋交替使用,换下的药袋晒干后仍可再用。
〔主治〕跟骨骨刺。

第六方

〔方剂〕川芎、当归、白芍、熟地黄各10克。
〔用法〕水煎服。
〔主治〕血虚月经不调。

第七方

〔方剂〕川芎适量。
〔用法〕取上药,焙干,研成细粉(过80~100目筛)。另用棉布1块(据患部大小而定)做成药袋,热敷患处,每天3次。
〔主治〕骨质增生等无菌性炎症。

川贝母

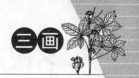

【别名】叶贝母、尖贝母、贝母。

【形态】为百合科植物川贝母、暗紫贝母、甘肃贝母及梭砂贝母的干燥鳞茎。宁夏、甘肃、青海、西藏、四川、云南有分布。多年生草本,高15~50厘米。鳞茎粗1~1.5厘米,由3~4枚肥厚鳞瓣组成;鳞瓣肉质,类圆锥形或近球形,类白色,外层鳞瓣2枚,大小悬殊,大瓣紧抱小瓣,顶部闭合,内有类圆柱形心芽和2枚小鳞瓣。茎直立,常在中部以上有叶。单叶,叶片呈狭披针条形,先端渐尖,顶端多少卷曲,6月开花,黄色或黄绿色,单朵生于茎顶;花被6片。7~8月结果,果实长圆形。

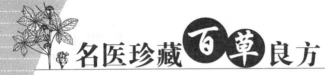

【性味】味苦、甘，性微寒。

【功效】具有清热润肺、化痰止咳的功效。主要用于肺热燥咳、干咳少痰、阴虚劳咳、咯痰带血等。常用于虚劳咳嗽、肺热燥咳，尤多用于肺虚久咳、痰少咽燥或痰中带血等症。本品还有散结消肿作用，又治痈肿瘰疬、乳痈、肺痈等症。

【采制】采收季节因地区而异，有的在积雪融化后至冰冻前采挖，有的在5～8月份采挖（出土的贝母不能长时间捏于手中，以免变成"油子"）。挖出后及时摊放于晒席上，晒干（贝母忌水洗，忌在石坝或铁器上晾晒，忌堆沤，否则泛黄）。在晒干过程中，

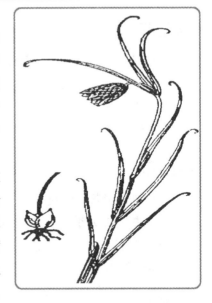

如外皮未变粉白则不宜翻动。翻动用竹、木器而不用手，以免变成"油子"或"黄子"。干后，装入麻袋摇动，搓脱泥沙、残根即可（亦有用矾水淘洗，用硫黄熏者）。

【鉴别】川贝因其产地不同，可分为松贝、青贝和炉贝，其鉴别方法分别如下：

松贝：呈圆锥形或近心脏形，高3～8毫米，直径3～9毫米。其小如豆如珠，故有"珍珠贝""米贝"之称，表面类白色。外层鳞叶2瓣，大小悬殊，大瓣紧抱小瓣，未抱部分呈新月形，习称"怀中抱月"；顶部闭合，内有类圆柱形、顶端稍尖的心芽和小鳞叶1～2枚；先端钝圆或稍尖，底部平，微凹入，所以隐名为"观音坐莲"，中心有一灰褐色的鳞茎盘，偶有残存须根，习称"蒜泥点"或"蒜泥蒂"。质硬而脆，断面白色，富粉性。气微，味微苦。

青贝：呈扁球形或圆锥形，高0.4～1.4厘米，直径0.4～1.6厘米。外表白色或呈浅黄棕色；外层两瓣鳞叶形态大小相近，相对抱合，习称"观音合掌"。顶端多开口，俗名"开口笑"；内有心芽和小鳞叶2～3枚及细圆柱形的残茎。气微，味微苦。

炉贝：呈长圆锥形，高0.7～2.5厘米，直径0.5～2.5厘米，表面黄白色，稍粗糙，常有黄棕色斑块，习称"虎皮斑"。外面2枚鳞叶大小相近，顶端多开口，露出内部细小鳞叶及心芽。断面粗糙，白色，粉性。气微，味微

苦。商品中白色，无"虎皮斑"者为"白炉贝母"，带"虎皮斑"者为"黄炉贝母"。

附方精选

第一方

〔方剂〕川贝母3克，冰糖6克，梨1只。

〔用法〕将川贝母、冰糖置于去核梨中，文火炖服。

〔主治〕肺阴虚咳嗽。

第二方

〔方剂〕贝母、麸皮各适量。

〔用法〕贝母去心，用麸皮炒令黄，去麸皮，将贝母研为末，与适量砂糖拌匀，为丸如绿豆大。含化1丸。

〔主治〕孕妇咳嗽。

第三方

〔方剂〕川贝母10克，海螵蛸15克。

〔用法〕水煎服。

〔主治〕胃痛吐酸水。

第四方

〔方剂〕川贝母适量。

〔用法〕粉碎，筛取细末。每天按每千克体重0.1克计量，分3次服。

〔主治〕消食化积，止泻止痛。

第五方

〔方剂〕川贝母10克，黑、白芝麻各20克。

〔用法〕取上药，炒黄研细，用香油调成糊状。涂敷。

〔主治〕乳头皲裂。

第六方

〔方剂〕川贝母、玄参、牡蛎、僵蚕各等分。

〔用法〕开水送服。

〔主治〕颈淋巴结核。

第七方

〔方剂〕川贝母3克，鸡蛋1个。

〔用法〕研成粉，装入鸡蛋内，用湿纸封闭，蒸熟吃。每次吃1个，早晚各1次。

〔主治〕百日咳，肺虚症。

第八方

〔方剂〕川贝母10克，夏枯草、蒲公英、忍冬藤各15克。

〔用法〕水煎服。

〔主治〕产妇乳汁不通，乳房胀痛及乳腺炎。

小 蓟

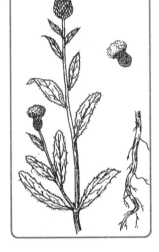

【别名】 野红花、青刺蓟、刺萝卜、刺儿菜、青青菜、小恶鸡婆。

【形态】 为菊科植物刺儿菜的地上部分或根。全国大部分地区有分布。多年生草本，高30~50厘米。根粗壮，圆柱形，有分歧。茎直立，被白绵毛。叶互生，叶片长椭圆状披针形，长7~10厘米，宽1.5~2.5厘米，先端尖，基部渐狭或圆状。头状花淡紫色，平生于枝顶，瘦果长椭圆形，无毛。

【性味】 味甘、苦，性凉。

【功效】 有凉血止血、祛瘀消肿的功效。主治乳痈、扁桃体炎、急性肝炎等。

【采制】 夏秋两季，即7、8月间开花时割取全草或连根拔起，去净泥土，晒干。

【鉴别】 表面绿色或带紫色，质脆，易折断。叶片皱缩或破碎，完整者展开后呈长椭圆形或长圆状披针形，全缘或微齿裂至羽状深裂，具针刺；上表面绿褐色，下表面灰绿色，两面均具白色柔毛。头状花序单个或数个生于茎顶，总苞钟状，苞生5~8层，黄绿色。

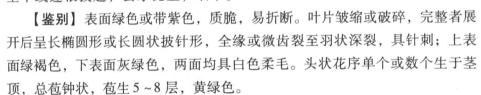

第一方

〔方剂〕小蓟、滑石各15克，生地黄、栀子（炒焦）各10克，蒲黄6克（炒）。

〔用法〕水煎服。

〔主治〕尿血。

第二方

〔方剂〕小蓟花15克，月季花12克。

〔用法〕水煎去渣，加米酒适量服。

〔主治〕月经不调。

第三方

〔**方剂**〕鲜小蓟，精猪肉各120克。

〔**用法**〕取上药，与精猪肉共煮，待肉烂，去渣。吃肉喝汤，3～5天吃1次，连用3～5次。

〔**主治**〕哮喘。

第四方

〔**方剂**〕小蓟、大蓟、侧柏叶各10克，仙鹤草、栀子各15克。

〔**用法**〕水煎服。

〔**主治**〕吐血。

第五方

〔**方剂**〕鲜小蓟根30克，海金沙藤20克。

〔**用法**〕水煎服，每日1次，连服3～5天。

〔**主治**〕血尿，小便不利。

第六方

〔**方剂**〕鲜小蓟根30克。

〔**用法**〕水煎，调白糖服。

〔**主治**〕慢性肝炎午后潮热、失眠。

小茴香

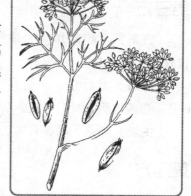

【**别名**】茴香、西小茴、蘹香、香丝菜、小香、谷茴香、野茴香。

【**形态**】为伞形科植物茴香的成熟果实。全国各地均有栽培，适应性强。多年生草本，高1～1.5米。全株表面有粉霜，具强烈香气。基生叶丛生，有长柄，茎生叶互生，叶柄基部扩大呈鞘状抱茎，3～4回羽状复叶，最终小叶片线形至丝形。花小，金黄色，顶生和侧生的复伞形花序。双悬果卵状长圆形，分果常稍弯曲，具5条隆起的纵棱。

【**性味**】味辛，性温。

【**功效**】具有散寒止痛、理气和胃的功效。有较轻的局部止痛作用。可降低胃张力,使胃蠕动正常。可增加肠张力,促进气体排除。

【采制】秋季成熟时,将全株割下,晒干,打下果实,除去杂质。

【鉴别】果实多已分离为分果,分果呈扁平椭圆形,长3～5毫米,宽1.5～3毫米,厚约1毫米。表面棕色或深棕色,背面有3条微隆起的肋腺,边缘肋腺浅棕色延展呈翅状,腹面中央有1条棱线。果皮内含种子1枚,富油性。

附方精选

第一方

〔方剂〕小茴香6克,虎刺根10克。

〔用法〕水煎服。

〔主治〕寒疝小腹作痛。

第二方

〔方剂〕小茴香、干姜、木香各10克,甘草6克。

〔用法〕水煎服。

〔主治〕胃寒痛。

第三方

〔方剂〕小茴香10克,橘核、荔枝核各6克,山楂15克。

〔用法〕共炒焦,研细末,每服6克,温酒送服,每日2克。

〔主治〕疝痛,鞘膜积液。

第四方

〔方剂〕小茴香10克,橘核、茯苓、泽泻各6克。

〔用法〕水煎服。

〔主治〕睾丸鞘膜积液。

第五方

〔方剂〕小茴香15克,生盐少许。

〔用法〕水煎服。

〔主治〕小儿疝气。

第六方

〔方剂〕小茴香、当归、延胡索、白芍(炒),香附(炒)各10克。

〔用法〕水煎服。

〔主治〕痛经。

第七方

〔方剂〕小茴香、巴戟天、杜仲各10克,桑寄生15克。

〔用法〕水煎服。

〔主治〕腰痛。

巴豆

【别名】刚子、芒子、红子仁、巴菽、巴果、崟虫。

【形态】为大戟科植物巴豆的干燥成熟果实。分布于四川、湖南、湖北、云南、贵州、广西、广东、福建、浙江、江苏等。常绿乔木，高6～10米。幼枝绿色，被稀疏星状柔毛或几无毛；二年生枝灰绿色，有不明显黄色细纵裂纹。叶互生；叶柄长2～6厘米；叶片卵形或长圆状卵形，先端渐尖，基部圆形或阔楔形，近叶柄处有2腺本，叶缘有疏浅锯齿，两面均有稀疏星状毛，主脉3出；托叶早落。3～6月开花，花单性，雌雄同株；总状花序顶生，上部着生雄花，下部着生雌花；花梗细而短，有星状毛。6～7月结果，蒴果长圆形至倒卵形，有3钝角。种子长卵形，3枚，淡黄褐色。花期3～5月。果期6～7月。

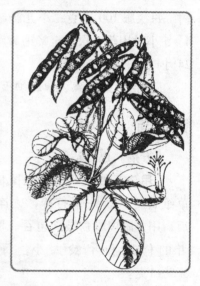

【性味】性热，味辛，有毒。

【功效】种子能泻下祛积，逐水消肿。用于寒积停滞，胸腹胀满；外用蚀疮。用于恶疮疥癣，疣痣、白喉、疟疾、肠梗阻。根：温中散寒，祛风活络。用于风湿性关节炎，跌打肿痛，毒蛇咬伤。叶可外用治冻疮，并可杀孑孓、蝇蛆。

【采制】8～9月果实成熟时采收，晒干后，除去果壳，收集种子，晒干。

【鉴别】破开果壳，可见3室，每室含种子1粒。种子长1.2～1.5厘米，直径0.7～0.9厘米，表面棕色或灰棕色，一端有小点状的种脐及种阜的疤痕，另端有微凹的合点，其间有隆起的种脊；外种皮薄而脆，内种皮呈白色薄膜；种仁黄白色，油质。无臭，味辛辣。

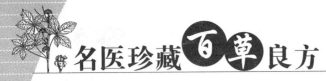

附方精选

第一方

〔方剂〕巴豆仁适量。

〔用法〕取上药,切碎,置胶囊内。每次服100毫克,小儿酌减,每4~5小时用药1次,至畅泻为度,每24小时不超过400毫克。

〔主治〕胆绞痛,胆道蛔虫症。

第二方

〔方剂〕巴豆适量。

〔用法〕取上药,去壳留仁,用草纸包好,以铁锤打碎,去净油质后,用龙眼肉或荔枝肉包吞。根据患者的体质和年龄大小,每次用0.5~1克。

〔主治〕肠梗阻。

第三方

〔方剂〕巴豆皮0.5克。

〔用法〕取上药,与烟叶适量制成卷烟2支。成人每天吸烟2~4支。

〔主治〕粘连性肠梗阻。

第四方

〔方剂〕巴豆适量。

〔用法〕取上药,去壳去皮,保留整仁不碎。将黄蜡(蜂蜡)化开,用针尖扎上巴豆,在已熔开的黄蜡中蘸一下,取出旋转冷却,使黄蜡将巴豆全部均匀包住,不可缺损即可。每天早饭前吞服7粒,病情严重者可早晚各吞服7粒。

〔主治〕结核病。

第五方

〔方剂〕巴豆4~8粒。

〔用法〕取上药,去壳取仁,投入50度白酒250毫升中煮沸后,将白酒盛于小口瓶内。乘热将健侧劳宫穴(握拳时中指尖与掌心接触处)放在瓶口上熏,约20分钟,每天1次,10次为1个疗程。

〔主治〕面神经麻痹。

第六方

〔方剂〕巴豆适量。

〔用法〕取上药1粒,去壳捣烂;川椒6克,研末过筛。上药以饭为丸,如油菜子大,晾干,每一蛀孔用棉裹1丸置入,每天2次。

〔主治〕龋齿疼痛。

第七方

〔方剂〕巴豆适量。

〔用法〕将食醋适量倒入大碗内,取上药去壳留仁磨浆,以稠为度。患处先用100%食盐水或冷开水清洗,擦干,用棉签蘸药浆涂擦,每周1次。

〔主治〕神经性皮炎。

升 麻

【别名】绿升麻、鸡骨升麻。

【形态】为毛茛科植物升麻的根茎。我国大部分地区有分布。多年生草本，高1~2米。根茎为不规则块状，多分枝，呈结节状，有洞状茎痕，表面黑褐色，直径2~4厘米，须根多而细。茎直立，有疏柔毛。叶互生，基生叶和下部茎生叶为2~3回羽状复叶；小叶片长卵形或披针形，最下1对小叶常裂成3小叶，边缘有粗锯齿，叶面绿色，叶背灰绿色，两面均有短柔毛。7~8月开花，花小，黄白色，排成圆锥花序长达45厘米，生于枝顶；9月结果，果实密生短柔毛，长圆形略扁，长0.8~1.4厘米。

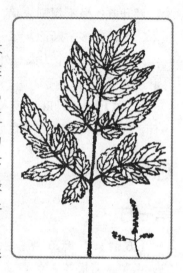

【性味】味辛、微甘，性微寒。

【功效】具有抑制心脏、降血压、抑菌、升高白细胞等作用。用于头痛寒热、咽痛、喉痛、久泻久痢、痈肿疮毒、脱肛、子宫下垂、斑疹不透等。

【采制】多于春、秋季采挖，除去泥沙，晒至须根干时，用火燎去须根，晒干即可。分生用、酒炒、蜜炒3种炮制方法：

生用：将本品用清水洗净，稍加浸泡，使其闷透。去掉非药用部分及须根，切成约1.5毫米厚的斜片。晒干、晾干或用文火烘干，筛去碎末。

酒炒：按每1千克升麻用50克白酒的比例，喷洒在升麻上，待酒吸收完以后，再用制麦麸拌升麻炒至微黄色为止。取出过筛即成。

蜜炒：取升麻1千克，蜜500克，入锅加热，拌炒均匀，至蜜全部被吸收后为止。取出，冷却后入药。

【鉴别】升麻多按产地、来源、性状不同分成关升麻、北升麻、西（川）升麻3种：

关升麻：呈不规则长块状，多短分枝或结节状，长8~20厘米，直径

1.5～2.5厘米。表面暗棕色或黑棕色，有时皮部脱落可见网状筋脉，上有数个圆洞状茎基，直径0.5～2.5厘米，两侧及下面有少数细根断痕。质坚而轻，断面黄白色，皮部薄，木部呈放射状或网状条纹（纵切面）。气微，味微苦。

北升麻：分枝较多，直径1～1.5厘米，茎基较密，断面微带绿色。

西升麻：呈不规则块状，分枝较多，直径0.7～6厘米，茎基直径0.4～1厘米，细根较多，断面灰绿色。

3种升麻均以个头大、外皮色绿黑色、须根去净、断面深绿者为佳。3种升麻均同等入药。

【贮藏】生用升麻片装入木制器具中，放干燥处，防虫霉。本品以黑褐色为佳，棕褐色次之。如变色后，药效较差，故应注意贮藏。

附方精选

第一方

〔方剂〕升麻6克，生石膏15克，白芷、葛根各3克。

〔用法〕水煎服。

〔主治〕前额部痛，寒热面赤。

第二方

〔方剂〕升麻3克，黄芪20克，知母10克，柴胡、桔梗各5克。

〔用法〕水煎服。

〔主治〕子宫下垂，胃下垂，久泻脱肛。

第三方

〔方剂〕升麻6克，黄芪12克，五倍子10克。

〔用法〕水煎服。

〔主治〕脱肛。

第四方

〔方剂〕升麻10克，当归、黄连、生地黄各6克，牡丹皮5克。

〔用法〕水煎服。

〔主治〕胃火牙痛，前额头痛，扁桃腺炎。

第五方

〔方剂〕升麻5克，牛蒡子10克，葛根、甘草各3克。

〔用法〕水煎服。

〔主治〕麻疹初起，疹出不快。

第六方

〔方剂〕升麻5克，生石膏15克，生地黄、玄参各10克。

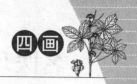

〔用法〕水煎服。

〔主治〕胃火牙痛，咽喉肿痛，口舌生疮。

第七方

〔方剂〕升麻10克，荷叶1张，苍术6克。

〔用法〕水煎服。

〔主治〕头重痛有时如雷鸣，或夏秋头重痛、腹泻、苔腻。

第八方

〔方剂〕升麻5克，柴胡6克，黄芪、党参、补骨脂各15克。

〔用法〕水煎服。

〔主治〕久泻，久痢，脱肛，子宫下垂。

天 麻

【别名】明天麻、冬麻、赤箭。

【形态】为兰科植物天麻的干燥块根。主产于贵州、四川、重庆、陕西、云南等地。多年生寄生草本，高30～100厘米，全体无叶绿素。块茎椭圆形或长圆形，淡黄色，肉质，横生，长6～15厘米，直径3～5厘米，有不明显的环节。茎圆柱形，黄褐色，单1，直立，光滑无毛，节上有鞘状鳞片。叶退化为鳞片状，淡黄褐色，长1～3厘米，膜质。6～7月开花，花黄棕色，排成总状花序长10～30厘米；花被片合生成歪斜筒状，长约1厘米，直径约7毫米，顶端5裂；唇瓣白色，3裂；发育雄蕊1枚，全蕊柱长约6毫米。7～8月结果，果实长圆形，长约1.5厘米。种子多而细小，粉末状。

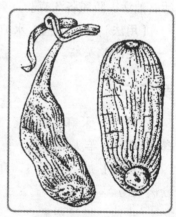

【性味】甘，平，无毒。

【功效】天麻具有平肝息风止痉的功效。主要用于头痛眩晕、肢体麻木、小儿惊风、癫痫抽搐、破伤风等。为治疗眩晕、头痛的要药。对肝虚、肝风所致的眩晕、头痛，与肝风痰湿有关的偏头痛疗效尤佳。对风寒湿痹（偏重于湿痹）引起的肢体麻木瘫痪；慢性风湿性关节炎、破伤风、流脑及乙脑引起的抽搐等也有较好的治疗作用。

【采制】天麻基本为栽种1年收获,春季收获者为春麻;初冬至早春未萌发前(10~11月份)采为冬麻。采挖到的鲜货分等清洗,蒸透或开水烫3~5分钟后再用硫黄熏10~12小时,再烘至七八成干,压扁整形,烘至全干。

【鉴别】以质地坚实沉重,有鹦哥嘴,断面明亮,无空心者为"冬麻",质佳;质地松泡,有残留茎基,断面色晦暗,空心者为"春麻",质次。

【贮藏】易霉变、虫蛀,原药材宜存放于通风干燥处;片或粉宜瓷坛或瓶装,密闭,放于阴凉干燥处或冰箱中。原药材出现霉、虫时,可用沸水淋洗或蒸后干燥,再按原法保存。

附方精选

第一方

〔方剂〕天麻、白芷各6克,羌活、独活、防风各3克。

〔用法〕每日1剂,水煎服。

〔主治〕头痛。

第二方

〔方剂〕天麻、大枣、枸杞、党参各30克,羊头肉适量。

〔用法〕加水共炖熟,食盐调味,食肉喝汤。

〔主治〕慢性头痛。

第三方

〔方剂〕天麻、杜仲各12克,络石藤、防风各10克,细辛、半夏、甘草各3克。

〔用法〕天麻、杜仲、络石藤、防风,煎汤备用。细辛、半夏、甘草共研为细粉,取少许吹入鼻孔,男左女右。再服备用汤药。

〔主治〕中风不语、半身不遂。

第四方

〔方剂〕天麻、伸筋草各9克,防风6克,荆芥3克。

〔用法〕每日1剂,黄酒、水各半煎服。

〔主治〕产后中风。

第五方

〔方剂〕天麻、乌鸦肉各20克,米酒50毫升。

〔用法〕共蒸熟,每日分2次,食肉喝汤。

〔主治〕头晕目眩。

天　冬

【别名】天门冬、丝冬、多仔婆、狮子草、小叶青。

【形态】为百合科植物天冬的干燥块茎。分布于我国南部、华中、长江流域及南方各省。多年生攀援草木，长约2米。块根肉质，簇生，淡黄色。茎细长，多分枝。叶状枝4～6枚簇生，线形，扁平而具棱，先端刺针状，叶退化成鳞片状。夏季开黄白色或白色花，1～3朵丛生，下垂。浆果球形，熟时红色。种子1粒。

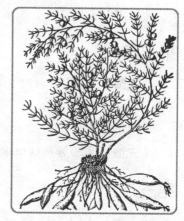

【性味】味甘、微苦，性寒。

【功效】天冬具有养阴润燥、清肺生津的功效。主要用于肺燥干咳、顿咳痰黏、咽干口渴、肠燥便秘等。对肺热阴伤之燥热咳嗽咯血，能起到养肺阴而润肺止咳、止血兼疗虚劳咳嗽的作用。对阴虚内热、津伤消渴、肠燥便秘之证也有治疗作用。还能滋肾养阴、润燥滑肠。也常用于须发早白的配方。

【采制】可于秋、冬采收，以冬采为好。采收时间自9月至次年3月均可。采挖后，选直径在1.3厘米以上剪下，洗去泥土，分成大、中、小3级，分别置沸水中，煮至透化，或置木甑中蒸至透心，放入清水中，将外皮剥尽后再另泡于清水中，捞出剪去蒂根，放入烘房烘至八九成干，用硫黄熏后，烘干或晒干。

【鉴别】呈长纺锤形，两端渐细，略弯曲，长5～18厘米，直径0.5～2厘米，表面黄白色至黄棕色，半透明，光滑或具细纵纹及纵沟，偶有残存的灰棕色外皮。对光透视，有1条不透明的细心。质硬或柔润，有黏性，断面角质样，中柱黄白色。

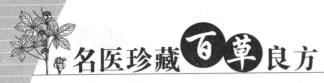

附方精选

第一方

〔方剂〕天冬、麦冬、贝母各10克。

〔用法〕水煎服。

〔主治〕支气管炎，咳嗽，口干。

第二方

〔方剂〕天冬15克，生地黄、沙参各12克。

〔用法〕水煎服。

〔主治〕主治肺结核咳嗽。

第三方

〔方剂〕天门冬15克。

〔用法〕水煎服，每日1剂。

〔主治〕胸膜炎。

第四方

〔方剂〕鲜天门冬适量。

〔用法〕折断。断面置于消毒后刺破的扁平疣上，来回摩擦，每日2次，隔3～5天再进行1次。

〔主治〕扁平疣。

第五方

〔方剂〕鲜天门冬60克。

〔用法〕剥去外皮，隔水蒸熟，分3次服。每日1剂，连服15日为1个疗程。

〔主治〕乳腺小叶增生及纤维腺瘤。

第六方

〔方剂〕鲜天门冬（连皮）100克。

〔用法〕捣碎榨汁，加0.1%苯甲酸调匀，用适量黄酒对服，饭前服。每日服3次。

〔主治〕早期乳癌。

第七方

〔方剂〕天门冬60克。

〔用法〕与猪肉适量同炖。饮汤吃肉，每日1～2次。

〔主治〕产后无乳。

第八方

〔方剂〕天门冬15～30克（鲜品加倍）。

〔用法〕砂锅内水煎半小时，取药汁，加红糖，温服，每剂煎2次，每日1剂。

〔主治〕清热凉血。

第九方

〔方剂〕鲜天门冬15克，鲜桑白皮、鲜一箭球各30克。

〔用法〕水煎服。

〔主治〕肺燥咳嗽。

天葵草

【别名】 天葵、紫背天葵、千年老鼠屎、夏无踪、蛇不见、老鼠屎。

【形态】 为毛茛科植物天葵之干燥根茎。分布于长江中下游。多年生小草本,高15~30厘米。根茎块状,倒卵形,灰黑色,内部肉质白色,形似"老鼠屎"。基生叶丛生,有长柄;三出复叶,各小叶再三裂,叶面绿色,背面紫色;茎生叶有短柄,比根生叶小。花单生于茎顶及叶腋,白色,外带紫红色。果熟时裂开。种子黑色。3~4月开花。

【性味】 味甘、苦,性寒,有小毒。

【功效】 具有清热解毒、消肿散结、化痰、利尿的功效。主治毒蛇咬伤、肺结核、乳腺炎、疮痈肿毒。

【采制】 多于冬季采挖其块根,洗净泥土,晒干或晾干后搓去毛须即可。有的地区将块根蒸透,晒干。

【鉴别】 呈不规则块状或纺锤形,略扁或稍弯曲,长0.8~3厘米,直径0.5~1厘米。表面暗褐色或灰黑色,略凹凸不平,有不规则纵横皱纹及须根痕;根头部常残留茎、叶残基,有的被黄褐色鞘鳞片,或根头部2~3个分杈,有的分杈呈结节状。质较软,易折断,断面皮部类白色,木部黄白色,有黄色放射状纹理,经蒸煮加工者断面呈角质样。气微,味甘,微苦。

附方精选

第一方

〔方剂〕天葵子20克。

〔用法〕捣烂,水酒各半冲服。

〔主治〕颈淋巴结核。

第二方

〔方剂〕鲜天葵子30克。

〔用法〕水煎服。

〔主治〕跌打胸痛。

第三方

〔方剂〕天葵子20克,皂刺10克,蒲公英、猪殃殃各30克。

〔用法〕水煎服,每日1剂。

〔主治〕乳腺癌。

第四方

〔方剂〕天葵子6克。
〔用法〕研细粉，开水吞服。
〔主治〕胃热气痛。

第五方

〔方剂〕天葵子30克，猪肚2个。
〔用法〕共煮烂，服汤食猪肚肉。
〔主治〕肺结核。

第六方

〔方剂〕天葵子10克，野菊花、枇杷叶各3克，金银花6克。
〔用法〕水煎服。
〔主治〕小儿上呼吸道感染。

第七方

〔方剂〕鲜天葵子适量。
〔用法〕捣烂敷患处。
〔主治〕乳腺炎，疔疮痈疽，蛇虫咬伤。

第八方

〔方剂〕天葵子、七叶一枝花、麦冬各10克。
〔用法〕水煎服。另取鲜天葵草适量捣烂，扩创排毒后，敷伤口周围。
〔主治〕毒蛇咬伤。

天南星

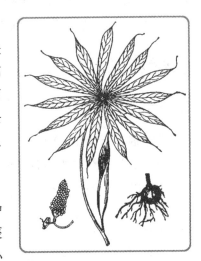

【别名】南星、一把伞南星、虎掌南星。

【形态】为天南星科植物天南星的干燥块茎。全国大部分地区有分布，多年生草本，高20~35厘米。叶从叶芽苞内抽出，绿色，杂有褐色或赤色斑纹；小叶片呈辐射状排列，条形、披针形，先端渐尖，并延长为丝状。夏、秋季开花，肉穗花序从叶柄下部抽出。

【性味】味苦、辛，性温，有毒。

【功效】具有抗惊厥、镇静、止痛、抗肿瘤作用。用于顽痰咳嗽、风痰眩晕、中风痰壅、口㖞眼斜、半身不遂、癫痫、破伤风、小儿惊风、痈肿、蛇虫咬伤。

【采制】多于秋、冬两季采收，去掉残茎及须根，然后去皮干燥（去皮方法各地不同，有用刮刀刮皮者；有用麻袋或萝筐撞去皮者；亦有堆置发汗后搓去皮者）。

天南星有毒，在炮制过程中应除去毒性，以不麻舌为标准。

先用清水洗净本品，用手有烫热感的温水泡至软软的。取出后，切成约1.5毫米厚的片。再用清水漂洗，冬春季节漂5~6天，夏秋季节漂3~4天。每天换水2~3次，直至漂得不麻舌为止。然后按天南星10千克，甘草500克，干姜750~800克的比例，先将甘草及干姜入锅加水，煮2小时后，再加入天南星片，煮至试味时不麻舌为止。取出，用水洗清后，再晒干。

【鉴别】块茎呈扁圆形，直径2~5厘米，表面淡黄色至淡棕色，顶端较平，中心茎痕线凹，有叶痕环纹，周围有大的麻点状根痕，但不明显，周边无小侧芽。质坚硬，断面白色粉性。气微，味麻舌刺喉。

附方精选

第一方

〔方剂〕天南星适量。

〔用法〕研细末，加煤油调成糊状。搽涂患处，每日1~2次。

〔主治〕神经性皮炎。

第二方

〔方剂〕生天南星适量。

〔用法〕取上药，研为细粉，加入食醋中。5天后外搽患处，每日3~4次。

〔主治〕消炎止痛，腮腺炎。

第三方

〔方剂〕鲜天南星适量。

〔用法〕加醋磨取汁。睡前涂搽患侧，纱布扎之，次晨去掉，每晚1次。

〔主治〕面神经麻痹。

第四方

〔方剂〕生鲜或干天南星约5克，醋10毫升。

〔用法〕取上药，磨醋成汁。涂搽患处及周围，涂搽范围越大效果越佳，每日2~3次，直至肿胀全部消失为止。

〔主治〕解毒消肿，毒蛇咬伤。

第五方

〔方剂〕生天南星1枚。

〔用法〕取米醋适量，放入底面

粗糙的瓷碗中，用拇、食指紧捏住天南星，在碗底中反复旋转磨汁成糊状。不拘时用棉签蘸搽患处。

〔主治〕解毒散结，发际疮。

第六方

〔方剂〕鲜天南星、生附子各3克。

〔用法〕研细末，加醋调和，敷两脚心涌泉穴。

〔主治〕高血压。

第七方

〔方剂〕天南星30克。

〔用法〕取上药，捣烂，用醋调。于晚间外敷足心，男左女右。外以布条缠扎，每次敷1~2小时，连敷2~4次。

〔主治〕化痰利湿止涎，小儿流涎。

第八方

〔方剂〕鲜天南星适量。

〔用法〕捣烂敷患处。

〔主治〕用于麻醉，止血，止痛。

无花果

【别名】品仙果、奶浆果、蜜果、天生子、文仙果。

【形态】为桑科落叶小乔木或灌木。各地均有栽培。落叶灌木或小乔木，具乳汁。多分枝，小枝粗壮，表面褐色，被稀短毛。叶互生；倒卵形或近圆形，基部心脏形，顶端钝，有不规则齿；掌状叶脉明显，上面深绿色，粗糙，下面有毛。厚革质；叶柄光滑或有长毛。隐头花序；花单性同株，小花白色，着生于总花托的内壁上；花托单生于叶腋间，梨形，带绿色或褐青色，光滑，肉质而厚。花期夏季。隐花果成熟期秋季。

【性味】味甘、性平。

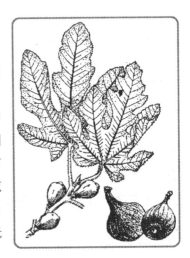

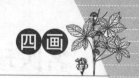

【功效】无花果可抑制癌细胞的蛋白合成,使癌细胞失去营养而死亡。另外,无花果还含有大量的蛋白质、纤维素、维生素、无机盐及人体必需的氨基酸等,可有效补充人体所需营养,增强抗病能力。

【采制】夏秋季摘取未成熟青色聚花果,放于沸水内烫过,立即捞起,晒干或烘干。

【鉴别】干燥花托呈梨形或类球形,长2~3厘米,宽1.5~2.5厘米,淡黄棕色至暗棕色,有波状弯曲的纵棱纹,顶端稍平截,中央有圆形突起,基部较狭,有果柄及残存苞片,质坚硬,横切面黄白色,内壁有众多细小的瘦果,有时上部可见枯萎的雄花;瘦果三棱状卵形,长约1~2毫米,淡黄色,外有宿存包被。气微,味甜。以身干、暗棕色、无霉蛀者为佳。

附方精选

第一方

〔方剂〕无花果叶9克,红糖适量。

〔用法〕水煎去渣,加红糖调服。

〔主治〕肠炎、小儿腹泻。

第二方

〔方剂〕无花果15克,冰糖10克。

〔用法〕水煎,分早晚2次服。

〔主治〕肺热声嘶。

第三方

〔方剂〕无花果根30克,瘦猪肉50克。

〔用法〕水炖烂,吃肉喝汤。

〔主治〕筋骨疼痛麻木。

第四方

〔方剂〕无花果30克,四叶参20克,猪前蹄1只。

〔用法〕加水炖烂,去药渣,每日1次,分早晚2次服,连服2~3次。

〔主治〕乳汁不足。

第五方

〔方剂〕无花果7枚。

〔用法〕水煎服。

〔主治〕久泻。

第六方

〔方剂〕无花果30克,猪大肠30厘米。

〔用法〕用水炖烂,分2~3次服。

〔主治〕痔疮出血。

木 贼

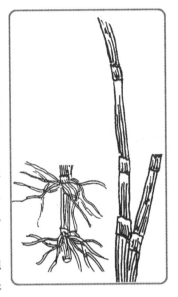

【别名】 木贼耳、节节草、节骨草、无心草。

【形态】 为木贼科植物木贼的干燥地上部分。分布于我国东北、西南、西北等地。多年生草本，高60厘米以上。根茎短，黑色，匍匐，节上长出密集成轮生的黑褐色根。叶退化成鳞片状，基部合生成筒状的鞘，鞘长5～10毫米，基部有1暗褐色的圈，上部淡灰色，先端有棕褐色细齿状裂片，裂片披针状锥形，先端长，锐尖，背部中央有1浅沟，裂片早落，仅在茎先端及幼茎上者不脱落。孢子囊穗生于茎顶，长圆形，先端具暗褐色的小尖头，由许多轮状排列的六角形盾状孢子叶构成，沿孢子叶的边缘生数个胞子囊，孢子囊大形。孢子多数，同型，圆球形，有2条丝状弹丝，十字形着生，卷绕在孢子上，遇水即弹开，以便繁殖。孢子囊穗6～8月间抽出。

【性味】 味甘、苦，性平。

【功效】 具有疏风散热、解肌、退翳的功效。主治目生云翳、迎风流泪、肠风下血、血痢、脱肛、疟疾、喉痛、痈肿。

【采制】 多在秋季采收，割取地上部分，采后按粗细分别捆成小捆，竖起晒干备用。

【鉴别】 木贼茎呈圆管状，表面灰绿色，有节，节间表面粗糙，气无，味淡，嚼时有砂石感。

附方精选

第一方

〔方剂〕木贼、桑叶、菊花、黄芩、蒲公英各10克。

〔用法〕水煎服。

〔主治〕急性结膜炎。

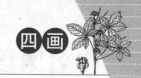

第二方

〔方剂〕木贼、车前草各30克，防风20克，丝瓜络15克。

〔用法〕水煎服。

〔主治〕小便淋漓。

第三方

〔方剂〕木贼、谷精草、决明子各10克，蝉蜕3克。

〔用法〕水煎服。

〔主治〕目生翳障。

第四方

〔方剂〕木贼12克，浮萍9克，赤小豆90克，红枣6枚。

〔用法〕先将木贼、浮萍水煎去渣，加赤小豆、红枣煮烂，分次服之。每日1次，连服3~5天。

〔主治〕水肿型脚气，水肿。

第五方

〔方剂〕木贼、苍术各10克。

〔用法〕研细粉，开水调服。

〔主治〕目昏多泪。

第六方

〔方剂〕木贼、车前草各15克，九里明10克。

〔用法〕水煎服。

〔主治〕目赤肿痛流泪。

第七方

〔方剂〕木贼草、香附各30克。

〔用法〕水煎，乘温浸泡患处，并加以揉搓，每次30分钟，连续用3~7天。

〔主治〕寻常疣（鱼瘊子）、扁平疣。

第八方

〔方剂〕鲜木贼60克。

〔用法〕水煎去渣，加鸭蛋1个，再煎服。

〔主治〕白浊。

木槿花

【别名】槿皮、川槿皮。

【形态】为锦葵科植物木槿的干燥花。全国各地均有栽培。落叶灌木或小乔木。树皮灰褐色，无毛。嫩枝上有绒毛。叶菱状卵形或卵形，叶基楔形，边缘具圆钝或尖锐的齿,主脉 3 条明显,两面均疏生星状毛,后变光滑;花单生于叶腋;蒴果长椭圆形,先端具尖嘴,全体被绒毛。种子黑褐色,背部有长棕色毛。

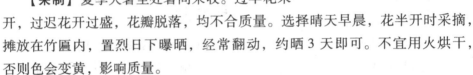

【性味】味甘、苦,性凉。

【功效】具有杀虫疗癣、清热利湿的功效。主治牛皮癣、疥疮、阴囊湿疹、白带、肠风下血、痢疾、脱肛。

【采制】夏季大暑至处暑间采收。过早花未开,过迟花开过盛,花瓣脱落,均不合质量。选择晴天早晨,花半开时采摘,摊放在竹匾内,置烈日下曝晒,经常翻动,约晒 3 天即可。不宜用火烘干,否则色会变黄,影响质量。

【鉴别】木槿花皱缩,呈卵状。长约 3 厘米,宽约 1.5 厘米。基部有短花梗,苞片 6~7 枚,线状。花萼钟状灰绿色,先端 5 齿裂,花梗、苞片、花萼外面均被有细毛及星状毛。花瓣白色,其底部有白毛,单瓣或重瓣;中间有雄蕊多数,花丝基部连合成筒状。香气微弱,味甘。木槿花以身干、朵大、个完整、色白者为佳。

附方精选

第一方

〔方剂〕木槿根皮 3 克,白酒 120 毫升。

〔用法〕浸泡 2~3 日。取药液搽患处,每日搽数次。

〔主治〕头癣。

第二方

〔方剂〕木槿花、胡枝子(美丽胡枝子)花、桑白皮、地胆草各 10 克。

〔用法〕水煎服。

〔主治〕支气管炎咳嗽多痰。

第三方

〔方剂〕鲜木槿根 60 克,鲜灯芯草 30 克。

〔用法〕水煎服。

〔主治〕肾炎。

第四方

〔方剂〕木槿皮适量。

〔用法〕水煎洗患处。

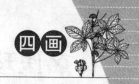

〔主治〕皮肤疥癣。

第五方

〔方剂〕木槿花 15 克。

〔用法〕加冰糖适量,水炖服。

〔主治〕支气管炎久咳,干咳。

第六方

〔方剂〕鲜木槿花、鲜车前草各 30 克,鲜马齿苋 60 克。

〔用法〕水煎服。

〔主治〕痢疾,肠炎。

五加皮

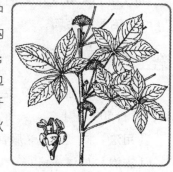

【别名】五人掌、土五加皮、五爪龙、五加、南五加皮、白刺。

【形态】为五加科植物的干燥根皮。我国中南、西南、沿海各省、区有生长。茎或刺或有钩刺。掌状复叶互生,叶柄细长,光滑或有小刺;小叶 5 片,倒卵形至披针形,中间一片较大,边缘有钝锯齿,两面无毛或叶背散小刺毛。夏季开小白色花,腋生或顶生伞形花序。浆果球形,秋季成熟,蓝黑色。

【性味】味甘,性平,无毒。

【功效】具有祛风湿、补肝肾、强筋骨的功效。主治风湿痹痛、筋骨痿软、小儿行迟、水肿、脚气、风湿性关节炎等。

【采制】夏秋采挖根部,剥皮晒干入药。炮制分生用、酒炒、姜制 3 种。

生用:将本品用清水洗净,拣去骨心。切约 6 毫米长,晒干或文火烘干,筛尽灰屑。

酒炒:按每 50 克用白酒 15 克的比例,取生五加皮入锅炒热后,将酒分次淋入,炒至酒全部吸收后取出,冷却。

姜制:按每 50 克五加皮用生姜 10 克或 15 克的比例,先将生姜捣烂,加少许清水,去渣。再取五加皮入锅,置文火上炒热后,加入姜汁拌炒,至姜汁全部吸干后,取出。

【鉴别】五加皮呈不规则卷筒状,长 5~15 厘米,直径 0.4~1.4 厘米,厚约2毫米，外表面灰棕色或灰褐色，有稍扭曲的纵纹及横向的长圆形皮孔；内表面黄白色或灰黄色，有细纵纹。质轻而脆，易折断，断面略平坦，淡灰白色，于放大镜下检视可见多数淡黄棕色小油点（树脂道），并有横长的裂隙。气微香，味微辣而苦。以皮厚、整齐、淡黄棕色、气香、无木心者质佳。

附方精选

第一方

〔方剂〕五加皮200克，牛膝100克，当归120克，白酒2500毫升。

〔用法〕将药浸泡于酒中，半个月后，每次服15~20毫升，每日服2次。

〔主治〕鹤膝风。

第二方

〔方剂〕五加皮100克，猪蹄1只，黄酒500毫升。

〔用法〕同煮至熟烂服食。

〔主治〕风湿痹痛。

第三方

〔方剂〕五加皮100克，松节50克，豨莶草60克，白酒2500毫升。

〔用法〕同浸泡7天后，每次饮用30~50毫升。

〔主治〕风湿性关节炎。

第四方

〔方剂〕五加皮30克，络石藤15克，牛膝10克，猪脚1只。

〔用法〕用上药炖猪脚，吃猪脚，喝汤。

〔主治〕风湿性膝、踝关节痛。

第五方

〔方剂〕五加皮12克，黄芪30克。

〔用法〕水煎服。

〔主治〕气虚水肿。

第六方

〔方剂〕五加皮30克，土牛膝10克。

〔用法〕水煎，每日1次，分2次服。

〔主治〕脚气疼痛。

第七方

〔方剂〕五加皮60克，猪尾1条。

〔用法〕水煎服。

〔主治〕风湿腰痛。

五味子

【别名】 北五味子、面藤、五梅子、辽五味子、玄及。

【形态】 为木兰科多年生落叶木质藤本植物北五味子或中华五味子的成熟果实。东北、华北及湖南、四川等地。茎皮灰褐色,皮孔明显,小枝褐色,稍具棱角。叶互生,柄细长;叶子薄而带膜质;卵形、阔倒卵形以至阔椭圆形,先端尖,基部楔形、阔楔形具长梗,椭圆形,雄蕊5个,基部合生;雌花花被6~9枚,雌蕊多数,子房倒梨形,无花柱,受粉后花托逐渐延长成穗状。浆果球形,成熟时呈深红色,内含种子1~2枚,花期5~7月。果期8~9月。

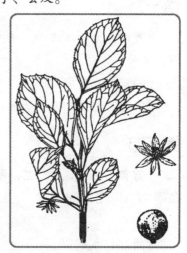

【性味】 味酸甘,性温。

【功效】 五味子具有收敛固涩、益气生津、补肾宁心的功能。主要用于久嗽虚喘、梦遗滑精、遗尿、尿频、久泻不止、自汗、盗汗、津伤口渴、短气脉细、内热消渴、心悸失眠等。本品具有酸涩收敛之性,长于敛肺肾之气阴,以止咳、止汗、涩精、止泻,又可收敛心气以宁心安神。其气虽温,但质地柔润,温而不燥,故对肺虚之久咳、肾虚之喘咳、阳虚自汗、阴虚盗汗、精滑不固、泄泻不止、津伤口渴及失眠多梦等证均为常用之品。

现代临床上还用于无黄疸型传染性肝炎,有明显地降低谷丙转氨酶的作用,亦可用于水稻田皮炎、小儿遗尿等。

【采制】 东北地区多于霜降前后采收,其余地区多于白露后果实成熟时采收。采摘果实后,拣净果枝和杂质,晒干即可。

【鉴别】 北五味子:呈不规则的圆球形或扁球形,直径5~8毫米。外皮紫红色或暗红色,皱缩,显油性,果肉柔软,内含种子1~2粒,呈肾形,表面棕黄色,有光泽,种皮硬而脆,较易破碎,种仁呈钩状,黄白色,半透明,富有油性。果肉气弱,味酸;种子破碎后,有香气,味辛、微苦。

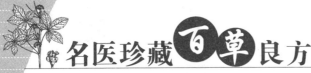

南五味子：果实呈不规则形，较小，直径 2~5 毫米；表面暗红色或棕褐色，果皮肉质较薄，无光泽，内含种子 1~2 粒。种子肾形，较北五味子略小，表面黄棕色，略呈颗粒状。

附方精选

第一方

〔方剂〕五味子 6 克，补骨脂 10 克，吴茱萸 3 克。

〔用法〕水煎服。

〔主治〕脾肾阳虚，五更泄泻。

第二方

〔方剂〕五味子 6 克，制半夏、茯苓各 10 克，细辛 2.5 克，干姜 3 克。

〔用法〕水煎服。

〔主治〕肺寒，痰饮咳嗽。

第三方

〔方剂〕五味子 6 克，珍珠母 30 克，石菖蒲 5 克。

〔用法〕水煎服。

〔主治〕神经衰弱失眠，或疲倦乏力，睡眠质量不好。

第四方

〔方剂〕五味子、麦冬各 10 克，牡蛎 15 克。

〔用法〕水煎服。

〔主治〕体虚多汗。

第五方

〔方剂〕五味子、五倍子各 3 克。

〔用法〕炒熟煎水服。

〔主治〕百日咳。

第六方

〔方剂〕五味子 6 克，牡蛎 15 克，金樱子、桑螵蛸各 10 克。

〔用法〕水煎服。

〔主治〕盗汗、遗精。

牛　膝

【别名】怀牛膝、鸡胶骨。

【形态】为苋科植物牛膝的干燥根。分布于山东、山西、河南、江苏、江西、湖南、四川、云南、贵州等地。多年生草本，根细长，外皮土黄色。茎直立。四棱形，具条纹，疏被柔毛，节略膨大，节上对生分枝。叶对生，叶柄长约5～20毫米；叶片椭圆形或椭圆状披针形，先端长尖，基部楔形或广楔形，全缘，两面被柔毛。穗状花序腋生兼顶生；花皆下折贴近花梗；花被绿色，直立，披针形，有光泽，边缘膜质；子房长圆形，花柱线状，柱头头状。胞果长圆形，光滑。种子1枚，黄褐色。花期7～9月，果期9～10月。

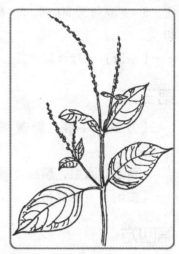

【性味】味苦、甘，性微凉。

【功效】牛膝具有补肝肾、强筋骨、逐瘀通经、引血下行的功效。主要用于腰膝酸痛、筋骨无力、经闭癥瘕、肝阳眩晕等证。本品还可治疗血瘀经闭腹痛、恶露不尽、胞衣不下、跌打伤痛、痹痛关节不利，以及热淋、血淋等。取其引血下行，对血热上炎之头痛、目赤、牙痛、吐血、衄血等也用其为引导药。有"无牛膝不过膝"之说，凡足膝之病，或用药欲其下行者，常用牛膝作引经药。

【采制】一般于小雪至冬至期间采收（在畦一端开沟，依次采挖，防止损伤根部）。鲜牛膝去泥，后晒干切去芦头，捆成把，熏2次，分级晾晒至干即可。

【鉴别】牛膝呈细长圆柱形，有时稍弯曲，上端较粗，长30～60厘米，直径0.2～1厘米。表面灰黄色或淡棕色，有细纵皱纹及侧根痕。质硬脆，受潮变柔韧，易折断，断面淡黄色，角质样，有黄白色小点（异常维管束）断续排列成数轮同心环。气微，味微甜涩。

附方精选

第一方

〔方剂〕牛膝30克，当归、黄芩各20克。

〔用法〕水煎服。

〔主治〕小便不通，阴茎疼痛，妇女血结，腹坚痛。

第二方

〔方剂〕鲜土牛膝适量。

〔用法〕取上药，水煎服或代茶饮服。剂量视病情及患儿年龄大小而定，3～4岁每天50克，5～6岁每天80克。

〔主治〕流行性腮腺炎。

第三方

〔方剂〕牛膝、野蔷薇根皮各15克。

〔用法〕水煎，频频含咽。

〔主治〕口腔糜烂。

第四方

〔方剂〕鲜牛膝、月季花根各60克，小蓟根30克。

〔用法〕水煎冲红糖服。

〔主治〕月经不调，痛经。

第五方

〔方剂〕鲜土牛膝根500克。

〔用法〕取上药，捣烂，加入适量开水，绞取汁500克，隔水蒸30分钟。1～2岁每次服15毫升，3～5岁每次服20～25毫升，每隔4～6小时服1次。

〔主治〕小儿肺炎。

第六方

〔方剂〕牛膝60克，黄麻根30克。

〔用法〕水煎服。

〔主治〕小肠气痛。

第七方

〔方剂〕鲜土牛膝30～60克。

〔用法〕取上药（剂量视病情轻重及年龄大小而定），加水煎煮2次，每次40分钟。分2次内服，服药12小时后，发热仍不退者按前法再服，直至热退。

〔主治〕急性扁桃体炎。

第八方

〔方剂〕川牛膝30～45克。

〔用法〕取上药，水煎。顿服或分2次服。一般连服2～4天，出血停止，病程较长者，血止后减量连续服5～10天，加以巩固。

〔主治〕功能性子宫出血。

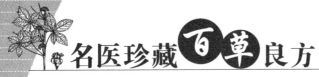

牛蒡子

【别名】牛蒡、大力子、鼠粘子、恶实、蝙蝠刺。

【形态】为菊科二年生草本植物牛蒡的干燥成熟果实。全国各地均有栽培。二年生草本，高 1～1.5 米。主根肥大肉质。根生叶丛生，阔心脏卵形，长 40～50 厘米；茎上部的叶逐步变小，叶片表面有纵沟，反面密生灰白色短绒毛，边缘稍带波状或齿牙状。头状花紫色，生枝梢，苞片披针形或线形，先端延长而成钩状针刺，多列，向四方开散，成为钩刺的圆球。瘦果长圆形，稍弯曲，略呈三棱形，灰褐色。

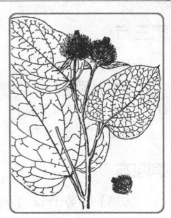

【性味】味辛、苦，性寒。

【功效】具有疏风散热、宣肺透疹、解毒利咽的功效。主治流感、急性咽炎、喉炎、扁桃体炎、腮腺炎、荨麻疹、疮疖肿痛等。

【采制】通常于秋末采收，采收时间过早则果实瘪瘦。将全株割下或剪取果穗晒干，打下果实除去杂质即可。

炮制时将牛蒡子先筛去灰屑，装入沥水的竹筐中，再放入水中淘洗。来回推拉，使牛蒡子随水漂出，沙子沉积在筐底。如此反复洗净泥沙。取出，晒干或烘干。再将牛蒡子放入已烧热的锅中，不停地拌炒。至牛蒡子发出微香，体形增大，大爆炸声稍稀时，立即取出，摊冷，过筛即成。开盐炒时，按每50克牛蒡子用盐 1 克。将盐先溶于水中，喷洒在牛蒡子上，不停地拌炒，炒香为度。取出，过筛。

【鉴别】牛蒡子呈倒长卵形，稍弯曲，长 5～7 毫米，直径 2～2.5 毫米。果皮坚硬，种皮淡黄白色，中央的胚具肥厚的子叶 3 枚，胚根位于子叶基部的接合面之间。富油性，味苦后微辛而稍麻舌。

附方精选

第一方

〔方剂〕牛蒡子、茯苓各 10 克，荆芥穗 6 克。

〔用法〕水煎服。

〔主治〕百日咳。

第二方

〔方剂〕牛蒡子 6 克，芫荽、金银花各 5 克，蝉衣 2 克。

〔用法〕水煎分 2 次服。

〔主治〕麻疹出疹不透。

第三方

〔方剂〕牛蒡子。

〔用法〕研细粉,每次5克,每日服3～4次,开水送服。

〔主治〕感冒。

第四方

〔方剂〕牛蒡子12克,桑叶、连钱草各15克。

〔用法〕水煎服。

〔主治〕风热咳嗽。

第五方

〔方剂〕牛蒡子、菊花、苍耳子各9克。

〔用法〕水煎服。

〔主治〕偏头痛,伴眼睛痛。

第六方

〔方剂〕牛蒡子、荆芥各10克,蒲公英、连翘各12克,薄荷、甘草各3克。

〔用法〕水煎服。

〔主治〕颜面丹毒,流行性腮腺炎（痄腮）。

第七方

〔方剂〕牛蒡子、紫菀、前胡、杏仁、防风各10克,甘草6克。

〔用法〕水煎服。

〔主治〕感冒咳嗽。

乌 柏

【别名】木蜡树、白乌桕、乌桕。

【形态】为大戟科植物山乌桕的根皮、树皮、叶、种子。分布于华东、华南和河南、陕西等地。落叶乔木,高达12米,具乳液。树皮灰色而有浅纵裂。单叶互生,纸质;菱形至阔菱状卵形,先端长渐尖,基部阔楔形至钝形,全缘,两面均绿色,无毛,秋天变成红色;叶柄顶端有腺体2个。6～7月开花,花单性,雌雄同株;总状花序顶生,花小,绿黄色,无花瓣及花盘;果期8～10月。蒴果椭圆状球形,成熟时褐色,室背开裂为3瓣,每瓣

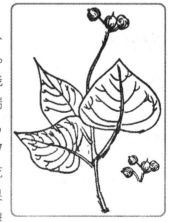

有种子1粒。种子近球形,黑色,外被白蜡。

【性味】味苦、性温,有毒。

【功效】具有泻下逐水、利尿消肿、杀虫止痒的功效。主治水肿、腹水、大便秘结、病毒性肝炎、颈淋巴结核、痈肿疔毒、跌打损伤等。

【采制】全根或剥取二重皮切碎晒干;叶鲜用,以嫩叶为良;种子秋末冬初采摘晒干。

附方精选

第一方

〔方剂〕鲜乌桕枝叶150克。

〔用法〕水煎熏洗患处。

〔主治〕妇女阴痒。孕妇忌用。

第二方

〔方剂〕鲜乌桕枝、叶各适量。

〔用法〕煎水熏洗,每日或隔日1次。

〔主治〕阴囊湿疹。

第三方

〔方剂〕乌桕根皮(二层皮)10克。

〔用法〕水煎服。

〔主治〕症瘕积聚,黄肿。

第四方

〔方剂〕乌桕根皮(二层皮)、黑白丑各等分。

〔用法〕共研细粉,每次服6克,日服3次,开水送服。

〔主治〕大、小便不通。

第五方

〔方剂〕鲜乌桕嫩芽60克,明矾9克。

〔用法〕煎水洗患处。或取干乌桕嫩叶30克,明矾9克,共研末,布包浸米醋,外擦患处。

〔主治〕脂溢性皮炎。

第六方

〔方剂〕乌桕根15克,桑白皮30克。

〔用法〕水煎服。

〔主治〕水气臌胀。

第七方

〔方剂〕乌桕枝叶500克。

〔用法〕加水煎成500毫升,冲洗阴道,每日1次。并将乌桕叶粉装好的胶囊于睡前塞入阴道内,6次为1个疗程。

〔主治〕霉菌性阴道炎。

乌 韭

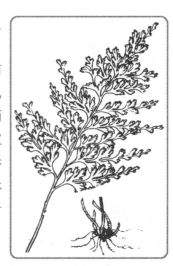

【别名】野鸡尾、雏鸡尾、孔雀尾、金花草、大金华草、蜢蚱参。

【形态】为鳞毛蕨的干燥全草。长江流域及南部各省均有分布。多年生草本，高30～100厘米。根状茎横生，粗壮，密生赤褐色钻状鳞片。叶柄从根状茎生出，棕褐色，除基部外无毛。叶片披针形至卵圆形，3～4回羽状分裂，小羽片长圆形或披针形，裂片楔形，先端多少呈截形；叶脉2叉，每裂片有1～2个圆形的孢子囊群，生于顶端。

【性味】味苦，性寒。

【功效】具有清热解毒、利湿消肿、凉血止血的功效。主治赤白痢、病毒性肝炎、感冒咳嗽、扁桃体炎、白带、小儿疳积、药物中毒、乳腺炎、湿疹、刀伤、火伤。

【采制】全年可采收，以夏秋季采收最佳，洗净，除去根茎及根，鲜用或晒干备用。

附方精选

第一方

〔方剂〕乌韭60克。

〔用法〕水煎冲蜜服。

〔主治〕痢疾。

第二方

〔方剂〕鲜乌韭60克，茵陈、栀子根各30克。

〔用法〕水煎分2次服，每日1剂，连服7日为1个疗程。

〔主治〕黄疸型肝炎。

第三方

〔方剂〕鲜乌韭、鲜月季花嫩叶各等分。

〔用法〕洗净，捣烂，外敷患处，每日换药1次。

〔主治〕外伤出血。

第四方

〔方剂〕鲜乌韭、鲜梨头草各60克。

〔用法〕共捣汁服。

〔主治〕食物中毒，农药中毒。

第五方

〔方剂〕鲜乌韭60克，凤尾草30克。

〔用法〕水煎分3次服，每日1剂，连服3～5天。

〔主治〕细菌性痢疾，肠炎。

第六方

〔方剂〕乌韭、鬼针草各30克。

〔用法〕水煎服。

〔主治〕腮腺炎。

第七方

〔方剂〕乌韭适量。

〔用法〕炒焦，研细末，植物油调除。

〔主治〕烫伤（Ⅰ度或浅Ⅱ度）。

乌　药

【别名】铜钱柴、钱柴头、白叶柴、盐鱼子柴、矮樟。

【形态】为樟科植物乌药的干燥块根。长江流域及南部各省均产。常绿灌木或小乔木，高1～5米。生于灌木林中。根木质，膨大粗壮，两端小，外皮淡紫红色，剖开白色。树皮灰绿色。小枝幼时密生棕褐色毛，老则光滑。叶互生，革质，叶片椭圆形至广倒卵形，全缘，上面有光泽，下面灰白色，主脉3条。伞形花序腋生，花黄绿色。核果球形，成熟时黑色。

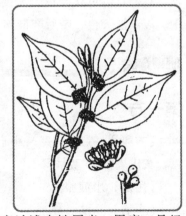

【性味】味辛，性温。

【功效】具有顺气止痛、温肾散寒的功效。主治浅表性胃炎、胃痛、月经不调、疝气等。

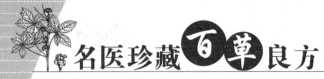

【采制】乌药多于冬、春两季采挖,取膨大部分的块根,洗净,晒干,为"乌药个";或刮去栓皮,切成薄片,晒干或烘干,为"乌药片"。浙江主产区所产多为"乌药片"。

依其用途分3种炮制方法:

盐水炒:将本品用清水反复洗净,晒干或烘干。每500克乌药用食盐120克,加开水溶解后,分次喷入。润半小时后,取制麦麸入锅炒热,再加乌药拌炒,至浅黄色,即刻取出,筛去麸,冷却。

麸炒:先将乌药用清水洗净,晒干或烘干,筛尽灰屑。铡成薄片,取制麦麸入锅炒热,再加入乌药片,拌炒至浅黄色时止。取出,筛去麦麸。

酒炒:将本品先用清水洗净,铡成薄片。每500克乌药用白酒50克,喷在乌药上,至完全吸收为止。取出,晾干,再依照上法,用蜜制麦麸拌炒,至浅黄色为止。取出,筛去麸,冷却。

【鉴别】乌药因产地加工不同,多分为乌药个和乌药片2种。

乌药个:呈纺锤形,略弯曲,有的中部收缩成连珠状,称"乌药珠",长6～15厘米,直径1～3厘米。表面黄棕色或灰棕色,有细纵皱纹及横裂纹。质坚硬,难折断,断面黄白色,有放射状纹理及环纹。气微香,味辛而苦,有清凉感。

乌药片:为类圆形薄片,黄白色至淡黄棕色而微红,有放射状纹理(木射线)和环纹(年轮),匀称"菊花纹"。

乌药中以乌药片质量较优。乌药个以个大、质嫩、折断后香气浓郁者为佳;乌药片以色红微白、无黑色斑点、片张薄、完整不碎者为佳。在各产区中,以浙江天台一带所产最佳。

附方精选

第一方

〔方剂〕乌药6克,小茴香10克,黄皮果核15克。

〔用法〕水煎服。

〔主治〕疝痛。

第二方

〔方剂〕乌药、香附各10克,木香5克。

〔用法〕水煎服。

〔主治〕气滞胃痛,胸腹胀痛。

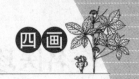

第三方

〔方剂〕乌药30克,威灵仙茎叶15克。

〔用法〕水煎,分2次服。

〔主治〕跌打损伤。

第四方

〔方剂〕鲜乌药25克,鲜马鞭草30克。

〔用法〕水煎服。

〔主治〕妇女痛经。

第五方

〔方剂〕乌药、石榴皮各10克,香附3克。

〔用法〕水煎服。

〔主治〕消化不良。

第六方

〔方剂〕乌药、五谷虫、鸡内金各30克,青黛1.5克。

〔用法〕将前3味药烘干,研细末,加青黛和匀,瓶装备用。每日清晨空腹服3~5克,温开水送服。

〔主治〕疳积。

第七方

〔方剂〕乌药、钩藤、海风藤各10克,两面针5克。

〔用法〕同猪骨适量煲服。

〔主治〕风湿痛。

乌 梅

【别名】酸梅、梅实、熏梅、梅子、干枝梅、黄子、合汉梅、白梅。

【形态】为蔷薇科植物梅的干燥近成熟果实。全国各地均有栽培。落叶小乔木,高可达10米。单叶互生,叶片椭圆状宽卵形,边缘密生细锯齿。春季先叶开花,花瓣5,白色或淡红色,有香气。核果球形,熟后黄色。5月立夏前后采将熟的青梅,烘、闷使之变黑。即为乌梅。

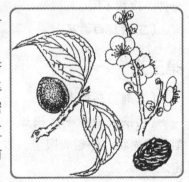

【性味】味酸,性温。

【功效】具有抗菌、驱虫、抗真菌、抗过敏、抗肿瘤、兴奋子宫的作用。

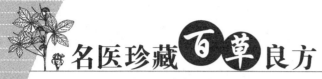

用于久咳肺虚、下痢滑肠、虚热消渴、疟疾、蛔虫、钩虫、便血、尿血、血崩、牛皮癣等。

【采制】通常于5月份采收后,将梅子分成大、小2级,分别用低温烘焙2～3个昼夜,焙干后闷2～3天,使其变黑。

【鉴别】乌梅呈扁圆形或不规则球形。直径1.5～3厘米。表面棕黑色至乌黑色,皱缩不平,一端有明显的圆脐。果肉质柔软,可剥离。核果坚硬,凹凸不平,棕黄色,内含淡黄色种仁1粒。果肉稍有特异酸气及烟熏气,味极酸。

附方精选

第一方

〔**方剂**〕乌梅数枚。

〔**用法**〕烧炭存性,研细末,冷开水调敷患处。

〔**主治**〕毛细血管瘤。

第二方

〔**方剂**〕乌梅60克,骨碎补10克,补骨脂30克,85%酒精300毫升。

〔**用法**〕将药物置酒精内浸泡15天,过滤,取药液涂患处,每次1～5分钟。次数不限。

〔**主治**〕白癜风。

第三方

〔**方剂**〕乌梅肉适量。

〔**用法**〕取上药,捣烂,加少许醋调成糊状。外敷鸡眼上,以胶布固定之。

〔**主治**〕鸡眼。

第四方

〔**方剂**〕乌梅、山楂各15克。

〔**用法**〕先用水浸泡1小时,煎3次,每次煎1小时,合并3次煎液,加糖适量,分3次服。

〔**主治**〕小儿腹泻。

第五方

〔**方剂**〕乌梅(焙)30克。

〔**用法**〕取上药,砂糖15克,浆水1000毫升共煎至700毫升,呷之。

〔**主治**〕硫黄中毒。

第六方

〔**方剂**〕乌梅10克。

〔**用法**〕取上药,放入75%酒精100毫升中浸泡7天后备用。用时先以温热水洗净患处,然后用药液涂之,每日3～4次。

〔**主治**〕白癜风。

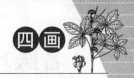

第七方

〔**方剂**〕干乌梅 50 克，醋 100 毫升。

〔**用法**〕将乌梅浸泡于醋内 24 小时，每次服 10～20 毫升，每日服 3 次。

〔**主治**〕胆道蛔虫症。

第八方

〔**方剂**〕乌梅肉适量。

〔**用法**〕取上药，加适量食醋捣烂如泥，或用乌梅 2 份，凡士林 1 份，制成乌梅软膏。外搽患处，每日换 1 次。

〔**主治**〕化脓性指头炎。

第九方

〔**方剂**〕乌梅 5 个。

〔**用法**〕沸水冲泡，含咽。

〔**主治**〕虚火上炎所致失音。

毛冬青

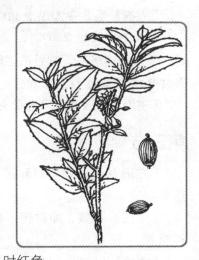

【**别名**】毛披树、六月霜、细叶冬青、茶叶冬青、水火药、喉毒药。

【**形态**】为冬青科植物毛冬青的根。分布于我国南方各省区。常绿灌木，高 2～3 米。根粗壮，淡黄色。小枝近四棱形，密被粗毛，稍呈"之"字形曲折。单叶互生，柄短，叶片膜质或纸质，椭圆形或卵状长椭圆形，长 3～5 厘米，宽 1.5～2 厘米，先端渐尖，全缘或具稀疏小尖齿，上面绿色，下面淡绿色，中脉被短柔毛。夏初开淡紫或白色花。雌雄异株；花序簇生，花瓣 5～6 片。核果浆果状，球形，熟时红色。

【**性味**】味苦、甘，性平。

【**功效**】具有抗菌、抗流感病毒、增加冠脉血流量、镇咳、祛痰等作用。用于风热感冒、肺炎、扁桃体炎、咽喉炎、痢疾、丹毒、烫伤、冠心病、脑血管意外所致的偏瘫及血栓闭塞性脉管炎。

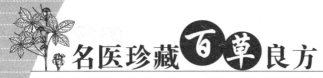

【采制】秋冬采根,切片晒干备用。叶鲜用。

【鉴别】毛冬青呈长圆锥形,稍弯曲,直径1~4厘米,或块片状,大小不等。表面灰褐色或棕褐色,稍粗糙,有纵向细皱纹及横向皮孔,皮部薄,易剥离。根头部带有残留的茎枝。质坚硬,难折断。横断面木部黄白色,有致密的放射状纹理及环纹。气微,味微苦。

毛冬青以块片大小厚薄一致、外皮细、土黄色、断面多环纹者为佳。

附方精选

第一方

〔方剂〕毛冬青90克。

〔用法〕水煎2次,分3次服。

〔主治〕冠心病心绞痛、急性心肌梗死。

第二方

〔方剂〕毛冬青90克,猪脚1只。

〔用法〕共炖2小时,去药渣,分次于1日内服完。脚趾溃烂时用毛冬青90克,煎水浸泡患处。

〔主治〕血栓闭塞性脉管炎。

第三方

〔方剂〕毛冬青根15克,白糖适量。

〔用法〕水煎,冲白糖,待冷徐徐咽下。

〔主治〕喉痛,肺热喘咳,扁桃腺炎。

第四方

〔方剂〕毛冬青根、白糖各适量。

〔用法〕水煎,待冷,冲白糖适量服,并取此药液涂患处,每日涂3~6次。

〔主治〕跌打肿痛,疔疮肿毒。

第五方

〔方剂〕鲜毛冬青叶、鲜木芙蓉花各适量。

〔用法〕共捣烂敷患处。

〔主治〕痈疮初起。

第六方

〔方剂〕毛冬青100克。

〔用法〕水煎2次,分3次服,连服10~15天。

〔主治〕脑血栓形成。

第七方

〔方剂〕鲜毛冬青叶适量。

〔用法〕捣烂敷患处或晒干研细粉敷患处。

〔主治〕刀伤出血。

车前草

【别名】 车前、牛甜菜、车轮菜、鸭脚板、虾蟆草、尿不通。

【形态】 为车前科植物车前的干燥全草。我国南北各省均有分布。多年生草本,高10~20厘米。生于田野、路旁、荒坪中。叶簇生地上,卵形或椭圆形,先端尖或钝。基部狭窄成长柄,全缘或有不规则波状浅齿,通常有5~7条弧形脉。花梗从叶丛中抽出,花极小,白色,成细长花穗。果实成熟时环状裂开。种子细小,黑褐色。

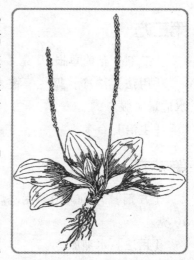

【性味】 味甘、性寒。

【功效】 具有清热利尿、渗湿通淋、明目、祛痰的功效。主治感冒咳嗽、肾炎水肿、脚气水肿、肺炎、咳痰咯血、百日咳、膀胱炎、下消、尿血、白浊、黄疸、热泻等。

【采制】 全草和种子入药,夏、秋采全草,鲜用或晒干。秋采种子,晒干。拣去本品杂质,用清水洗净。晾干水分后,不去苋,连苋铡1厘米长段。晒干,筛尽灰屑。

【鉴别】 车前草通常按来源不同分为:

车前须根丛生: 叶片皱缩,展平后呈卵状椭圆形或宽卵形,表面灰绿色或污绿色,具明显弧形脉,先端钝或短尖,基部宽楔形。穗状花序数条,花葶长。蒴果周裂,萼宿存。气微香,味微苦。

平车前主根直而长: 叶片较狭,长椭圆形或椭圆状披针形,长5~14厘米,宽2~3厘米。

车前草均以叶片完整、带穗状花序、色灰绿者为佳。

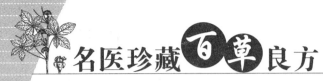

附方精选

第一方

〔方剂〕鲜车前草适量。

〔用法〕捣烂敷患处。

〔主治〕外伤出血。

第二方

〔方剂〕车前草根10克。

〔用法〕洗净,捣烂,糯米淘米水适量对服。

〔主治〕白带。

第三方

〔方剂〕车前草15克,灯芯草10克。

〔用法〕水煎服。

〔主治〕口腔糜烂。

第四方

〔方剂〕车前子60克。

〔用法〕水煎服。

〔主治〕急性充血性青光眼。

第五方

〔方剂〕鲜车前草适量。

〔用法〕洗净,捣烂,外敷患处,每日换药1次,有止痛作用。

〔主治〕鸡眼。

第六方

〔方剂〕车前子12克(或车前草30克),桑白皮12克,桔梗、牛蒡子各10克,甘草6克。

〔用法〕水煎服。

〔主治〕肺热咳嗽痰多,咯痰不爽。

第七方

〔方剂〕车前草30克。

〔用法〕水煎,分2次服,每次加白酒5毫升同服,连服3~5日。

〔主治〕流行性腮腺炎。

第八方

〔方剂〕车前子25克,绿豆100克。

〔用法〕水煎,分2次服,每日1次。

〔主治〕夏季腹泻,泻而不爽。

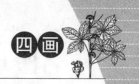

月季花

【别名】四季花、月月红、月贵花、月季红。

【形态】为蔷薇科植物月季花半开放的花。我国各地普遍栽培。常绿直立灌木,枝圆柱形,有三棱形钩状皮刺。单数羽状行叶互生;小叶3~5片,有柄,柄上有腺毛及刺;小叶片阔卵形至卵状长椭圆形,先端渐尖或急尖,基部圆形,边缘有尖锯齿;总叶柄基部有托叶。5~9月开花,花通常数朵簇生,红色或玫瑰色,重瓣;总苞2个,披针形,先端长尾状,表面有毛,边缘有腺;果实卵形或陀螺形。

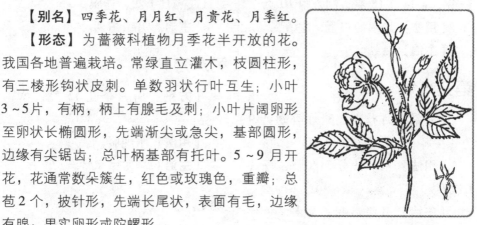

【性味】性温,味甘。

【功效】具有活血调经、消肿解毒的功效。

【采制】花夏秋二季采收,在花微开时采摘,阴干或低温烘干。根秋季采收为佳,洗净,趁鲜切片晒干备用。叶多为鲜用,随用随采。

【鉴别】月季花多呈类球形,直径1.5~2.5厘米。花托长圆形;萼片5个,暗绿色,先端尾尖;花瓣呈覆瓦状排列,有的散落,长圆形,紫红色或淡紫红色;雄蕊多数,黄色。体轻,质脆易破碎。微有清香气,味淡微苦。

月季花与玫瑰主要区别为花托长圆,香气不及玫瑰浓郁。

月季花以紫红色、半开放之花蕾、不散瓣、气味清香者为佳,产地以苏州所产为最优。

附方精选

第一方

〔方剂〕鲜月季花30克。

〔用法〕取上药,洗净后加冰糖(或蜂蜜),沸水冲泡,加盖。待水温稍降即频频饮服,可续冲3遍。上下午各1剂,每天总冲水量为800~1000毫升。或以鲜橙花10克加入月季花中泡饮，其效亦佳。

〔主治〕隐性冠心病。

第二方

〔方剂〕鲜月季花根、鸡冠花各30克，益母草15克，制香附10克。

〔用法〕加水炖鸡蛋，吃蛋喝汤。

〔主治〕痛经。

第三方

〔方剂〕月季花、醋炒香附各9克，牛膝10克，丹参30克。

〔用法〕水煎，分3次服，每日1次。

〔主治〕月经后期，量少，经行艰涩。

第四方

〔方剂〕月季花13朵，槐花10克。

〔用法〕开水泡服。

〔主治〕高血压。

第五方

〔方剂〕鲜月季花20克。

〔用法〕沸水冲泡，分次服之。每日或隔日1次，连服3~5次。

〔主治〕月经不调。

第六方

〔方剂〕鲜月季花15克，冰糖20克。

〔用法〕水炖服。

〔主治〕肺虚咳嗽咯血。

第七方

〔方剂〕月季花30克。

〔用法〕烘干，研细末，每服3克，热米酒适量冲服。如系新伤，可用嫩月季花叶，捣烂外敷伤处。

〔主治〕跌打损伤，筋骨疼痛。

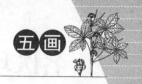

艾 叶

【别名】灸草叶、香艾叶、甜艾叶。

【形态】为菊科植物艾的干燥叶。全国大部分地区有分布。多年生草本，茎直立，圆形，质硬，基部木质化，被灰白色软毛，从中部以上分枝。单叶，互生；茎下部的叶在开花时即枯萎；近茎顶端的叶无柄，叶片有时全缘完全不分裂，披针形或线状披针形。花黄褐色，顶生头状花序排成总状圆锥花丛，总苞密被灰白色绒毛。瘦果长圆形，无冠毛。茎叶有芳香气。

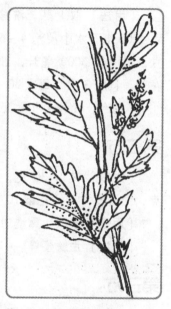

【性味】味辛、苦，性温，有小毒。

【功效】具有理气止血、逐寒安胎、解毒杀虫的功效。现代药理研究表明，艾叶具有消毒、抗菌、抗病毒、兴奋子宫、抗过敏作用；抑制心血管，促凝血和解热作用；扩张支气管、镇咳和祛痰作用。用于产后惊风、久痢、吐衄、崩漏、心腹冷痛、胎动不安、痈疡、霍乱、咽喉痹痛、小儿脐疮、面疮、湿疹、疥癣。

【采制】春末夏初花未开时采叶，除去杂质，晒干备用。

生用：将本品拣去梗，筛去灰屑，晒干。由于本品易着火，且燃烧后又不易熄灭，故很少用烘干的方法。

醋炒：按每100克艾叶用醋15克的比例，取艾叶入锅置火上边炒边淋醋，至拌炒均匀，呈老黄色时取出。筛去灰，摊开，冷却。

炒炭：取艾叶入锅，置文火上炒至黑色，取出，冷却。

【鉴别】艾叶干燥的叶片多皱缩卷曲，破碎不全，有短柄。完整的叶片展平后呈卵状椭圆形，羽状深裂，裂片椭圆状披针形，边缘具不规则粗锯齿。叶上面灰绿色或黄绿色，有稀疏的短绵毛，密布白色腺点，下面密生灰白色的绒毛。质柔软，气清香，味苦。

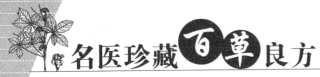

附方精选

第一方

〔方剂〕艾叶 500 克（或鲜品 1000 克）。

〔用法〕取上药，洗净切碎，放入 4000 毫升水中浸泡 4~6 小时，煎煮，过滤得 3000 毫升，加入适量防腐剂。日服 3 次，每次 30~60 毫升。

〔主治〕慢性支气管炎。

第二方

〔方剂〕艾叶 30 克，地肤子 15 克，白鲜皮 5 克，花椒 10 克。

〔用法〕水煎，熏洗患部。

〔主治〕皮肤瘙痒。

第三方

〔方剂〕艾叶、当归、地黄、白芍各 10 克，川芎 3 克。

〔用法〕水煎服。

〔主治〕月经过多，妊娠下血，产后出血腹痛。

第四方

〔方剂〕陈艾叶 15 克，鸡蛋 1 个。

〔用法〕将艾叶、鸡蛋同放砂锅内（忌用铁锅），加水煮熟。从确诊早孕后开始，每日 1 次，连服 7 天。以后每月定期吃 1 次，每次吃鸡蛋 2 个。

〔主治〕习惯性流产。

第五方

〔方剂〕艾叶 10 克，生姜、陈皮各 6 克。

〔用法〕水煎浓汁温服。

〔主治〕久痢，久泻。

第六方

〔方剂〕艾叶、地榆、槐花、侧柏叶各 10 克。

〔用法〕水煎服。

〔主治〕吐血，衄血，便血，痔疮出血。

第七方

〔方剂〕鲜野艾或艾叶 300 克。

〔用法〕取上药，洗净后切碎，加水 1500~2000 毫升，煎煮后过滤去渣取汁。乘热置脚盆内熏洗两足，每次以 10~15 分钟为宜。水冷可再加热重复熏洗，一般每日 3~5 次。

〔主治〕泄泻。

第八方

〔方剂〕艾叶适量。

〔用法〕搓烂作成艾条，点燃熏痛处。

〔主治〕风湿关节炎。

甘 草

【别名】美草、甜草、甜根子、棒草、灵通。

【形态】为豆科植物甘草、胀果甘草或光果甘草的干燥根茎。分布于东北、华北、西北等地。多年生草本，高约30～70厘米。茎直立，稍带木质，被白色短毛及腺鳞或腺状毛。单数羽状复叶，托叶披针形，早落；小叶片卵圆形、卵状椭圆形或偶近于圆形，先端急尖或近钝状，基部通常圆形，两面被腺鳞及短毛。花期6～7月，总状花序腋生，花密集，花萼钟形。7～9月结果，荚果线状长圆形，镰刀状或弯曲呈环状，通常6～8毫米，密被褐色的刺状腺毛。种子扁圆形或肾形，黑色光滑。

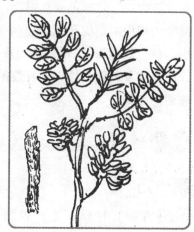

【性味】性平，味甘。

【功效】具有补脾益气、祛痰止咳、清热解毒、缓急止痛、调和诸药的功效。主治溃疡病、肝炎、癔病、心律不齐、上呼吸道感染、支气管炎、支气管哮喘、胃痉挛、腓肠肌痉挛、疮疖脓肿、咽喉炎、泌尿道炎症等。

【采制】秋末采集最佳，洗净、晒干备用。甘草的炮制方法，常用的有生甘草、煨甘草和炙甘草3种方法。

生甘草：先用清水洗净泥沙，去掉污水。换上清水，放入甘草，稍加浸泡，一般泡2～4小时。捞出后，堆放在木板上，润至透心为止。然后切约1.5毫米厚的斜片，用文火烘干或晒干，筛去灰屑，即可应用。

煨甘草：用稻草纸，将甘草包着，再用清水将稻草纸浸湿，放热灰中去煨，待稻草纸上的水煨干后，取出，切成3毫米厚的斜片。现在多烧煤，很少烧柴，放入热灰中煨一般难以办到，可放在煤火炉上去烤，至稻草纸的水分全部烤干并开始燃烧时止。此法与在热灰中煨是一样的。

炙甘草：每千克甘草用蜜350克，先将蜜放入锅中加水少许溶解后，再

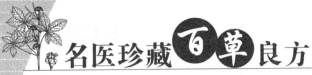

加入甘草拌炒。拌炒至蜜水全部吸干为止。取出甘草后，用文火放在铁丝细网上烘干，至不粘手为度。这是1种炙法；另1种炙法，是先将蜜入锅，加少许水溶解后，加入甘草，拌均匀后取出，盛在瓷盆中，放在通风处。第2天，蜜全部渗入甘草内后，取出再烤。烤至甘草呈金黄色为止。此法在大量加工炮制与备用时可以采取。加工炮制的数量，视药的销量而定。

【鉴别】根呈圆柱形，长30～120厘米，直径0.6～3厘米。外皮松紧不等，红棕色、暗棕色或灰褐色，有明显的皱纹、沟纹，习称"抽沟洼垄"，有稀疏的细根痕，皮孔横长，两端切面中央稍下陷。切口当中抽缩如胡椒眼大小，称"胡椒眼"。质坚实而重，断面纤维性，黄白色，有粉性，具明显的形成层环纹及放射状纹理，有裂隙。根茎表面有芽痕，横切面中央有髓。气微，味甜而特殊。

附方精选

第一方

〔方剂〕甘草6克，姜制半夏、茯苓各10克，陈皮5克。

〔用法〕水煎服。

〔主治〕咳嗽多痰，胸满呕吐，心眩心跳。

第二方

〔方剂〕甘草适量。

〔用法〕焙干研为细末，口服，每次5克，每日4次。

〔主治〕尿崩症。

第三方

〔方剂〕生甘草30克。

〔用法〕取上药，加水煎煮2次。分2次服，每日1次。

〔主治〕过敏性紫癜。

第四方

〔方剂〕炙甘草、党参、白术、茯苓、陈皮各10克。

〔用法〕水煎服。

〔主治〕脾虚食少或腹泻。

第五方

〔方剂〕生甘草15克。

〔用法〕取上药，水煎代茶频饮，每日1剂。

〔主治〕链霉素中毒。

第六方

〔方剂〕金银花15克，桔梗、牛蒡子、甘草各10克。

〔用法〕水煎服。

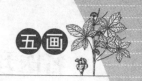

〔主治〕咽喉肿痛，或有寒热咳嗽。

第七方

〔方剂〕炙甘草适量。

〔用法〕取上药，研为极细末，加麻油调匀。外敷患处，每天换药1次。

〔主治〕臁疮。

第八方

〔方剂〕甘草适量。

〔用法〕取上药，研为极细末，加香油调成软膏，用100℃流动蒸汽灭菌30分钟后贮存备用。用时将软膏外敷患处。

〔主治〕烧伤。

龙 胆

【别名】草龙胆、四叶胆、水龙胆、地胆草、胆草。

【形态】为龙胆科植物的干燥根及根茎。我国大部分地区均有分布。多年生草本，高30～60厘米。根茎短，簇生多数细长的根，根长可达25厘米，淡棕黄色。茎直立，粗壮，通常不分枝，粗糙，节间常较叶为短。叶对生，无柄，基部叶甚小，鳞片状；中部及上部叶卵形、卵状披针形或狭披针形，先端渐尖或急尖，基部连合抱于节上，叶缘及叶脉粗糙，主脉3条基出。

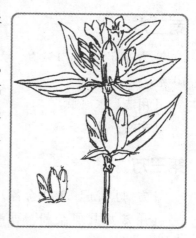

花无梗，数朵成束簇生于茎顶及上部叶腋。蒴果长圆形，有短柄，成熟时2瓣裂。种子细小，线形而扁，褐色，四周有翅。花期9～10月。果期10月。

【性味】性寒，味苦涩。

【功效】具有抗菌、双向影响胃功能、抑制肝脏对皮质醇的灭活、保肝等作用。用于肝经风热、惊痫狂躁、乙脑、热痢、黄疸、目赤、痈肿疮疡、阴囊湿痒、咽痛、头痛、风湿疼痛等。

【采制】多为秋季采收，尽量挖取全根，去地上茎及杂质，晒至半干，捆

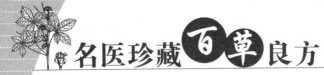

把晒干。

【鉴别】表面淡黄色或黄棕色，上部多有显著的横皱纹，下部较细，有纵皱纹及支根痕。质脆，易折断，断面略平坦，皮部黄白色或淡黄棕色，木质部色较淡，中心有数个筋脉点（维管束）。气微，味甚苦。以粗大饱满、顺直、根上部有环纹、黄色、质柔软、味极苦者为佳。

附方精选

第一方

〔方剂〕龙胆草15克。

〔用法〕加水250毫升煎取液，加氯化钠洗眼，每天3~4次。

〔主治〕急性结膜炎。

第二方

〔方剂〕龙胆15克，大青叶10克。

〔用法〕水煎服。

〔主治〕肝火头痛。

第三方

〔方剂〕龙胆、鸡内金各15克。

〔用法〕共研细粉，香油调搽患处。

〔主治〕阴囊湿疹。

第四方

〔方剂〕柴胡5克，龙胆、黄芩、栀子、车前子各10克。

〔用法〕水煎服。

〔主治〕肝火上升眼红肿痛，胁肋刺痛，阴部湿痒肿痛。

第五方

〔方剂〕龙胆、栀子、苦参各10克。

〔用法〕水煎服。

〔主治〕黄疸尿赤。

第六方

〔方剂〕龙胆、黄柏、苦参、龙骨各等分。

〔用法〕共研细粉，装入"0"号胶囊，于晚上浴后塞入阴道深处，每日1次，7日为1个疗程。

〔主治〕子宫颈炎，阴道霉菌病。

第七方

〔方剂〕龙胆15克，细辛2克。

〔用法〕水煎服。

〔主治〕牙痛。

生 姜

【别名】鲜姜、老姜。

【形态】为姜科植物姜的根茎。全国大部分地区有栽培。多年生草本，高50~100厘米。根茎肉质，扁圆横走，分枝，具芳香和辛辣气味。叶互生，2列，无柄，有长鞘，抱茎；叶片线状披针形，先端渐尖，基部狭，光滑无毛。叶膜质。花茎自根茎抽出，穗状花序椭圆形，稠密，苞片卵圆形，先端具硬尖，绿白色，背面边缘黄色，花萼管 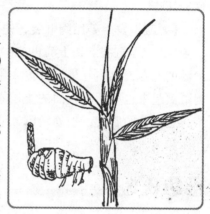 状，长约1厘米，具3短齿；花冠绿黄色；管长约2厘米，裂片3，披针形，略等长，唇瓣长圆状倒卵形，较花冠裂片短，稍为紫色，有黄白色斑点；雄蕊微紫色，与唇瓣等长；子房无毛，3室，花柱单生，为花药所抱持。蒴果3瓣裂。种子黑色。花期7~8月（栽培的很少开花）。果期12月至翌年1月。

【性味】性温，味辛。

【功效】具有抗菌、抗滴虫、升血压、兴奋呼吸、促进消化、抗凝血、抗氧化、对食品污染菌的协同抗菌作用。用于治疗风寒感冒、风湿痹痛、呕吐、痰饮、喘咳、胀满、泄泻、肠疝痛、头痛、蛇虫咬伤、百虫入耳、跌扑损伤疼痛、牙齿疼痛。

【采制】秋冬采挖，除去茎叶及须根，用湿沙堆放以保鲜。刮取的皮叫生姜皮。洗净后打烂绞取的汁叫生姜汁。将生姜晒干或烘干，即为干姜。取干姜切段，油沙拌炒，使之膨胀，即炮姜。将炮姜清炒，至表面焦黑，内部焦黄，即为姜炭。

【鉴别】干姜呈不规则块状，略扁，具指状分枝，长3~7厘米，厚1~2厘米，表面灰棕色或浅黄棕色，粗糙，具纵皱纹及明显的环节。分枝处常有鳞叶残存，分枝顶端有茎痕或芽。质坚实，断面黄白色或灰白色，显粉性和颗粒性，有1明显圆环（内皮层），有筋脉点（维管束）散在，可见黄色油

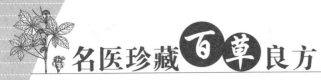

点。气香,味辛辣。

另有去皮干姜,习称"白干姜",形状与前者相同,但表皮已刮去,呈淡黄白色,较光滑。

生姜大多于夏、秋二季采挖新鲜的根茎供药用。形状似干姜,但较大,表面浅黄棕色,具明显的环节,折断时有液汁渗出,纤维性较强,具刺激香气和辣味。

【贮藏】鲜生姜用陶缸装,先在缸底放1层细河沙,再放1层姜,1层沙,1层姜,直至缸装满,上面再盖1层沙,放干燥通风处,沙面应保持湿润;无河沙的地方,取黄色土壤,置太阳下晒干,研成粉,按细沙保存的方法,将姜贮藏起来也可,但表面的土层不能保持湿润,以免结成土块,不能通风透气,影响姜的质量。干姜用陶器装,放干燥处,防止生霉;姜皮及炮姜均可用木箱装,放干燥处。

附方精选

第一方

〔方剂〕鲜生姜120克。

〔用法〕磨碎,开水淬汁,用姜汁调蜂蜜120毫升。1次顿服,或在半小时内频频服完,小儿酌减,每日1~2次。

〔主治〕蛔虫性肠梗阻。

第二方

〔方剂〕炮姜9克,陈棕炭、乌梅炭各10克。

〔用法〕共研细末,每次10克,开水送服,1日3次,连服3~5天。

〔主治〕功能性子宫出血(属虚寒症者)。

第三方

〔方剂〕鲜生姜45克,红糖30克。

〔用法〕取上药,加红糖共捣为糊状。每日3次分服,7天为1个疗程。

〔主治〕急性细菌性痢疾。

第四方

〔方剂〕鲜生姜适量。

〔用法〕取上药1块如鸡蛋黄大,去皮,切碎,放鸡蛋1个搅拌均匀,再放入油中煎成黄色趁热吃,每日晨起1次,7天为1个疗程。

〔主治〕咳喘。

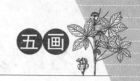

第五方

〔方剂〕生姜适量。

〔用法〕取上药,洗净,切成薄片。用姜片擦患处至发热,再取1片姜蘸细盐少许,涂擦患处5次,擦至患处皮肤略呈淡红色,然后抹上一层细盐。每日3次,擦后禁用水洗,用药1周即可。

〔主治〕花斑癣。

第六方

〔方剂〕鲜生姜适量。

〔用法〕取新鲜多汁的生姜1块,洗净,切成薄片。用时取生姜片放入口中咀嚼,边嚼边咽姜汁,一般嚼1~3片后呃逆可止。伴有急性口腔炎、咽喉炎者慎用。

〔主治〕呃逆。

第七方

〔方剂〕生姜6克,鲜竹茹30克,莲子心3克。

〔用法〕水煎服。

〔主治〕胃热呕吐。

第八方

〔方剂〕炮姜100~120克,鸡1只。

〔用法〕将炮姜煎好,鸡另炖,以姜汤对鸡汤温服。

〔主治〕产后大出血以致肢冷脉微者。

玄 参

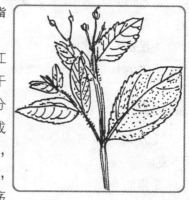

【别名】重台、正马、玄台、逐马、野脂麻、元参。

【形态】为玄参科植物的干燥根。浙江、江苏、安徽、湖南、贵州、陕西等地栽培或生于山坡林下。多年生草本,根圆柱形,下部常分叉,外皮灰黄褐色。茎直立,四棱形,光滑或有腺状柔毛。叶对生;叶片卵形或卵状椭圆形,先端渐夹,基部圆形或近截形,边缘具钝锯齿,聚伞花序,呈圆锥状;花梗长1~3厘米,花序和花梗都有明显的腺毛；萼片5裂，卵圆形；花冠暗紫色，管部斜壶状，有5裂片，雄蕊4枚；花盘明显；子房上位，2室，花柱细长。蒴果卵圆形，先端短尖，深绿或暗绿色，萼宿存。花期7～8月。果期8～9月。

【性味】味苦、微咸，性凉。

【功效】具有泻火解毒、凉血、滋阴、生津润肠的功效。主治咽喉肿痛、便秘、急性黄疸型肝炎、慢性咽炎、麻疹、关节扭伤、食道癌等。

【采制】冬季茎叶枯萎时采挖为佳，洗净，除去杂质，鲜用或晒干或烘（火力不宜过猛）至半干后，堆放3～6天，待其心部变黑时，再晒至或烘至干备用。

【鉴别】表面灰黄色或棕褐色，有明显的纵沟和横向皮孔，质坚硬，不易折断，断面略平坦，乌黑色，微有光泽。具焦糖气，味甘、微苦。以水浸泡，水呈墨黑色。

附方精选

第一方

〔方剂〕玄参60克。

〔用法〕取上药，加水煎取浓汁500毫升。温饮，每日1～2次。

〔主治〕风热感冒。

第二方

〔方剂〕玄参15克，麦冬、桑椹各12克。

〔用法〕水煎服。

〔主治〕阴虚口燥，便秘。

第三方

〔方剂〕鲜玄参30克，天葵子15克。

〔用法〕水煎服。

〔主治〕淋巴结结核（瘰疬）。

第四方

〔方剂〕玄参12克，茵陈、板蓝根各15克，泽泻、青皮各10克。

〔用法〕水煎服。

〔主治〕急性黄疸型肝炎。

第五方

〔方剂〕玄参、生地黄各15克，麦冬5克。

〔用法〕水煎服。

〔主治〕热病伤津，咽干，便秘。

第六方

〔方剂〕玄参10克，桔梗5克，甘草3克。

〔用法〕水煎服。
〔主治〕慢性咽炎。

第七方

〔方剂〕玄参、生石膏（先煎）、生地黄各15克，牛膝、麦冬各10克。
〔用法〕水煎服。
〔主治〕齿龈炎。

玉　竹

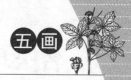

【别名】山包玉、尾参、萎香、连竹。

【形态】为百合科植物玉竹的干燥根茎。我国大部分地区有分布。多年生草本，地下根茎横走，黄白色，密生多数细小的须根。茎单一，光滑无毛，具棱。叶片略带革质，椭圆形或狭椭圆形，上面绿色，下面淡粉白色，叶脉隆起。4～5月开花，花被筒状，白色，先端6裂，裂片卵圆形或广卵形，带淡绿色；雄蕊，着生于花被筒的中央，花药狭长圆形，黄色；子房上位，具细长花柱，柱头头状。8～9月结果，浆果球形，成熟后紫黑色。

【性味】性平，味甘。

【功效】具有养阴润燥、生津止渴的功效。主要用于肺胃阴伤、燥热咳嗽、咽干口渴、内热消渴等。有补而不腻，补而不恋邪的优点。还可用于阴虚之体感受外邪发热咳嗽之证。生用清热养阴较好，熟用专于滋补养阴。

现代临床上还用于去面皱、消老年色素斑、脑力不足、记忆力减退、冠心病、肺心病、风心病、脂溢性脱发等。

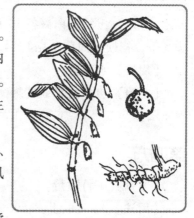

【采制】于秋季采挖为佳，晒软后反复揉搓，晾晒至无硬心，再晒干备用；或蒸透后，揉至半透明，晒干备用。

【鉴别】玉竹呈长圆柱形，略扁，少有分枝，粗细均匀，长4～18厘米，直径0.3～1.6厘米。表面黄白色或淡黄棕色，半透明，具纵皱纹及微隆起的环节，节上残留圆点状的须根痕，偶有圆盘状的地上茎痕。质硬而脆或稍软，易折断，断面角质样或显颗粒性，受潮变柔软。无臭，味甘，嚼之发黏。以条长、肥壮、黄白色者为佳。

附方精选

第一方

〔方剂〕玉竹适量。

〔用法〕每天取上药15克，水煎2次。早晚分服。

〔主治〕充血性心力衰竭。

第二方

〔方剂〕玉竹15克，党参、白术各10克。

〔用法〕水煎服。

〔主治〕身体虚弱，病后体虚。

第三方

〔方剂〕玉竹、白薇各10克，葱头5个，桔梗、薄荷3克。

〔用法〕水煎服。

〔主治〕阴虚感冒，发热，咳嗽，口干咽痛。

第四方

〔方剂〕玉竹适量。

〔用法〕每天取上药500克，加水13碗，小火煎至3碗。分多次1日内服完。

〔主治〕滋阴降压，高血压病阴虚型。

第五方

〔方剂〕玉竹15克，麦冬、北沙参、桑叶、天花粉各10克。

〔用法〕水煎服。

〔主治〕阴虚肺热，干咳无痰，咽干舌燥。

第六方

〔方剂〕玉竹、黄芪、防风各10克，土党参15克。

〔用法〕水煎服。

〔主治〕多汗。

第七方

〔方剂〕玉竹15克。

〔用法〕蒸猪肉适量食。

〔主治〕虚火牙痛。

第八方

〔方剂〕玉竹15克。

〔用法〕水煎服。

〔主治〕主治小便频数。

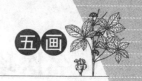

玉米须

【别名】苞米须、玉蜀黍、六谷须、珍珠米须。

【形态】为禾本科植物玉蜀黍。全国各地均有栽培。一年生草本，高1~3米。秆粗壮，直立，节间有髓，基部各节生有气根。叶片长大，剑形或披针形。雄性圆锥花序顶生，雌花序腋生，为多数鞘状苞片所包，雌小穗孪生，成8~18行排列于粗壮的穗轴上，雌蕊具丝状花柱，长约30厘米，鲜时黄绿色至红褐色。颖果略呈球形。

【性味】味甘，性平。

【功效】具有利尿、降压、利胆、止血、抗癌、降血糖、免疫调节、抗衰老的作用。用于肾炎水肿、水肿性脚气、高血压、糖尿病、胆囊炎、胆结石、吐血、血崩、衄血、荨麻疹、风疹等。

【采制】秋季玉米成熟时收集，除去杂质，晒干备用。

【鉴别】玉米须为紫红色的细线须，以鲜者为佳。

第一方

〔方剂〕干燥玉米须50克。

〔用法〕取上药，加温水600毫升，用文火煎煮20~30分钟，得300~400毫升滤液。每日1次或分次服完。

〔主治〕慢性肾炎。

第二方

〔方剂〕鲜玉米须100克。

〔用法〕取上药，切成段，晒干，装入烟斗内，用火点燃吸烟。每次1~2烟斗，每天5~7次，至症状消失为止。若在玉米须中加适量当归尾粉末则更好。

〔主治〕慢性副鼻窦炎。

第三方

〔方剂〕玉米须120克。

〔用法〕烧炭（存性）研细粉，每日分2次黄酒冲服。

〔主治〕大便下血。

第四方

〔方剂〕玉米须30克，通草、黄柏各10克。

〔用法〕水煎服。

〔主治〕脚气，小便不利。

第五方

〔方剂〕玉米须30克，芦根40克，马蹄金20克，茵陈15克。

〔用法〕水煎服，每日1次。

〔主治〕胆石症（肝胆管及胆总管泥沙样结石，胆道较小的结石）。

第六方

〔方剂〕玉米须，香蕉皮各30克，西瓜翠衣20克。

〔用法〕水煎服，每日1次。

〔主治〕原发性高血压病。

第七方

〔方剂〕玉米须30～60克。

〔用法〕取上药，水煎。口服，每日1次。

〔主治〕急性溶血性贫血并发血红蛋白尿。

第八方

〔方剂〕玉米须30克，白茅根40克。

〔用法〕水煎服。每日1次。

〔主治〕水肿，糖尿病。

石 榴

【别名】石榴壳、酸榴皮、酸石榴皮。

【形态】为石榴科植物石榴的干燥皮或种子。我国大部分地区均有栽培。落叶灌木或乔木，高2～4米。树皮青灰色。幼枝近圆形或微呈四棱形，枝端通常呈刺状，无毛。叶对生或簇生；叶片倒卵形至长椭圆形，先端尖或微凹，基部渐狭，全缘，上面

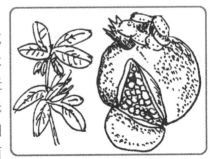

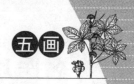

有光泽,无毛,下面有隆起的主脉,具短柄。5~6月开花,花1至数朵,生小枝顶端或腋生,萼筒钟状,肉质而厚,红色,裂片6个,三角状卵形;7~8月结果,浆果近球形,果皮肥厚革质,熟时黄色,或带红色,内具薄隔膜,顶端有宿存花萼。种子多数,倒卵形,带棱角。

【性味】味酸涩,性温,有小毒。

【功效】具有抗菌、抗病毒、抗氧化、降血脂等作用。用于久泻、久痢、脱肛、便血、崩漏、疥癣、虫积腹痛、绦虫、钩虫、蛔虫等。

【采制】习惯认为以未全熟的酸石榴皮入药为佳,故当果实即将成熟时采改,采摘果实后,剥开果皮,除去种子及隔膜或食用石榴子时收取果皮,将果皮切成数瓣晒干即可。

【鉴别】石榴皮呈瓢形或不规则的切片。大小不等,果皮厚1.5~3毫米。外表红棕色、棕黄色或棕紫色,略有光泽,粗糙有麻点。有的有突起的筒状宿萼,有的有粗壮的果柄或果柄痕。内表面黄色或黄棕色,有隔瓢及种子脱落后的凹凸不平。质坚脆,易碎,折断面黄色。无臭,味苦涩。

石榴皮以身干、个大、皮厚、外表整洁者为佳。

附方精选

第一方

〔方剂〕石榴皮适量。

〔用法〕取上药,煎水。漱口,不能咽下。

〔主治〕牙龈出血不止。

第二方

〔方剂〕石榴皮、红枣树皮(炒)各6克,明矾3克。

〔用法〕共研细末,每次便后清洗肛门,外敷患处。

〔主治〕脱肛。

第三方

〔方剂〕石榴皮60克。

〔用法〕取上药,加水200毫升,煎成100毫升。每日3次,每次20毫升,饭后服。

〔主治〕阿米巴痢疾。

第四方

〔方剂〕石榴皮、槟榔各12克。

〔用法〕烘干,共研细末,每次6克,每日2次,开水送服,连服2天。

〔主治〕蛔虫、绦虫。

第五方

〔方剂〕干石榴皮30克。

〔用法〕取上药,加水200~300毫升,煎至30~50毫升,1次服,每日1剂。或将煎剂浓缩烘干,制成0.5克的片剂,每次4片,每日4次。连服7~10天为1个疗程。

〔主治〕急性细菌性痢疾。

第六方

〔方剂〕石榴花30克。

〔用法〕水煎服;并将石榴花烘干,研细末,每用0.3克,吹入鼻孔。

〔主治〕鼻衄。

第七方

〔方剂〕鲜石榴皮30克。

〔用法〕捣烂。敷肚皮,胶布固定,每日换1次。

〔主治〕小儿消化不良。

第八方

〔方剂〕石榴皮50克,黄柏15克。

〔用法〕将上药加水煎2次,合并煎液,浓缩成150毫升。滴入耳内数滴,5分钟后,用消毒棉签拭干,再滴再拭,反复3~5次,每日进行2次。

〔主治〕化脓性中耳炎。

石菖蒲

【别名】香菖蒲、药菖蒲、水剑草、山菖蒲、菖蒲叶。

【形态】为天南星科植物石菖蒲的干燥根茎。分布于长江流域及南部各省。多年生丛生草本。根茎横生卧,直径0.5~0.8厘米,弯曲、分枝、密生环节。叶基生,长10~30厘米,宽0.5~0.7厘米,剑形条状,基部对折,中脉不明显。肉穗状花序圆柱形,叶状苞(佛焰苞)长5~15厘米。花小,黄绿色。浆果倒卵形。

【性味】味辛,性温。

【功效】具有开窍化痰、理气活血、祛风除湿的功效。用于癫痫、痰厥、昏迷、心悸怔忡、神志不安、心脑烦闷、胃痛、腹痛、跌打损伤、风湿痹痛、痛疽肿毒、腰腿疼痛等。

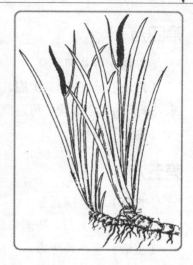

【采制】冬春采根，去泥沙，晒干。去掉石菖蒲上的毛，其方法可以揉擦或用刷子刷，再用筛筛去灰屑后，放入缸内，加清水洗净泥沙后取出，去掉污水，放入清水，将石菖蒲稍加浸泡，取出，润透，切片，晒干或用文火烘干。再用筛筛去灰屑或放入簸箕中，簸去毛须即成。处方上开炒菖蒲或炒石菖蒲时，取石菖蒲片放入锅中净炒，至呈黄色为止；开酒石菖蒲时，取菖蒲片入锅炒热，按本品30克用白酒6克的比例，拌炒均匀，至炒干后，取出冷却。

【鉴别】石菖蒲呈扁圆柱形，多弯曲，常有分枝，长3~20厘米，直径0.3~1厘米。表面棕褐色，粗糙，有疏密不均的环节，节间长0.2~0.8厘米，具细纵纹，一面残留须根或圆点状根痕；叶痕呈三角形，左右交互排列，有的其上有毛鳞状的叶基残余。质硬，断面纤维性，类白色或微红色，可见环状的内皮层及棕色的油点。气芳香，味苦，微辛。

附方精选

第一方

〔方剂〕石菖蒲15克。

〔用法〕水煎服。

〔主治〕风湿，类风湿性关节炎。

第二方

〔方剂〕石菖蒲根6~15克。

〔用法〕取上药，每日1次，水煎顿服。可连续服用。

〔主治〕神经性耳聋。

第三方

〔方剂〕鲜石菖蒲适量，地龙7条，竹沥40毫升。

〔用法〕将鲜石菖蒲洗净，捣烂绞汁20毫升。地龙洗净，加白糖适量化水，与竹沥共调匀，分数次灌服。每日1次。

〔主治〕小儿急惊风，喉间痰涎壅盛者。

第四方

〔方剂〕石菖蒲9克。

〔用法〕水煎分3次服,每日1剂,30天为1个疗程,可连续服用。

〔主治〕癫痫。

第五方

〔方剂〕石菖蒲适量。

〔用法〕取上药,研末口服。

〔主治〕食牛肉中毒。

第六方

〔方剂〕石菖蒲150~200克。

〔用法〕取上药,洗净,加水适量,煎煮。外洗患处,每日2次。

〔主治〕疥疮。

第七方

〔方剂〕鲜石菖蒲10~15克。

〔用法〕磨冷开水服。

〔主治〕中暑腹痛。

第八方

〔方剂〕石菖蒲适量。

〔用法〕取上药,捣成汁液。饮服。

〔主治〕食巴豆中毒。

仙 茅

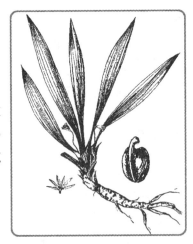

【别名】独脚丝茅、山棕、地棕、千年棕、仙茅参。

【形态】为石蒜科植物仙茅的干燥根茎。分布于中南、华东、西南等地。多年生草本。高10~40厘米。根茎长,可达30厘米,圆柱形,肉质,外皮褐色;根粗壮。叶基生,3~6片,狭披针形,长10~25厘米,基部下延成柄,向下扩大成鞘状,有散生长毛。花茎极短,藏于叶鞘内,花被下部细长管状,上部6裂,黄白色。蒴果椭圆形,种子球形。

【性味】味辛、甘,性温,有小毒。

【功效】具有补肾壮阳、散寒除痹的功效。主治性机能减退、风湿性关节炎、更年期高血压等。

【采制】早春或秋季采根茎去须根，晒干或烘干，再用黄酒（药每500克用黄酒50毫升）拌匀，润透后炒至微干，取出晾干。处方上开酒炒仙茅时，可按每千克仙茅用白酒100～150克拌炒，炒至酒干时止。取出，冷却后入药，也有先将酒与仙茅拌均匀后，再炒一下，至酒干为止。炒时均以用文火炒为宜。

【鉴别】仙茅为大小不等的薄片。呈长圆形，圆形或带有分枝的不规则形。长3～7厘米，宽1.5～2厘米，厚1～4厘米。外皮灰黄色，粗糙、皱缩，有明显的环节及坚硬的须根。气芬香，味辛而凉。

附方精选

第一方

〔方剂〕仙茅、巴戟天各10克，金樱子30克，墨旱莲15克。

〔用法〕水煎服。

〔主治〕肾虚腰痛。

第二方

〔方剂〕仙茅30克。

〔用法〕研末，每次3克，酒调服。

〔主治〕腰痛、下肢冷痹。

第三方

〔方剂〕仙茅6克，淫羊藿、枸杞各15克，菟丝子30克。

〔用法〕水煎服，每日1次，连服10日。

〔主治〕阳痿。

第四方

〔方剂〕仙茅6克，金樱子30克，桑螵蛸、枸杞各15克。

〔用法〕水煎服，每日1次。

〔主治〕老人小便不禁。

第五方

〔方剂〕仙茅10克，猪肺250克。

〔用法〕将猪肺切碎，与仙茅同蒸服。

〔主治〕产后虚咳。

第六方

〔方剂〕仙茅10克，苡米30克，木瓜、桂枝、当归各15克。

〔用法〕上药共煎汁，冲鸡蛋吃。

〔主治〕风湿性关节炎，患处冷敷。

仙人掌

【别名】 霸王树、火焰、老虎古、山巴掌。

【形态】 为仙人掌科植物仙人球的茎，分布于我国东南部各省、区，海南省及雷州半岛的沙滩上也有野生。多年生肉质植物，有时丛生呈大灌木状，高0.5～2.5米；茎下部近木质化，圆柱形，上部肉质，扁平，具节；节间倒卵形至椭圆形，长15～20厘米，幼时鲜绿色，老时灰绿色，表面有光泽，散生点状小瘤体；瘤体上密被灰黄色长端毛并生有长1～3厘米的针刺和无数长6毫米、具倒钩的刺。叶很小，青色或紫色。花夏季开放，黄色，单生或数朵聚生，直径2～8厘米，有多数雄蕊。浆果肉质，倒卵形或梨形，紫红色，果肉可食。

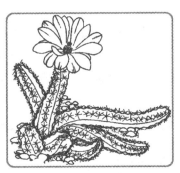

【性味】 味苦涩，性凉。

【功效】 仙人掌含有丰富的矿物质、蛋白质、纤维素和钙、磷、铁、维生素C、维生素B，能帮助消除人体内多余的胆固醇，起到降低血糖、降低血脂、降血压之功效，有清热解毒，排毒生肌，行气活血等保健作用。

【采制】 全年采茎，洗净去刺切片晒干备用或鲜用。

【鉴别】 仙人掌茎片大而厚，长宽比为2∶1，刺座疏，叶刺短而软，肉质翠绿，纤维少；其他品种的仙人掌茎片小而薄，长宽比为3∶1，肉质黄绿色或草绿色，纤维多，刺座密，叶刺长而硬。

附方精选

第一方

〔方剂〕鲜仙人掌60克。

〔用法〕去刺，猪鼻肉适量，煲服。

〔主治〕牙齿出血。

第二方

〔方剂〕鲜仙人掌适量。

〔用法〕捣烂敷患处；或将干仙

人掌适量，焙干研粉，调茶油成糊状涂患处。

〔主治〕乳腺炎。

第三方

〔方剂〕仙人掌适量。

〔用法〕去毛刺，切片晒干，研细末，每次1克，空腹开水送服，每日2次。胃酸过多者加乌贼骨粉3克。

〔主治〕急、慢性胃炎及胃、十二指肠溃疡。

第四方

〔方剂〕鲜仙人掌60克。

〔用法〕去皮去刺，切片，水煎服。

〔主治〕肺热咳嗽。

第五方

〔方剂〕鲜仙人掌60克。

〔用法〕水煎，分2次服。

〔主治〕咳嗽，痰黄者。

第六方

〔方剂〕仙人掌凝结块（夏、秋取汁风干即可）3克。

〔用法〕水煎，分数次喂服。

〔主治〕小儿惊风。

第七方

〔方剂〕仙人掌、鱼腥草、一箭球、百部各10克。

〔用法〕水煎服。

〔主治〕慢性支气管炎，支气管哮喘。

第八方

〔方剂〕鲜仙人掌60克。

〔用法〕捣烂取汁，冷开水送服。

〔主治〕痢疾。

仙鹤草

【别名】龙芽草、脱力草、子母草、路边黄、毛鸡根。

【形态】为蔷薇科植物龙牙草的干燥全草。我国大部分地区有分布。多年生草本，高40～120厘米。叶互生，奇数羽状复叶，小叶大小不等，顶生小叶和1～3对侧生小叶较大，长约6厘米，边缘有锯齿，在大型小叶之间有数对小型小叶；叶柄基部有2片卵形，叶状托叶，抱茎。夏季，枝梢叶腋开黄色小花，总状花序。瘦果小，包在有钩刺的宿存花萼内。

【性味】味苦、涩，性平。

【功效】具有抗菌、抗寄生虫、抗血栓形成、增强免疫功能、促凝血、降血糖、抗癌、降压、抗炎镇痛的作用。用于咯血、吐血、尿血、便血、赤白痢疾、崩漏带下、跌打、创伤出血、痈肿、疮毒、瘰疬、肝脓疡、疟疾、蛇虫咬伤等。

【采制】夏、秋两季茎叶生长茂盛时采收，割取全草，除去杂质，切断，晒干。

【鉴别】仙鹤草全体被白色柔毛，茎下部圆柱形，直径4~6厘米，红棕色，上部方柱形，四面略凹陷，绿褐色；体轻，质硬，易折断，断面中空。气微，味微苦。

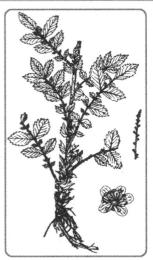

附方精选

第一方

〔方剂〕仙鹤草100克。

〔用法〕水煎服，分2次服，每日1次。

〔主治〕梅尼埃病。

第二方

〔方剂〕仙鹤草40克，地锦草30克。

〔用法〕水煎去渣，赤痢加白糖，白痢加红糖，分3次服，每日1次。

〔主治〕痢疾，腹泻。

第三方

〔方剂〕仙鹤草根30克（干品）。

〔用法〕取上药，水煎15分钟。取汁漱口内服，每日2次。以上为1天量，5天为1个疗程。急性发作者1个疗程内即能好转，慢性患者2~3个疗程即愈。如小儿和不愿口服药物者，可将本品研为细末，吹入口腔内，特别是炎症部位，每日4~5次，3天为1个疗程。

〔主治〕口腔炎，口腔溃疡。

第四方

〔方剂〕鲜仙鹤草、白糖各30克。

〔用法〕将仙鹤草切碎，捣烂，加入白糖开水，不断搅拌，绞汁顿服，每日2~3次，连服数日。

〔主治〕支气管扩张所致咯血。

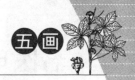

第五方

〔**方剂**〕仙鹤草、白茅根各30克。

〔**用法**〕水煎服。

〔**主治**〕血小板减少性紫癜。

第六方

〔**方剂**〕仙鹤草鲜品250克（干品50~100克）。

〔**用法**〕取上药，加水适量，用砂锅煎煮（勿用金属器皿）。取其煎煮液用毛巾或软布条浸药液烫洗患处，每次20分钟，每日早晚各1次，每剂药可用2~3天，但每次烫洗必须重新煮沸，烫洗应保持患处干燥，勿接触碱性水液。

〔**主治**〕湿疹。

第七方

〔**方剂**〕仙鹤草根30克，红枣20枚，糯米60克。

〔**用法**〕将仙鹤草煎水去渣，加入红枣、糯米，煮粥吃。

〔**主治**〕脱力劳伤（体倦，面色萎黄）。

白 果

【**别名**】灵眼、佛指柑、佛指甲。

【**形态**】为银杏科植物银杏的干燥成熟种子。全国大部分地区有生长。落叶乔木，高可达30米。树干直立，树皮灰色。叶在短枝上簇生，在长枝上互生。叶片扇形，先端中间2浅裂，基部楔形，叶脉平行，叉形分岐；叶柄长2~7厘米。花单性，雌雄异株；雄花呈下垂的短柔黄花序，有多数雄蕊，花药2室，生于短柄的顶端；

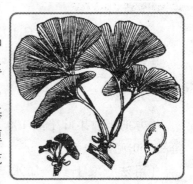

雌花每2~3个聚生于短枝上，每花有一长柄，柄端两叉，各生1心皮，胚珠附生于上，通常只有1个胚珠发育成熟。种子核果状，倒卵形或椭圆形，淡黄色，被白粉状蜡质；外种皮肉质，有臭气；内种皮灰白色，骨质，两侧有棱边；胚乳丰富，子叶2。花期4~5月。果期7~10月。

【**性味**】性寒，味甘。

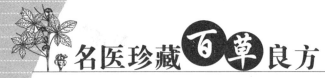

【功效】 白果具有敛肺定喘、止带浊、缩小便的功效。主要用于痰多喘咳、带下白浊、遗尿、尿频等。因其苦甘涩而性沉降，能敛肺气、平喘咳、止带浊、缩小便，故对痰多咳喘、带下淋浊、小便频数等证有治疗作用。本品为亦药亦食之品，但有毒，故不宜多食。

现代临床上还用于神经性头痛、肺结核、痤疮、美尼尔综合征、慢性支气管炎、糖尿病等。

【采制】 通常于10～11月份果实成熟时采收，收集种子，堆放地上或浸入水中，使外种皮腐烂或除去肉质外种皮，洗净，将种子置于沸水中稍煮或稍蒸一下，然后晒干（至剥开种仁无浆汁呈粉性方可，需数月）。

【鉴别】 表面黄白色或淡棕黄色，平滑，具2～3条棱线。中种皮（壳）骨质，坚硬。内种皮膜质，种仁宽卵球形或椭圆形，一端淡棕色，另端金黄色，横断面外层黄色，胶质样，内层淡黄色或淡绿色，粉性，中间有空隙。无臭，味甘、微苦。

附方精选

第一方

〔方剂〕白果叶10克，瓜蒌、葛根各15克。

〔用法〕水煎服，每日1次。

〔主治〕冠心病、心绞痛。

第二方

〔方剂〕白果叶干品100克（或鲜品150克）。

〔用法〕取上药，加水2000毫升，煎煮20分钟（鲜品煮时稍短）。待水温降至35°C以下时，浸泡搓洗秋季腹泻患儿双足20分钟，每日2次，一般1～3天治愈。

〔主治〕婴幼儿秋季腹泻（病毒性腹泻）。

第三方

〔方剂〕白果4粒（去皮、心）。

〔用法〕取上药，将鸡蛋1个小头打1洞，将白果仁填入，以纸糊洞，煮熟内服。

〔主治〕带下黄白相兼。

第四方

〔方剂〕白果3粒。

〔用法〕米酒煮熟食之，每日1次，连服5天。

〔主治〕梦遗。

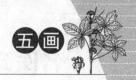

第五方

〔方剂〕白果适量。

〔用法〕取上药,用慢火炒暴,去壳碾末过筛备用。用白开水或桑螵蛸煎汁送服。3岁每次3克,每日2次;4岁每次4克,每日2次;5～9岁每次5克,每日2次;10岁以上每次5.5克,每日2次。

〔主治〕小儿遗尿。

第六方

〔方剂〕白果5枚,豆浆1碗。

〔用法〕将白果去壳、心,取肉,捣烂,调入热豆浆中,加白糖适量温服,每日2～3次。

〔主治〕肺气虚咯血。

第七方

〔方剂〕白果5～10只。

〔用法〕将白果连壳打碎,水煎服。

〔主治〕咳嗽气喘。

第八方

〔方剂〕白果适量。

〔用法〕取上药,焙黄研细。黄酒冲服,每日3次,每次3克。

〔主治〕带下。

白 芷

【别名】兴安白芷、走马芷、芬香、泽芬、香白芷。

【形态】为伞形科植物白芷的干燥根。山西、河南、河北、湖南、湖北、四川以及东北、华北有产。多年生高大草本,高1～2米。根圆柱形或圆锥形,有分枝,表面黄褐色。茎中空,有纵长沟纹,基部粗大,无毛,通常紫色。叶互生,呈羽状分裂,先端尖急,边缘有不规则的锯齿。7～8月开花,花白色,排成复伞形花序生于枝顶或侧生。8～9月结果,果实长圆形或卵圆形,近海绵质,侧棱翅状。

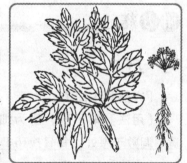

【性味】味辛,性温。

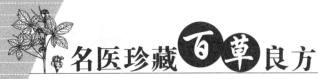

【功效】 具有散风除湿、通窍止痛、消肿排脓的功效。主治风寒感冒、头痛、妇女白带过多、疮疡红肿等。

【采制】 白芷种植有秋播和春播两种，以秋播为好。采收时间：春播者，河北地区在白露前后，河南地区在霜降前后收获；秋播者，四川在播种后第2年小暑至大暑，浙江在大暑至立秋，河南在大暑至白露，河北在处暑前后叶片变黄或茎叶枯萎时收获。采收过早，根部粉性不足；采收过迟，则易发新芽，影响质量且粉性亦差。

炮制方法： 先用清水洗净本品，捞起后摊放在木板上，再喷洒一点水，润透一下，每天上午与下午各翻动与洒水1次，至柔软为止。粗的一头切开时，无干的白心为最好。切成约1.5毫米厚的圆片，晒干后筛去灰末，拣去伤腐变色的即可使用。近些年来，对白芷的炮制工艺也有一些改进，即先用清水洗净，捞起，换上清水，稍加浸泡，然后放入蒸锅中蒸软为止。取出后趁热切片，再晒干。这个方法是借热的作用，使白芷变软，与润透原理是一致的，时间要短些，于药效来说并无损害，可以采用。

【鉴别】 根头部钝四棱形或正圆形，具纵皱纹，支根痕及皮孔样的横向突起，习称"疙瘩丁"。顶端有凹陷的茎痕，质坚硬，断面白色或灰白色，显粉性皮部散有多数棕色油点，形成层环圆形，木质部约占断面的1/3。气香浓烈，味辛、微苦。

杭白芷与白芷相似，主要不同点为横向皮孔样突起，多4纵行排列，使全根呈类圆锥形而具4纵棱，一般无侧根，形成层环略呈方形，木质部约占断面的1/2。

附方精选

第一方

〔方剂〕生白芷适量。

〔用法〕取上药，研为细末。用黄酒调敷于患处，每日换药1次。

〔主治〕膝关节积水。

第二方

〔方剂〕白芷3克，冰片1克。

〔用法〕共研细粉，吹入鼻腔内。

〔主治〕虫牙痛。

第三方

〔方剂〕新鲜白芷全草60~70克。

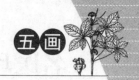

〔用法〕取上药,越鲜越好,最好随采随用。水煎服,每日1次,15天为1个疗程。

〔主治〕肝硬化腹水。

第四方

〔方剂〕白芷、白及、硫黄、枯矾、炉甘石各15克,月石(硼砂)10克。

〔用法〕共研细粉,桐油调匀涂患处,涂药前用干葛煎水洗。

〔主治〕下肢溃疡。

第五方

〔方剂〕白芷适量。

〔用法〕取上药,洗净晒干,研为细末,炼蜜丸如弹子大。每次嚼服1丸,以清茶或荆芥汤化下,每日2次。

〔主治〕头风头痛,眩晕。

第六方

〔方剂〕白芷、忍冬藤(金银花藤)、紫草、白前、冰片各适量。

〔用法〕共研细粉,香油调敷患处。

〔主治〕烧伤。

第七方

〔方剂〕白芷、黄芩(酒炒)各10克。

〔用法〕水煎服。

〔主治〕感冒风寒,眉棱骨痛。

第八方

〔方剂〕白芷30克。

〔用法〕取上药,水煎。分2次服,每日1次。

〔主治〕腰麻后头痛。

白 芍

【别名】白芍药、杭芍、川芍、毫芍。

【形态】为毛茛科植物芍药的干燥根。全国大部分地区有分布。多年生草本,高40~80厘米。根肥大,圆柱形,表面黑褐色或棕黄色,茎直立,光滑无毛。叶互生,下部茎生叶,小叶片狭卵形、椭圆形或披针形,顶端尖,基部楔形,叶面无毛。5~6月开花,花朵大而美丽,白色,有时有深紫色或红色斑块,数朵生于枝顶或枝端,花瓣倒卵形。8月结果,果实由3~5个小分果组成,无毛、先端钩状向外弯。

【性味】味苦、酸，性微寒。

【功效】具有滋补肝肾、益精明目、养血的功效。主治贫血、慢性肝炎、动脉硬化、腓肠肌痉挛、胃肠痉挛疼痛等。

【采制】于栽种后3～4年采收。采收期各地不同，浙江为6月下旬至7月上旬；四川、安徽等地为8月间；山东则为9月间（过早采收影响产量；过迟则根内发生淀粉转化，干燥后即不坚实）。加工时，将白芍按大、小分档后在沸水中烫煮5～15分钟，烫至皮白无生心时，捞出浸入冷水，取出刮去外皮，切齐两端，依粗细晒干，晒时反复堆晒（即早起晒3小时，中午堆放3小时，下午再晒3小时，晚上再堆起"发汗"，直至全干）。亦有先刮皮，后煮、晒的。浙江所产为使其条直，晒时用竹夹夹住或绑于竹片上干燥。

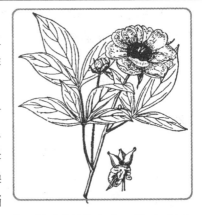

【鉴别】表面浅棕色或类白色，光滑，隐约可见横长皮孔及纵皱纹，有细根痕或残留棕褐色的外皮。质坚实，不易折断，断面类白色或微红色，角质样，形成层环明显，木部有放射状纹理。气微，味微苦而酸。

附方精选

第一方

〔方剂〕白芍适量，与甘草按2∶1的剂量混合。

〔用法〕共为细末。每次30克细末加水120毫升，煮沸3～5分钟。澄清后温服，每天1～2次。一般药后30～100分钟即显效。

〔主治〕支气管哮喘。

第二方

〔方剂〕白芍、当归、熟地黄、香附各10克，川芎3克。

〔用法〕水煎服。

〔主治〕月经不调，痛经。

第三方

〔方剂〕白芍、黄芩各10克，甘草5克。

〔用法〕水煎服。

〔主治〕痢疾腹痛。

第四方

〔方剂〕白芍、荠菜各15克，罗布麻根6克。

〔用法〕水煎服。

〔主治〕肝旺头痛，眼花头晕，高血压。

第五方

〔方剂〕白芍15克，甘草5克。

〔用法〕水煎服。

〔主治〕腓肠肌痉挛疼痛（小腿筋），腹肌痉挛疼痛。

第六方

〔方剂〕白芍、防风、白术各10克，陈皮6克。

〔用法〕水煎服。

〔主治〕慢性肠炎，腹痛，腹泻。

第七方

〔方剂〕生白芍24～40克，生甘草10～15克。

〔用法〕取上药，水煎服，每日1次。

〔主治〕习惯性便秘。

白茅根

【别名】茅根、茹根、百花茅根、甜草根、茅草根、丝毛草根、寒草根。

【形态】为禾本科植物白茅的根茎。全国各地均有分布，多年生草本。叶多丛集基部；叶鞘无毛，老时基部或破碎呈纤维状；叶舌干膜质，钝头；叶片线形或线状披针形，先端渐尖，基部渐狭，根生叶长，茎生叶较短。圆锥花序柱状，分枝短缩密集；小穗披针形或长圆形，基部密生长丝状柔毛；第一外稃具长短不等的小穗柄；两颖相等，除背面下部略呈草质外，余均膜质。边缘具纤毛，背面疏生丝状柔毛，稃卵状长圆形，先端钝，内稃缺如；第二外稃披针形，先端尖，两侧略呈细齿状；内稃长，先端截平，具尖钝大小不同的数齿；雄蕊2枚，花药黄色，长约3毫米；柱头2枚，深紫色。颖果。花期夏、秋季。

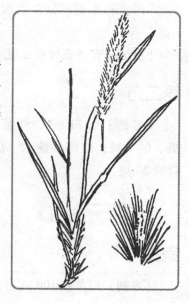

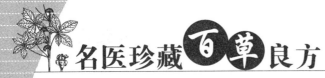

【性味】味甘，性寒，止血。

【功效】具有清热利尿、凉血止血的功效。用于血热吐血、衄血、尿血、热病烦渴、黄疸、水肿、热淋涩痛、急性肾炎水肿等。

【采制】多于春、秋两季苗未出土或苗枯萎时采收，亦有夏季采收者。采挖后，除去地上部分，抖去泥土，用清水洗净，晒干后搓去细根及皮膜或切成短段再簸去皮膜即可。

【鉴别】白茅根呈细长圆柱形，通常不分枝，长 30～60 厘米，直径 2～4 毫米。表面黄白色或浅棕黄色，有光泽，具纵皱纹，环节明显，略隆起，节上可见残留的鳞叶、根及芽痕，节间长 1.5～3 厘米。质轻而韧，不易折断，折断面纤维性，黄白色，皮部有多数空隙如车轮状，易与中柱剥离，中心1小孔，气微，味微甜。

附方精选

第一方

〔方剂〕鲜白茅根 300 克。

〔用法〕水煎。分 2 次服，每日 1 次。

〔主治〕黄疸性肝硬化腹水。

第二方

〔方剂〕鲜白茅根 60 克，藕节炭、栀子炭、仙鹤草各 15 克，侧柏叶炭 20 克。

〔用法〕水煎服。

〔主治〕肺结核咳血。

第三方

〔方剂〕白茅根 100 克。

〔用法〕水煎 2 次，早晚空心服，15 天为 1 个疗程。

〔主治〕血尿。

第四方

〔方剂〕白茅根 60 克。

〔用法〕水煎 2 次。分 2 次服，每日 1 次。

〔主治〕病毒性肝炎。

第五方

〔方剂〕鲜白茅根 250 克，荠菜 30 克，马鞭草 20 克。

〔用法〕水煎服，每日 1 次，连服 3～5 日。

〔主治〕乳糜尿。

第六方

〔方剂〕白茅根干品 250 克。

〔用法〕加水 800 毫升，煎至

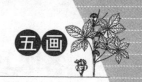

300毫升，分早晚2次口服。

〔主治〕肾小球肾炎。

第七方

〔方剂〕白茅花适量。

〔用法〕取白茅花干敷伤口，轻轻加压后包扎。

〔主治〕刀伤出血。

第八方

〔方剂〕鲜白茅根50克。

〔用法〕水煎当茶饮。

〔主治〕麻疹疹透后身热不退。

冬 瓜

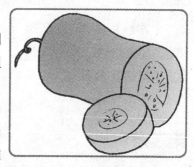

【别名】白瓜、白冬瓜、东瓜、枕瓜。

【形态】为葫芦科植物冬瓜的果实。全国各地均有栽培。一年生攀援草本。茎长大粗壮，密被黄褐色刺毛，卷须分枝。单叶互生；具长柄；叶片阔卵形或近于肾形，具5~7棱角或呈浅裂状，先端尖，基部心形，边缘具锯齿，两面均被粗毛，叶脉网状。花单性，雌雄同株，单生于叶腋；花萼管状，5裂，裂片三角状卵形，花冠黄色，瓣外展，长3~5厘米，雄蕊5，联生成3枚，花药2室，雌花柄短，子房下位，长椭圆形，柱头3裂，略扭曲。瓠果肉质，椭圆形或长方状椭圆形，有时近圆形，果皮淡绿色，表面具一层白色蜡质的粉末，果内白色肥厚；果梗圆柱形，具纵槽。种子多数，白色或黄白色，花期5~6月。果期6~8月。

【性味】味甘，性凉。

【功效】具有清热、利水、消痰、解毒、润肺化痰、消痈排脓、护肝美容的功效。主治水肿、肺脓疡、咳嗽等。

【采制】果实于夏秋间成熟时采摘，鲜用。外果皮于食用冬瓜时，收集削下的外果皮，洗净，晒干备用。种子于食用冬瓜时收集起来，洗净，选饱满的晒干备用。

【鉴别】冬瓜子：种子呈扁平卵圆形或长椭圆形，长1~1.3厘米，宽0.6

厘米。外表黄白色，略粗糙，一端钝圆，另一端钝尖，并有2个小突起，较大的突起上，有1明显的小珠（珠孔），较小的突起为种脐，边缘光滑。剥去种皮，可见乳白色肥厚子叶2片。体轻，具油性，气微弱，味微甜。单边冬瓜子为长形冬瓜的种子。

冬瓜皮：系冬瓜干燥外层果皮。亦为食用或加工冬瓜时，收集削下果皮，晒干即可。常呈不规则碎片，向内卷曲，大小不一。外表皮灰绿色或黄白色，被有白霜，有的较光滑不被白霜；内表面较粗糙，有的可见筋脉状维管束。体轻，质脆易折断。气无，味淡，均为统货，不分等级，以皮薄、块条长大、色灰绿、外有粉霜、干燥无杂质者为佳。

附方精选

第一方

〔方剂〕冬瓜皮20克（要经霜者），蜂蜜少许。

〔用法〕水煎服。

〔主治〕咳嗽。

第二方

〔方剂〕冬瓜皮、西瓜皮、白茅根各20克，玉蜀黍蕊（玉米须）10克，赤小豆120克。

〔用法〕水煎，1日分3次服。

〔主治〕肾炎，小便不利，全身水肿。

第三方

〔方剂〕冬瓜皮30克，鲫鱼数尾（250克左右）。

〔用法〕共炖烂，加作料，食鱼喝汤。

〔主治〕缺乳。

第四方

〔方剂〕冬瓜子、麦门冬、黄连各6克。

〔用法〕水煎服。

〔主治〕消渴不止，小便多。

第五方

〔方剂〕陈冬瓜子。

〔用法〕炒为末，空腹时服15克。

〔主治〕男子白浊，女子白带。

第六方

〔方剂〕冬瓜1000克，鸭1只。

〔用法〕将冬瓜（连皮）切片，鸭子去毛及内脏，用砂锅共炖烂，一日内分次吃完（不可放盐）。

〔主治〕急性肾炎，全身水肿。

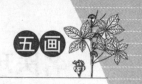

第七方

〔**方剂**〕干冬瓜子、麦门冬、黄连各50克。

〔**用法**〕水煎饮之。

〔**主治**〕消渴不止，小便多。

第八方

〔**方剂**〕冬瓜子、芦根、薏苡仁各30克，金银花、桔梗各9克。

〔**用法**〕水煎服。

〔**主治**〕肺脓疡。

冬葵子

【**别名**】葵子、葵菜子、滑滑菜、冬寒菜、冬苋菜、奇菜。

【**形态**】为锦葵科植物冬葵的干燥成熟果实的种子。全国各地均有栽培。一年生或多年生草本，高0.5～1米。全株被柔毛。叶互生，圆肾形或近圆形，5～7掌状浅裂，边缘有锯齿。花簇生于叶腋，花梗短，花萼钟状，5裂，花瓣5片，淡红色。

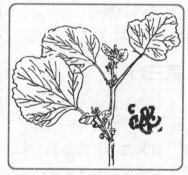

【**性味**】味甘，性寒。

【**功效**】具有清热利湿、消肿的功效。主治小便不通、泌尿感染、泌尿系结石、产后乳汁不下等。

【**采制**】一般于10～11月间果实成熟后采取。割取地上部分，晒干后用木棒敲打，使种子落出，筛除果皮及杂质即可。

【**鉴别**】冬葵子呈三角状或卵状扁肾形，一端较尖，长径3.5～6毫米，短径2.5～4.5毫米，厚1.1～2毫米。表面暗褐色或灰褐色，有不明显稀疏短毛，肾形凹陷处有线形种脐，淡棕色。种皮坚硬，剥落后可见胚根圆柱形，下端渐矢，子叶心形、2片重叠，然后再褶曲。气微，味淡。以身干、子粒饱满、色灰褐、无杂质者为佳。

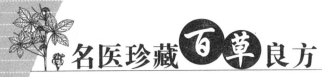

附方精选

第一方

〔方剂〕冬葵子10克,浮小麦30克。

〔用法〕水煎服。

〔主治〕盗汗。

第二方

〔方剂〕冬葵根60克,猪瘦肉90克,食盐少许。

〔用法〕加水共炖烂,加食盐调匀,分2次服。

〔主治〕乳汁不足。

第三方

〔方剂〕冬葵子30克,红牛膝25克。

〔用法〕水煎分2次服。

〔主治〕胎盘滞留。

第四方

〔方剂〕冬葵子100克,鸡蛋1~2枚。

〔用法〕加水共煮熟,加食盐少许,吃蛋喝汤。

〔主治〕风热咳嗽。

第五方

〔方剂〕冬葵子10克,土牛膝9克,积雪草、玉米须各30克。

〔用法〕水煎,分2次服,每日1次。

〔主治〕泌尿系结石。

第六方

〔方剂〕冬葵子15克,冬瓜皮30克。

〔用法〕水煎服。

〔主治〕水肿。

第七方

〔方剂〕冬葵菜60克。

〔用法〕水煎服。

〔主治〕难产(子宫收缩无力)。

第八方

〔方剂〕冬葵菜30克,车前草、海金沙藤各25克。

〔用法〕水煎服,每日1次,连服5~7天。

〔主治〕尿路感染。

第九方

〔方剂〕冬葵子15克。

〔用法〕烘干,研细末,牛乳调服。如不效,可再服。

〔主治〕大便秘结。

半 夏

【别名】三叶半夏、珠半夏、三步跳。

【形态】为天南星科植物半夏的干燥根。全国大部分省、区有产。多年生草本，高15～20厘米。块茎球形或扁球形，叶出自块茎顶端；叶柄下部内侧生一白色珠芽。肉穗花序顶生，花序顶端的附属体延长伸出绿色或带淡紫色佛火焰苞外，呈鼠尾状，雄花生于肉穗花序上部，雌花生于下部，二者之间有一段不育部分。5～7月开花，8～9月结果，果实卵状椭圆形，熟时红色。

【性味】味辛，性温，有毒。

【功效】具有镇咳祛痰、止吐、解毒、防治实验性矽肺、降血压、抗肿瘤、增加心脏冠脉流量、镇痛、抗溃疡、抗血栓、抗腹泻、抗炎、抑制血小板聚集的作用。用于湿痰冷饮、咳喘痰多、痰厥头痛、头晕不眠、呕吐、反胃、胸膈胀满、痈肿不消、梅核气、瘰疬痰核等病症。

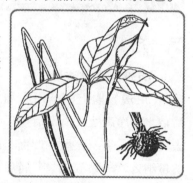

【采制】一般农历5～6月份采挖，采收直径大于0.7厘米以上者，过小者留种。收获后的半夏先堆放10～15天，使外皮稍腐易脱。分大、中、小3档分别放于筐中，于流水中踩去外皮（亦有用其他方法去皮者），晒干。为使半夏色洁白且防虫蛀，很多地区还用硫黄熏的方法。

生半夏：将半夏先除去杂质，放入缸内，用清水洗净泥沙，分大小后分别放入缸内，加清水浸泡，至切开中心无白心时止。取出，沥干水分，切约3毫米厚的片，晒干或用文火烘干，筛去灰屑即可生用。

法半夏：又称法夏、制半夏、制法夏、制地八豆、制地文、制和姑。现在常用的炮制方法是：

取半夏10千克，分出大小，筛去灰屑，分别放入缸内，用清水洗净泥沙后，取出。换上清水，浸泡2天，每天换水1次。泡后取出，再换上清水20千克，加石灰1千克，配成5%的浓度后加入半夏，拌均匀后漂浸2天。然后

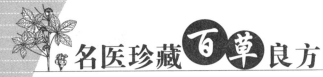

取出，用清水洗净石灰水。再换上清水浸泡2天，每天换水2~3次，取出后，晒至7~8成干。另取生姜1.5千克（比例为15%）捣烂后，加入等分清水，搞成汁液，过滤去渣。再将姜汁加入明矾粉37克（生姜与明矾的比例为100∶2.5）一同放入缸内拌均匀后，再加入半夏，以水能浸没为限。过滤剩下来的生姜渣，用布袋装好，捆紧口后，放在半夏中间共同浸泡1昼夜。每隔8小时搅动1次；至半夏中间的姜汁呈黄色为止。取出后，切成薄片。晒干或烘干，筛去灰屑即成。

【鉴别】半夏直径1~1.5厘米。表面白色或浅黄色，顶端有凹陷的茎痕，周围密布麻点状根痕习称"棕眼"，下面钝圆，较光滑。质坚实，断面洁白呈肾形，富粉性，无臭，味辛辣，麻舌而刺喉，嚼之发黏。

附方精选

第一方

〔方剂〕半夏适量。

〔用法〕取上药，研为细末。用清洁水洗净患处，消毒后用手术刀削去鸡眼角化组织，呈一凹面，取药末适量纳入，外贴胶布。1周后鸡眼坏死脱落，生出新生肉芽组织，再过数天即可痊愈。

〔主治〕鸡眼。

第二方

〔方剂〕制半夏、茯苓、陈皮各10克，甘草6克。

〔用法〕水煎服。

〔主治〕慢性气管炎，咳嗽痰多。

第三方

〔方剂〕鲜半夏适量。

〔用法〕取上药，剥去外皮，用醋3~4滴，置碗内磨取汁。涂患处，每日3次。完后两手洗净，以免入口中毒。

〔主治〕顽癣。

第四方

〔方剂〕制半夏、紫苏梗、党参各10克，生姜5克。

〔用法〕水煎服。

〔主治〕妊娠呕吐，胃寒呕吐。

第五方

〔方剂〕生半夏适量。

〔用法〕取上药，洗净晒干，研成细末，然后置砂锅内，加适量水煮沸，使成糊状即可。先用无菌生理盐水清洁创面，然后将糊剂涂于无菌纱布上，敷盖患处包扎，每日

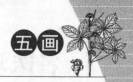

换药1次，一般2～3次即可痊愈。

〔主治〕淋巴结核（瘰疬）已溃。

第六方

〔方剂〕鲜半夏适量。

〔用法〕取上药，洗净去外皮，削成适当大小的块。塞入患侧或对侧鼻孔内（疗效相似），1～2小时后取去。每日或间隔7～8小时塞1次，连续3次无效，则改用他法治疗。

〔主治〕急性乳腺炎。

半边莲

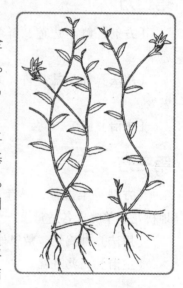

【别名】急解索、细米草、蛇利草。

【形态】为桔梗科植物半边莲的干燥带根全草。我国长江流域各省及南部各省、区有分布。多年生小本草，高10～30厘米。全株光滑无毛，有乳汁。

茎细弱，直立或匍匐，基部横卧地上，节上生根。叶互生，条形或条状披针形，先端尖，基部渐狭，全缘或有微锯齿；叶柄短近于无柄。5～8月开花，花单生于叶腋，花柄细长；萼筒倒三角状圆锥形，萼齿5个，披针形；花冠淡红色或紫红色，花冠只有半边，一侧深裂，白色、淡红色或淡紫色，无毛或内部有细毛。8～10月结蒴果，蒴果2瓣裂。

【性味】味微辛，性凉，有毒。

【功效】具有清热解毒、利尿消肿的功效。主治毒蛇咬伤、水肿、野蕈中毒、肾炎加慢性肝炎等。

【采制】夏季采收为佳，洗净，除去杂质，鲜用或晒干备用。

【鉴别】半边莲多皱缩成团，根细长，圆柱形，带肉质，表面淡棕黄色，光滑或有细纵纹，生有须根。茎细长多节，灰绿色，靠近根茎部呈淡紫色，有皱缩的纵沟纹理，节上有时残留不定根。花基部筒状，花瓣5片。微臭，

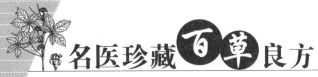

有刺激性,味初微甘,后稍辛辣。

半边莲以身干、茎叶色绿、根黄、洗净泥沙杂质者为佳。

附方精选

第一方

〔方剂〕半边莲30克。

〔用法〕煎汤,煮猪肺1只,吃汤和肺。

〔主治〕百日咳。

第二方

〔方剂〕鲜半边莲、鲜犁头草各适量。

〔用法〕加生盐少许,共捣烂敷患处。

〔主治〕疔疮。

第三方

〔方剂〕半边莲、旱莲草、红花地桃花、羊咪青各适量。

〔用法〕共捣烂,敷患处。

〔主治〕疮疡肿痛。

第四方

〔方剂〕半边莲、田基黄各90克。

〔用法〕共捣烂,取汁冲酒服,药渣敷伤口四周。

〔主治〕毒蛇咬伤。

第五方

〔方剂〕半边莲30克。

〔用法〕水煎当茶喝,连服30日。

〔主治〕口腔癌,肝硬化。

第六方

〔方剂〕鲜半边莲、鲜田边菊各30克。

〔用法〕将鲜草洗净,捣烂,绞汁内服。

〔主治〕急性胃肠炎腹痛。

第七方

〔方剂〕半边莲15~30克(鲜品60克)。

〔用法〕水煎服。

〔主治〕腹水,水肿。

第八方

〔方剂〕半边莲60克。

〔用法〕捣汁、取汁冲开水服。

〔主治〕野菌中毒。

防 风

【别名】北风、苏风、屏风、铜芸、茴芸、百蜚、白毛草。

【形态】为伞形科植物防风的干燥根。主产于东北各省和新疆、河北、山东、河南、陕西、山西、湖南等地。多年生草本，高30～80厘米。根粗壮，细长圆柱形或圆锥形，直径5～20毫米，表面淡黄棕色，根头处有纤维状叶残基和明显密集的环纹。茎单生，无毛，自基部分枝较多，有扁长的叶柄，基部有宽叶鞘。叶互生，长1.5～3厘米，宽2～7毫米，边缘全缘，两面均无毛；茎生叶与基生叶相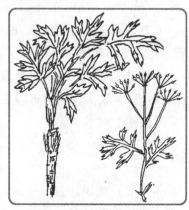
似，但较小。8～9月开花，花白色，排成复伞形花序多数，生于枝顶；花瓣5片，无毛，先端有内折小舌片；雄蕊5枚。9～10月结果，果实狭圆形或椭圆形，嫩时有疣状突起，成熟时渐平滑。

【性味】性温，味辛、甘。

【功效】具有祛风解表、祛湿止痛、祛风止痉。主治伤风感冒、风湿性关节炎、荨麻疹、破伤风等。

【采制】种植2～3年后春、秋两季在植株未抽薹前采挖。已抽苔的根老质硬，称为"公防风"，不能药用。挖取后，除去茎叶及须根，抖净泥土，切片或切段，晒干。置阴凉干燥处保存，防潮。

炮制时先将防风根上的毛刮去，再放缸内，加入清水洗净灰沙。取出，晾干水分。去掉须根，润透后再用片刀切成1.6厘米长的筒片，然后晒干或烘干，用筛筛去灰屑，除去虫伤片，即可使用。开炒防风时，取防风片，置锅内微炒，至呈淡黄色，取出，冷却后入药。

【鉴别】野生防风，根呈长圆柱形至圆锥形，下部渐细，有的略弯曲，长15～30厘米，直径0.5～2厘米。根头部有明显密集的环纹，习称"蚯蚓头"

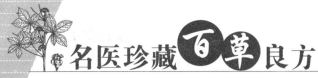

或"旗杆顶",环纹上有的有棕褐色毛状残存叶基,有的秃净则呈钝尖状。表面灰棕色,粗糙,有纵皱纹、多数横长皮孔及点状突起的细根痕。体轻、质松,易折断,断面不平坦,皮部浅棕色,有裂隙,木质部浅黄色,见放射状纹理,俗称"菊花心"。气特异,味微甘。

附方精选

第一方

〔方剂〕防风、南星、白芷、天麻、羌活、白附子各等分。

〔用法〕共研为末,每服6～9克。每日2～3次,黄酒送服。

〔主治〕破伤风。

第二方

〔方剂〕防风适量。

〔用法〕煎浓汁。

〔主治〕解中附子毒。

第三方

〔方剂〕防风,荆芥、紫苏叶、生姜各5克。

〔用法〕水煎服。

〔主治〕感冒风寒,头痛发热无汗。

第四方

〔方剂〕防风、荆芥各12克,苍耳子、大枣各8克,生姜10克。

〔用法〕水煎服。

〔主治〕上呼吸道感染。

第五方

〔方剂〕防风、荆芥、白芷各9克,羌活、甘草各3克,生姜3片,葱白1段。

〔用法〕水煎服。

〔主治〕风寒感冒,头身疼痛。

防 己

【别名】汉防己、石蟾蜍、倒地拱、山乌龟、金丝吊鳖。

【形态】为防己科植物粉防己的干燥根茎。我国南方诸省有产。多年生草质藤本。嫩茎通常紫红色,无毛。叶互生,单叶;叶片盾状着生,阔三角形或三角状近圆形,一般长4～7厘米,宽5～10厘米,长和宽近相等或宽度稍

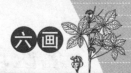

大于长度，两面或仅叶背有密生贴伏状短柔毛，叶边全缘，叶背灰绿色或粉白色。夏季开花，花小，黄白色或淡黄色，组成头状花序，在腋生下垂的枝条上作总状式排列；雌花和雄花的萼片及花瓣均4片；雄蕊4枚，合生成柱状体，花药着生在柱状体边缘。

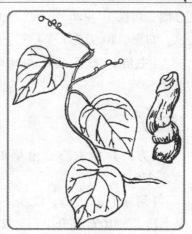

【性味】味苦，性寒。

【功效】具有利水消肿、祛风止痛的功效。用于水肿脚气、小便不利、湿疹疮毒、风湿痹痛、高血压等。

【采制】秋季采挖，洗净泥土，浸泡4~6小时，捞出，沥干，润透，刮去粗皮，截段或纵剖成瓣，或切3~5毫米块片，晒干。置干燥处，防霉，防蛀。

【鉴别】呈不规则圆柱形、半圆柱形或块片状，常屈曲不直，长5~10厘米，直径1~5厘米。表面淡灰黄色，弯曲处有深陷的横沟。质坚实而重，断面平坦，灰白色，有粉性，木部占大部分，有稀疏的放射状纹理，显车轮纹状。气微，味苦。

附方精选

第一方

〔方剂〕防己、三白草、五加皮各15克。

〔用法〕水煎服。

〔主治〕脚气水肿。

第二方

〔方剂〕鲜防己适量。

〔用法〕刮去外皮，晒干，一半炒至黄色，另一半生用，共研细末，每服3克，开水送服。

〔主治〕疝气腹痛。

第三方

〔方剂〕防己15克，黄芪、茯苓、桂枝、甘草各10克。

〔用法〕水煎服。

〔主治〕体虚，脾虚水肿，腹水。

第四方

〔方剂〕木防己适量。

〔用法〕取上药，与60度白酒以1∶10比例混合浸泡60天，制成木防己酒。每次 10~20 毫升，每天 2~3 次，口服，10 天为 1 个疗程。

〔主治〕关节炎或类风湿性关节炎。

第五方

〔方剂〕生木防己全草 150 克，大米 250 克。

〔用法〕取上药，洗净，与大米放入冷开水 1000 毫升中，用双手混合搓转 1000 次，滤液。分 2 次服，重者每日服 4 次，轻者服 2 次，连服 3 日。

〔主治〕毒草中毒。

第六方

〔方剂〕防己、当归各 15 克，红花、桃仁各 5 克。

〔用法〕共研细粉，冲酒服，每日服 3 克。

〔主治〕跌打伤痛。

第七方

〔方剂〕鲜防己适量。

〔用法〕捣烂敷患处。

〔主治〕无名肿毒。

第八方

〔方剂〕防己 15 克，威灵仙、野菊花、钩藤各 10 克。

〔用法〕水煎服。

〔主治〕口眼歪斜。

百部

【别名】百条根、山百根、药虱药、一窝虎、虱婆药。

【形态】为百部科植物直立百部、蔓生百部和对叶百部的根。分布于南方各省、区，可栽培。多年生草本，高 60~90 厘米。块根肉质，纺锤形，黄白色，几个或数十个簇生。茎下部直立、上部蔓生状。叶 4 片轮生（对叶百部对生），叶柄长，叶片卵状披针形，长 3.5~5 厘米，宽 2~2.5 厘米，宽楔形或截形，叶脉 5~7 条。5 月开花，总花梗直立，丝状，花被 4 片，浅绿色，卵形或披针形，花开放后向外反卷；雄蕊紫色。蒴果广卵形，种子紫褐色。

【性味】味甘、苦，性微温。

【功效】具有润肺下气止咳、杀虫的功效。用于新久咳嗽、肺痨咳嗽、百日咳、外用于头虱、体虱、蛲虫病、阴痒症。蜜百部润肺止咳，用于阴虚劳嗽。

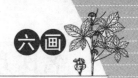

【采制】块根入药,初春或晚秋采挖,除尽混在百部中的杂草、须根,再用清水洗净,切成约6毫米长的筒片。晒干或烘干,用筛筛去灰屑,除去黑片即成。在切片之前,如果干硬可以润透;也可以将百部放入蒸锅中蒸1小时,取出再切,切后再晒。处方上开蜜炒,即按每千克百部用蜂蜜250克的比例,将蜜置锅中溶化,再加百部炒至不粘手,色微黄时止。取出,晾干。用于治咳嗽、肺结核者,蜜的用量宜重一点,其他宜轻一点。如白酒百部,可取百部置50度以上白酒中浸1小时,取出,晾干。

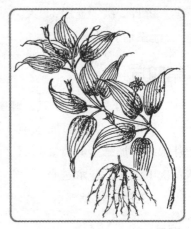

【鉴别】百部按来源、性状、产地不同划分为小百部和大百部两种:

小百部:为直立百部和蔓生百部之块根。主产华东,多呈单个或数个簇生,呈纺锤形,上端较细长,皱缩弯曲,长5~12厘米,直径0.5~1厘米。表面黄白色或淡棕黄色,有不规则的深纵沟,间有横皱纹。质脆,易吸潮变软,断面微带角质,淡黄棕色或黄白色,皮部宽广,中柱多扁缩。气微,味先甜后苦。

大百部:为对叶百部之块根,主产于广东、广西及西南地区,其性状特征为:块根粗大,长12~25厘米,直径0.8~2厘米。表面浅棕色至灰棕色,皱纹较浅。质较坚实,断面黄白色,中柱较大,髓部类白色。

附方精选

第一方

〔方剂〕百部30克。

〔用法〕用75%的酒精100毫升浸泡,1周后去渣备用。外涂患处。

〔主治〕皮肤瘙痒症。

第二方

〔方剂〕百部250克,蜂蜜适量。

〔用法〕将百部研细末,加炼蜜制丸,梧桐子大,每日服3次,1岁以下每次3~5丸,2~4岁10~15丸,5~8岁20~30丸,开水送服。

〔主治〕百日咳。

第三方

〔方剂〕百部500克。

〔用法〕加水4升煎膏。每次1

匙，每日2次，连服15天。

〔主治〕肺痨咳嗽。

第四方

〔方剂〕百部500克，蜂蜜适量。

〔用法〕将百部加水煎3次，取汁浓缩，加蜂蜜收膏。每日2～3次，每次1汤匙，开水送服。

〔主治〕慢性咽喉炎。

第五方

〔方剂〕百部20克。

〔用法〕水煎2次到60毫升。每次口服20毫升，1日3次。

〔主治〕慢性支气管炎。

第六方

〔方剂〕百部炒、麻黄去节各35克，杏仁适量。

〔用法〕前2味药研为末。杏仁去皮尖炒，以水略煮三五沸，研泥。入熟蜜和丸皂子大，每服2～3丸，温水下。

〔主治〕小儿寒嗽。

第七方

〔方剂〕百部100克。

〔用法〕取上药，用水洗净，泡于95%酒精200毫升中，以比例为1克百部比2毫升酒精，制成50%百部酊，浸泡5～7天即可。每日搽2～3次，1个月为1个疗程。

〔主治〕酒糟鼻（红鼻头）。

第八方

〔方剂〕百部100克，75%酒精500毫升。

〔用法〕百部加入酒精瓶中浸泡10天，外用涂擦。

〔主治〕头虱、体虱、阴虱。

肉 桂

【别名】企边桂、桂皮、玉桂、油桂、官桂、牡桂。

【形态】为樟科植物肉桂的干燥树皮。国内主产于广西、广东及云南、海南、台湾等地。国外产于越南、印度等国，其中以越南为主要产地。以越南产的"交趾桂"为最佳，奉为道地药材。常绿乔木，高10～15米。枝、叶、树皮干时有浓烈肉桂香气；树皮灰色或灰褐色，枝无毛，嫩枝略呈四棱形。叶互生，单叶，鲜叶嚼之有先甜后辣的浓郁的肉桂特有香味；叶片长圆形或近披针形，6~8月开花，花小，黄绿色，排成圆锥花序生于叶腋，花序与叶片等长，有黄色短绒毛；花被裂片6片；发育雄蕊9枚。10~12月结果，果实长圆形，成熟时紫黑色。

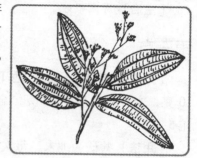

【性味】辛、甘。

【功效】肉桂具有补火助阳、引火归源、散寒止痛、活血通经的功效。用于阳痿、宫冷、腰膝冷痛、肾虚作喘、阳虚眩晕、目赤咽痛、心腹冷痛、虚寒吐泻、寒疝、经闭、痛经等。是一味常用的温里药，以治中下焦阳虚、阴寒内盛、寒邪凝滞于经脉所致之症为主。

现代临床上还用于支气管哮喘、化脓性疾病（如绿脓杆菌感染引起的烧伤感染、骨髓炎）、小儿流涎、高山低血压症等。

【采制】树皮（肉桂）多于秋季剥取，阴干备用。嫩枝（桂枝）于春夏二季采，除去叶，晒干或切片晒干备用。叶于秋季剥取桂皮时采收，阴干备用。未成熟果实（肉桂子）于10~11月间采摘，晒干备用。

肉桂粉，先捣碎后，放入研槽中研制成粉，过筛。

【鉴别】呈板片状、槽状或卷筒状，长30~40厘米，宽或直径3~10厘米，厚0.2~0.8厘米。外表灰棕色，稍粗糙，有不规则的细纵纹及横向突起的皮孔，有的可见灰白色的地衣斑纹；内表面红棕色，略平坦，有细纵纹，用指甲刻划之显油痕。质硬而脆，易折断，断面不平坦，外层棕色而较粗糙，内层红棕色而油润，两层间有1条黄棕色的线纹。

以体重、肉厚、油性大、香气浓厚、嚼之少渣者为佳。

附方精选

第一方

〔方剂〕肉桂、干姜各60克，皂荚30克。

〔用法〕先将干姜、皂荚切碎，焙干，肉桂去粗皮，再把3味药共研为粗末，制成蜜丸，如黄豆大小。每次10丸，每日2~3次，开水送服。

〔主治〕哮喘。

第二方

〔方剂〕肉桂30克，草果6克。

〔用法〕共研为细末，每次3克，每日3次，开水冲服。

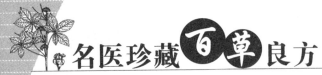

〔主治〕胃寒呕吐。

第三方

〔方剂〕肉桂、荜拔、地不容各10克，木香、台乌各15克，金丝岩陀5克。

〔用法〕共研为细末，每次5克，每日3次，开水冲服。

〔主治〕胃溃疡。

第四方

〔方剂〕肉桂5克、土茯苓、陈葫芦各30克。

〔用法〕每日1次，水煎分3次服。

〔主治〕肾阳虚水肿。

第五方

〔方剂〕肉桂10克，蝼蛄30只。

〔用法〕共研为细末。每次2克，每日3次，开水冲服。

〔主治〕尿闭。

第六方

〔方剂〕肉桂、桂枝、甘草各10克。

〔用法〕共稍煮片刻，倒入茶杯中，加沸水反复浸泡代茶饮，每日1次。

〔主治〕低血压（高山低血压症）。

第七方

〔方剂〕肉桂15克，蒲黄、五灵脂各30克。

〔用法〕共研为细末，于月经来潮前6天开始服用，每次10克，每日2次，开水冲服。

〔主治〕痛经。

肉豆蔻

【别名】肉果、玉果、顶头肉。

【形态】为肉豆蔻科植物肉豆蔻的干燥种仁。主要产于马来西亚、印度、巴西等国。常绿乔木，高可达20米。叶互生，椭圆状披针形或长圆状披针形，革质，先端尾状，基部急尖，全缘，上面淡黄色棕色，下面色较深，并有红棕色的叶脉；花雌雄异株；雄花的总状花序长2.5～5厘米；小苞片鳞片状；花疏生，黄白色，椭圆形或壶形，下垂；花药9～10个，连合成圆柱状

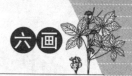

有柄的柱。果实梨形或近于圆球形，下垂，淡红色或黄色，成熟后纵裂成2瓣，显出绯红色假种皮，种子长球形，种皮红褐色，木质。

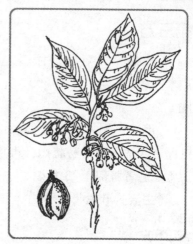

【性味】辛、微苦、涩，温。

【功效】肉豆蔻具有温中行气、涩肠止泻的功效。主要用于脾胃虚寒、久泻不止、脘腹胀痛、食少呕吐等症。本品用于涩肠止泻多煨用，行气止痛多生用。

现代临床上还用于肝硬化腹水、新生儿吐乳等病症。

【采制】通常于栽培后约7年开始结果。每年采收2次，一次在11～12月，一次在4～6月份。采收成熟果实，将肉质果皮纵剖开，内有红色网状的假种皮包围着种子，将假种子皮剥下（商品称为"肉豆蔻衣"或"肉豆蔻花"），再击破壳状种皮，取出种仁，浸于石灰中1天（以防虫蛀），取出低温烘干，也有不浸石灰水而直接在60℃以下干燥。干燥后除去虫蛀及未成熟或破碎的种仁。

【鉴别】肉豆蔻呈卵形或椭圆形，长约3厘米，直径约2厘米，表面灰色或灰黄色，或被有白色石灰粉，表面有网状沟纹，一侧有明显的纵沟（种脊的位置），较宽的一端有浅色的圆形隆起（种脐的位置），在狭端有暗色凹陷（合点的位置）。质坚实，难破碎，断面不平坦，纵剖面可见外面有1层暗棕色的外胚乳向内伸入，与类白色的内胚乳交错，形成类似槟榔样纹理，故名"玉果"。气芳香而强烈，味辛辣而微苦。

附方精选

第一方

〔方剂〕肉豆蔻3克。

〔用法〕将肉豆蔻研为细末，每次0.5～1克，每日2次，开水冲服。

〔主治〕新生儿胃寒吐乳。

第二方

〔方剂〕肉豆蔻1粒。

〔用法〕将其炒后研为细末，每日分2次，用米汤送服。

〔主治〕呕吐、纳差。

第三方

〔方剂〕肉豆蔻、甘遂、大戟、广木香各12克，白酒500克，猪膀胱1个。

〔用法〕先将上4味捣烂，与白酒同装入洗净的猪膀胱内，再将猪膀胱敷于患者脐部2~3日。

〔主治〕肝硬化腹水。

第四方

〔方剂〕煨肉豆蔻30克，木香、煨诃子各9克。

〔用法〕共研为细末，用枣肉泥为丸，每次3克，每日3次，米汤送服。

〔主治〕五更泻。

第五方

〔方剂〕肉豆蔻30克，山药500克，鸭子1只。

〔用法〕将肉豆蔻、山药装入鸭腹腔内，再将其封好，炖熟。每日2~3次服食，食量酌定。

〔主治〕慢性泄泻。

第六方

〔方剂〕肉豆蔻、生姜、陈皮各5克。

〔用法〕将肉豆蔻砸碎，其他药切成小碎块。同放入茶杯，倒入刚沸的开水，盖严杯盖，浸泡15分钟左右，即可代茶饮。可反复加入沸水浸泡数次，直至无味。每日2次，上、下午分服。

〔主治〕寒邪中胃，胃气上逆引起的呕吐频作，脘腹冷痛，喜温喜按。

第七方

〔方剂〕肉豆蔻3克，木香、大枣各5克。

〔用法〕将肉豆蔻砸碎，其他药切成小碎块。同放入茶杯，倒入刚沸的开水，盖严杯盖，浸泡15分钟左右，即可代茶饮。可反复加入沸水浸泡数次，直至无味。每日2次，上、下午分服。

〔主治〕寒凝气滞中焦所致的胃肠神经官能症出现的脘腹胀痛，不思饮食，食入反胀等。

第八方

〔方剂〕肉豆蔻末2克，鸡蛋1个，大蒜2瓣。

〔用法〕将鸡蛋打入一个小孔，纳入肉豆蔻末及大蒜，外用浸透水的草纸包裹4~5层。放置火灰中煨熟，每日早晨空腹服1个。

〔主治〕虚寒水泻。

当 归

【别名】 白当归、干归、归身、归尾、全当归、油当归、胡头。

【形态】 为伞形科植物当归的干燥根。主产于甘肃、宁夏、四川、云南等地。多年生芳香草本，高达1米。茎直立，稍带紫色，具明显纵沟纹。叶互生，2～3回奇数羽状分裂，叶片卵形，小叶3对，叶面深绿色，膜质有光泽，边缘重锯齿状或缺刻，叶柄基部扩大成鞘状长达叶柄的一半。花白色，顶生复伞形花序，花期6～7月。双悬果。带有翼形附属物；果期7～8月。

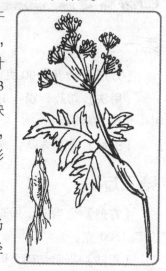

【性味】 甘、辛、苦，温。

【功效】 当归具有补血活血、调经止痛、润肠通便的功效。主要用于血虚萎黄、眩晕心悸、月经不调、经闭痛经、虚寒腹痛、肠燥便秘、风湿痹痛、跌打损伤、痈疽疮疡等症。酒当归活血通经。用于经闭痛经，风湿痹痛，跌打损伤。临床应用一般认为，当归身长于补血，当归尾长于活血祛瘀，全当归则补血活血，酒炒能增强活血作用。

【采制】 甘肃当归于生长2年以上，霜降前采挖，除去泥土，放置待水分稍蒸发根变软时，捆成小把，堆在特殊的熏棚木架上，先以湿木材猛熏上色（忌用明火），再以文火熏干至干度达70%～80%时，可停火，待其自干（加工时不能阴干或日晒，阴干质轻皮肉发青；日晒或火烤则易枯硬如柴，皮色变红而无油性）。

云南当归则于栽培的第2年立冬前后采挖，摊晒至干即可。

加工归头（胡首归）时，选成品全归主体粗壮的剥除根腿，晒至干燥，擦去粗皮，露出粉白肉色即可。

【鉴别】 全当归根略呈圆柱形，根上端称"归头"，主根称"归身"或"寸身"，支根称"归尾"或"归腿"，全体称"全归"。全归长15～25厘米，

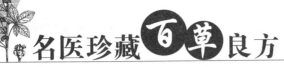

外皮细密，黄棕色至深褐色，有纵皱纹及横长皮孔；根上端膨大，直径1.5~4厘米，钝圆，有残留的叶鞘及茎基；主根粗短。长1~3厘米，直径1.5~3厘米，下部有支根3~5条或更多，上粗下细，多扭曲，有少数须根痕。质柔韧，断面黄白色或淡黄棕色，皮部厚，有棕色油点，形成层呈黄棕色环状，木质部色较淡；根茎部分断面中心通常有髓和空腔。有浓郁香气，味甘、辛、微苦。

附方精选

第一方

〔方剂〕全当归60克。

〔用法〕切片，浸入1000克米酒中，7天后常服用。

〔主治〕手臂久痛，痛位固定。

第二方

〔方剂〕全当归、远志各150克，甜酒1500克。

〔用法〕当归切碎，同远志和匀，用纱布包好，置于洁净的容器中，倒入甜酒，密封口，每日搅拌1次，7日后，丢弃药袋，取酒饮用，每晚睡前温服，饮量酌定。

〔主治〕月经不调，气血虚弱，不孕。

第三方

〔方剂〕当归、丹参各12克，乳香9克。

〔用法〕水煎服。

〔主治〕胸痛。

第四方

〔方剂〕当归、地榆炭各16克，槐花、黄芩各9克，黄连、生甘草各3克。

〔用法〕每日1次，水煎分3~4次服用。

〔主治〕便血。

第五方

〔方剂〕当归、白芍各60克，蜈蚣20条，小茴香10克。

〔用法〕共研为细末，分为30包，每次1包，每日2次，盐水冲服。

〔主治〕阳痿。

第六方

〔方剂〕当归、柏子仁各500克。

〔用法〕焙干，共研为细末，制成蜜丸，如黄豆大小。每次10~15粒，每日3次，饭后开水冲服。

〔主治〕脱发。

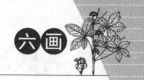

竹 茹

【别名】水竹茹、淡竹茹、竹皮、竹二青、淡竹、甘竹。

【形态】为禾本科植物淡竹的茎杆除去外皮后刮下的中间层。主要分布于长江流域。淡竹是竹中最高大者,竿高可达 20 米,直径 5～20 厘米,肉座菌科真菌竹黄侵入竹竿形成的子座,木栓质,粉红色,呈不规则瘤状,初期平滑,后龟裂,称"竹黄"。淡竹卷而未放的幼叶,称"竹卷心"。

【性味】性味甘、微寒。

【功效】清热化痰、除烦止呕、镇惊利窍。

【采制】全年皆可生产,最好采用当年产的新竹,用特制弯刀刮去外层的青皮及有节部分,然后用刀直刮到底,将刮下的丝条晾干或用微火焙干,扎成小把或盘曲成团,用刀斩去未端较粗处,使之整齐。

【鉴别】竹茹为不规则的丝条,扎成圆柱形的把或盘曲成团,有的为乱丝状,曲折而拘挛。浅绿色或黄绿色,宽窄厚薄不等,两头不整齐,纵面不劈破,一般的碎末较多。质柔软而轻松有弹性。有竹之清香气,味淡。

浙江所产多刮成宽的带状长条扎成小把,称"粗竹茹";河南则刮成细丝结成球状,习称"细竹茹"。

第一方

〔方剂〕竹黄 30 克,白酒 500 毫升。

〔用法〕共浸泡 5 天,每次服 20 毫升,每日 2 次。

〔主治〕胃神经痛。

第二方

〔**方剂**〕竹茹、鱼腥草（后下）各15克，蒲公英30克。

〔**用法**〕水煎服，每日1次。

〔**主治**〕肺热咳嗽，痰黄稠。

第三方

〔**方剂**〕竹茹15克，陈皮9克，生姜5克。

〔**用法**〕水煎服。

〔**主治**〕妊娠恶阻。

第四方

〔**方剂**〕鲜芦根150克，竹茹15克，生姜2片，粳米100克。

〔**用法**〕前2味水煎，取煎液煮粳米加水。待粥将熟时，放入生姜即可。

〔**主治**〕妊娠食少，呕吐。

第五方

〔**方剂**〕竹茹、白茅根各30克，乌梅2枚（敲碎）。

〔**用法**〕水煎当茶饮。

〔**主治**〕伤暑烦渴不止。

第六方

〔**方剂**〕竹茹10克，制半夏3克，食醋10毫升。

〔**用法**〕水煎分数次服用。

〔**主治**〕小儿癫痫。

第七方

〔**方剂**〕生竹茹60克，食醋20毫升。

〔**用法**〕水煎去渣，含咽。

〔**主治**〕齿龈出血。

第八方

〔**方剂**〕橘皮、竹茹各9克，柿蒂7枚，姜汁3茶匙。

〔**用法**〕前3味，用水600毫升煎煮至400毫升，冲姜汁，分2次服下。

〔**主治**〕清化痰热，和胃降逆。

红 花

【**别名**】刺红花、草红花、红蓝花。

【**形态**】为菊科植物红花的花。全国各地均有栽培。一年生草本，高40～90厘米，全体光滑无毛。茎直立，基部木质化，上部多分枝。叶互生，质硬，近于无柄而抱茎；卵形或卵状披针形，基部渐狭，先端尖锐，

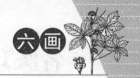

边缘具刺齿；上部叶逐渐变小，成苞片状，围绕头状花序。花序大，顶生，总苞片多列，外面1~3列呈叶状，披针形，边缘有针刺；内列呈卵形，边缘无刺而呈白色膜质；花托扁平；管状花多数，通常两性，橘红色。果期8~9月。瘦果椭圆形或倒卵形，基部稍歪斜，白色，红花的花可入药。孕妇慎用。

【性味】性温，味辛。

【功效】具有兴奋子宫、增强抗应激能力、抗血小板聚集及抗血栓、抗衰老、增强免疫、改善动脉粥样硬化、舒张血管、减轻急性心肌缺血损伤、改善局部脑缺血、抑制胶原合成的作用。用于经闭、痛经、癥瘕积聚、跌扑损伤、瘀滞作痛、难产、死胎、冠心病、痈肿、褥疮、中耳炎、心绞痛、关节痛。

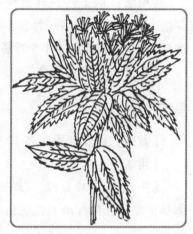

【采制】于4~6月份（各地采摘时间不一，南方较早，北方则较晚）花正开放，花瓣由黄变红时择晴天早晨露水未干时采摘，晾干或弱阳光下晒干。红花可连续采收多次，第1、第2次采收者为"头水花"，较长大；第3、第4次采者为"二、三水花"，花较短，常带白芯，质较次。

【鉴别】过去，红花按产地分为：怀红花（河南产）、川红花（四川产）、云红花（云南产）、杜红花（浙江、江苏产）、草红花（东北及山东、陕西等地）、石生花（过去自新加坡等地进口，质次，早已不进口）。分类方法不同，鉴别法也不同。

怀红花：花瓣较长大，色深红，少有黄色雄蕊。香气较浓，质地柔软。

川红花：花瓣不及怀红花长大色深，偶见黄色雄蕊，偶有残存苞片针刺，故握之常刺手。少数质次者夹有白色花瓣（多因采收不及时或多混二、三水花）。

云红花：色淡，红黄色。

杜红花：色变淡。花瓣较长大。头大花质佳。二、三水花质不及怀红花柔软，花瓣亦稍短。

草红花：产量很少，多夹黄色雄蕊及白色花瓣，质地不柔软，且花小。

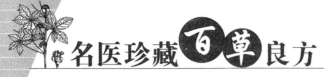

附方精选

第一方

〔方剂〕红花15克。

〔用法〕取上药,药量根据患儿年龄大小而定,水煎。每日1次,早晚温服,连服10次为1个疗程。

〔主治〕儿童扁平疣。

第二方

〔方剂〕红花、香附各10克。

〔用法〕水煎服。

〔主治〕产后腹痛、上下攻窜、部位不定,并伴有纳呆、便秘者。

第三方

〔方剂〕红花10克,米酒50毫升。

〔用法〕取上药,放入米酒内,小火煎至250毫升,去红花。将药液分2次温服。

〔主治〕关节痛。

第四方

〔方剂〕红花、川芎、当归、桃仁各10克。

〔用法〕水煎服。

〔主治〕腹中包块。

第五方

〔方剂〕藏红花2克,猪瘦肉50~100克。

〔用法〕取上药,加入猪瘦肉中,再加白糖适量蒸熟。食肉,隔天1次。

〔主治〕红斑。

第六方

〔方剂〕红花、山楂各10克,益母草15克。

〔用法〕加红糖适量,水煎服。

〔主治〕产后恶血不止,腹痛。

第七方

〔方剂〕红花、桃仁、当归、白芍各10克,熟地黄12克。

〔用法〕水煎服。

〔主治〕痛经,经闭。

第八方

〔方剂〕红花、赤芍、川芎、降香各15克,丹参30克。

〔用法〕共研细末,分3次冲服,每日1次,连服15~30天。

〔主治〕冠心病心绞痛。

地 龙

【别名】蚯蚓、广地龙、曲蟮。

【形态】为钜蚓科环节动物参环毛蚓、威廉环毛蚓、通俗环毛蚓及栉盲环毛蚓等的全体。全国大部分地区有分布。全身分泌黏液，体长10～40厘米，圆柱形，宽6～12毫米，由100多个环节组成。自第2节起，每节有刚毛，成环状排列。头部退化。口在体前端。雌雄同体。雌性生殖孔1个在第14节腹面正中；雄性生殖孔1对，在第18节腹面两侧。体背灰紫色，腹部淡黄棕色。

【性味】味咸，性寒。

【功效】具有清热定惊、通络、平喘、利尿的功效。主治脑血管意外、高血压病、慢性支气管炎、支气管哮喘、流行性腮腺炎、跌打损伤等。

【采制】通常在夏、秋两季捕捉。广地龙捉到后拌以稻草灰，用温水稍泡，去掉体外黏液，从腹面剖开，除去内脏，洗净，晒干或焙干。土地龙用草木灰呛死，去灰晒干或烘干。

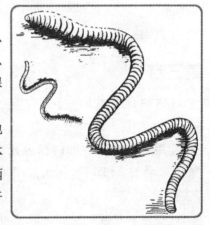

【鉴别】广地龙：呈长条状薄片，弯曲，边缘略卷，长15～20厘米，宽1～2厘米。全体具环节，背部棕褐色至紫灰色，腹部浅黄色；第14～16环节为生殖环带，习称"白颈"，较光亮。体前端稍尖，尾端钝圆，刚毛圈粗糙而硬，色稍浅。体轻，略呈革质，不易折断，气腥，味微咸。

土地龙：呈弯曲的圆柱形，长5～10厘米，直径0.3～0.7厘米。外皮灰褐色或灰棕色，多皱缩不平，生殖环带多不明显。体轻脆，易折断，断面肉薄，体腔充满泥土。

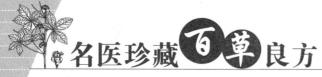

附方精选

第一方

〔方剂〕地龙、防己、五加皮各10克。

〔用法〕水煎服。

〔主治〕风湿关节痛。

第二方

〔方剂〕地龙10条。

〔用法〕剖开洗净,和韭菜汁捣烂,热酒冲服,每日服1次,连服6日。

〔主治〕早泄。

第三方

〔方剂〕鲜地龙6条,白糖60～80克。

〔用法〕洗净,加白糖放瓷碗中盖好,半日后即化为水,用水涂患处。

〔主治〕轻度烧烫伤,乳痈初起。

第四方

〔方剂〕鲜白颈地龙10条,白糖30克。

〔用法〕将地龙洗净,置宽口瓶内,加白糖腌渍,取药液涂患处,3小时涂药1次。

〔主治〕流行性腮腺炎,输液后静脉炎。

第五方

〔方剂〕黄芪30克,地龙、当归、赤芍各10克,川芎5克,红花3克。

〔用法〕水煎服。

〔主治〕高血压半身不遂。

第六方

〔方剂〕地龙10克。

〔用法〕水煎服。

〔主治〕热结尿闭。

第七方

〔方剂〕地龙干、白花蛇(去骨)各30克,蜈蚣3条。

〔用法〕烘干,共研细末,每次15克,开水送服,每日1次。

〔主治〕类风湿性关节炎。

第八方

〔方剂〕地龙6克,金银花、钩藤各15克,连翘10克,全蝎3克。

〔用法〕水煎服。

〔主治〕高热抽搐。

第九方

〔方剂〕地龙10克。

〔用法〕焙干,研细末,分3次温开水送服。

〔主治〕热哮。

地 榆

【别名】 山枣子、黄瓜香、玉扎、红地榆、紫地榆、枣儿红。

【形态】 为蔷薇科植物地榆或长叶地榆的干燥根。全国大部分地区有分布。多年生草本，高60～200厘米。茎直立，上部分枝，时带紫色。单数羽状复叶，基生叶比茎生叶大，有长柄；茎生叶互生，几乎无柄；小叶6～20片，椭圆形至长圆形。夏季茎顶开暗紫红色小花，密集成顶生的圆柱状穗状花序。瘦果椭圆形，棕色。

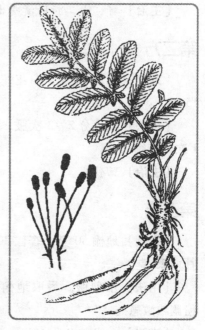

【性味】 味苦、酸，性微寒。

【功效】 具有凉血止血、解毒敛疮的功效。用于便血、血痢、崩漏、痈肿疮毒、水火烫伤等症。

【采制】 春季将发芽时或秋季植株枯萎后采挖，除去须根，洗净，干燥；或趁鲜切片，干燥。

【鉴别】 地榆根：呈圆柱形，中下部常膨大成不规则纺锤形，稍弯曲，长5～20厘米，直径0.3～2厘米。表面棕色至暗棕紫色，粗糙，具纵皱纹。质硬脆，折断面较平坦，粉红色或淡黄色，木部稍浅有放射状纹理。气微，味微苦而涩。

长叶地榆根：呈长圆柱形，稍弯曲，着生于短粗的根茎上。表面红棕色或棕紫色，有细纵皱纹及横裂纹。质坚韧，不易折断，断面黄棕色或红棕色。皮部有多数絮状纤维外露。气味似地榆。

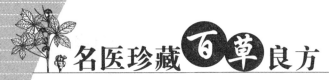

附方精选

第一方

〔方剂〕地榆75克。

〔用法〕取上药,水煎浓缩至200毫升。每次服10毫升,每日3次。

〔主治〕胃、十二指肠溃疡出血。

第二方

〔方剂〕地榆30克,白花蛇舌草15克。

〔用法〕水煎分2～3次服,每日1次,连续服。

〔主治〕肠伤寒。

第三方

〔方剂〕地榆50克,杏仁30克,甘草25克。

〔用法〕水煎服。另取地榆研细粉调浓敷患处。

〔主治〕狂犬咬伤。

第四方

〔方剂〕地榆炭100克,食醋500毫升。

〔用法〕共煎至300毫升,1日分2～3次服完。每日1次。

〔主治〕膀胱肿瘤。

第五方

〔方剂〕地榆、鸭跖草各60克,大蓟30克,车前草15克。

〔用法〕水煎服。

〔主治〕白带。

第六方

〔方剂〕地榆20克(炒),荔枝干7个。

〔用法〕水煎服。

〔主治〕月经过多。

第七方

〔方剂〕地榆30克。

〔用法〕米酒引,水煎服。

〔主治〕乳痈。

第八方

〔方剂〕生地榆40克,紫草20克,香油130克。

〔用法〕共研细末,加香油调匀,外涂患处,并撒布滑石粉。

〔主治〕亚急性湿疹,慢性湿疹。

第九方

〔方剂〕地榆根、麻油适量。

〔用法〕地榆根炒炭存性,磨粉,用麻油调成50%软膏,涂于创面,每日数次。

〔主治〕烧烫伤。

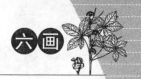

地骨皮

【别名】枸杞根、枸杞根皮、杞根。

【形态】为茄科植物枸杞的干燥根皮。全国均有栽培。地骨皮的原植物为落叶灌木，高约1米。枝条细长，常弯曲，淡灰色，嫩枝顶端成刺状，叶腋有锐刺。叶互生或3～5片丛生，单叶；叶片卵形、卵状菱形或卵状披针形，顶端尖，基部狭，全缘，两面均无毛。5～10月开花，花淡紫色或粉红色，单朵或3～4朵生于叶腋或同叶簇生；花萼通常3中裂或4～5齿裂，裂片边缘有毛；花冠漏斗状，5深裂，裂片边缘有毛；雄蕊5枚，花丝近基部有密生绒毛，此密生绒毛稍短于花冠。6～11月结果，果实卵形，成熟时红色。

【性味】味甘，性寒。

【功效】具有清热解毒、降压止血的功效。现代药理研究表明，具有降血压、解热、镇痛、降血糖作用。用于虚劳潮热盗汗、肺热咳喘、消渴、痈肿、恶疮、耳聋、齲齿、高血压、吐血、衄血等。

【采制】全年可采挖，剥下根皮，晒干。清明节前采的质量较好，皮厚且易剥取。

【鉴别】地骨皮呈筒状或槽状或不规则卷片，长3～10厘米，直径0.5～1.5厘米，厚1～3毫米。外表面灰黄色至棕黄色，粗糙，具纵横皱纹或裂纹，易成鳞片状剥落。内表面黄白色或灰黄色，有细纵纹。体轻，质脆，易折断。断面不平坦，外层黄棕色，内层灰白色。气微，味微甘而后苦。

附方精选

第一方

〔方剂〕枸杞根、鱼腥草、功劳木各15克。

〔用法〕水煎服。

〔主治〕肺结核潮热。

第二方

〔方剂〕鲜地骨皮60克。

〔用法〕酌加冰糖,水煎服。

〔主治〕虚劳潮热。

第三方

〔方剂〕地骨皮30克。

〔用法〕取上药,加水500毫升,煎至50毫升,过滤。以棉球蘸药液填入已清洁的窝洞内。

〔主治〕牙髓炎。

第四方

〔方剂〕鲜枸杞根120克,甘草10克。

〔用法〕水煎当茶饮。

〔主治〕鼻渊(副鼻窦炎,慢性鼻炎)。

第五方

〔方剂〕地骨皮50克。

〔用法〕取上药,研为粗末。用沸水冲泡,当茶饮用,每日1次。

〔主治〕鼻衄。

第六方

〔方剂〕地骨皮60克。

〔用法〕取上药,加水3碗,煎取1碗,加少量白糖或加猪肉煎煮。隔天1次,5次为1个疗程,必要时可加服1～2个疗程。

〔主治〕原发性高血压。

第七方

〔方剂〕鲜枸杞根、猪大肠各120克。

〔用法〕水煮,服汤食肉。

〔主治〕便血。

第八方

〔方剂〕鲜地骨皮适量。

〔用法〕取上药,洗净捣烂。外敷患处,每天换药1次。一般经2～3次换药后,坏死组织就能全部去掉,然后再按外科常规换药。

〔主治〕创面感染。

第九方

〔方剂〕地骨皮50克。

〔用法〕取上药,加水1000毫升,慢火煎至500毫升,留置瓶中。少量频饮代茶。另辅用维生素C、维生素B族。

〔主治〕糖尿病。

第十方

〔方剂〕地骨皮100克,防风50克,甘草(炙)25克。

〔用法〕上3味和匀。每取5克,加生姜5片,水煎服。

〔主治〕骨蒸烦热。

老鹳草

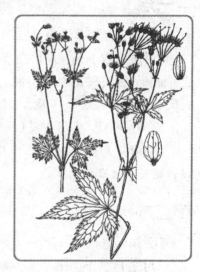

【别名】牻牛儿苗、老鸹咀、五叶联、老贯草、五瓣草。

【形态】为牻牛儿苗科植物牻牛儿苗、老鹳草或野老鹳草的干燥地上部分。全国各地均有分布。多年生草本，高30～60厘米。茎匍匐或略倾斜，多分枝，被绵毛。叶对生，具长柄，叶片3～5深裂，近五角形，裂片近菱形，边缘有锯齿。花淡红紫色，成对生于枝梢或叶腋。蒴果细长，先端长喙状、有毛，成熟时裂开，喙部由下而上卷曲。种子长圆形，黑褐色。

【性味】味苦、辛，性平。

【功效】清热解毒；祛风除湿；活血止血。主咽喉肿痛；疮疖痈肿；风湿痹痛；四肢麻木；筋骨酸痛；外伤出血。

【采制】全草入药，夏末果实将成熟时采集，鲜用或晒干。

【鉴别】长嘴老鹳草：植物牻牛儿苗的干燥全草。多数不带根，长30～50厘米，或已截成长6～8厘米的小段。茎粗2～5毫米，节明显膨大，节间长5～12厘米，多分枝，表面灰绿色，基部或带紫红色，有纵纹，并被稀疏的白毛，质较坚脆，折断时粗纤维性，有空心。叶片卷曲皱缩，质脆易碎，润湿展平后，可见为羽状深裂，裂片很细。果实长圆形，长约6～10毫米，深黄棕色或暗紫色，有宿存的长花柱，通称"长嘴"，嘴长2.5～4厘米；成熟后5裂，各与1枚种子相连，并向外反卷或卷曲成螺旋形。无臭，味淡。以灰绿色、果实多、无根及泥土者为佳。

短嘴老鹳草：为植物老鹳草、尼泊尔老鹳草、西伯利亚老鹳草等的干燥全草。茎较纤细，长约30厘米，直径约1～2毫米。节间短，多在5厘米以下。叶片裂片较宽。果实较小，花长3～5毫米，嘴长1～1.5厘米。其余与长嘴老鹳草同。无臭,味淡。以灰绿色、果实多、无根及泥土者为佳。本品以灰绿色、果实多者为佳。

附方精选

第一方

〔方剂〕老鹳草适量。

〔用法〕取上药,加水煎煮2次,合并滤液,浓缩成100%的煎液,备用。每次40毫升,每日3~4次,口服。或取上药60~90克,每日煎服1次。

〔主治〕急慢性细菌性痢疾,急慢性肠炎,阿米巴痢疾。

第二方

〔方剂〕老鹳草适量。

〔用法〕烘干,研细末,米泔水调成糊,外涂患处,每日3~5次。

〔主治〕小儿鹅口疮。

第三方

〔方剂〕老鹳草30克,接骨木、土牛膝各15克。

〔用法〕水煎服,分2次服。

〔主治〕腰扭伤。

第四方

〔方剂〕鲜老鹳草、鲜犁头草各适量。

〔用法〕捣烂敷患处。

〔主治〕痈疽疔肿。

第五方

〔方剂〕老鹳草根5克,鸡蛋1个。

〔用法〕将老鹳草晒干,研细末,与鸡蛋(去壳)调匀,蒸熟吃,每日1次。

〔主治〕久咳不止。

第六方

〔方剂〕老鹳草30~60克。

〔用法〕取上药(干品或鲜品均可),当茶冲服或水煎服。每日1次,服2~3次,30~60天为1个疗程。月经期可照常服药。

〔主治〕乳腺增生病。

第七方

〔方剂〕老鹳草60克。

〔用法〕水煎分3次服,每日1次。

〔主治〕心悸、失眠、头晕。

第八方

〔方剂〕老鹳草20克,桑枝10克,五加皮15克,威灵仙9克,苍术6克。

〔用法〕水煎服,每日1次。

〔主治〕风湿筋骨痛。

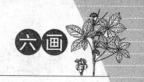

灯笼草

【别名】泡泡草、鬼灯笼、爆卜草、响铃子、水灯笼草、打额泡。

【形态】茄种植物灯笼草的全株。全国各地有分布。一年生草本，高30～90厘米。茎直立或披散，上有细棱，具短毛。单叶互生，或2片聚生；6～7月开花，花单生于叶腋；花梗具短茸毛；花萼绿色，钟状；花冠黄色，短筒状，9～10月结果，浆果圆形，直径约1厘米，黄色；宿萼在结果时膨胀成灯笼状，包围在浆果外面，但与果分离。

【性味】味苦，性寒。

【功效】清热，行气，止痛，消肿。治感冒，痄腮，喉痛，咳嗽，腹胀，疝气，天疱疮。《陆川本草》："行气，消胀，利尿。治腹胀，睾丸炎，疝气。"

【采制】秋季果实成熟、宿萼呈红色或橙红色时采收。

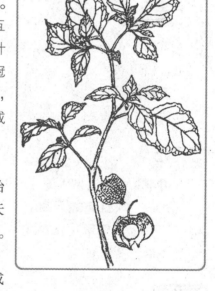

【鉴别】茎略呈扁方柱形，具棱，表面灰黄白色或灰青色，密被白色茸毛。叶皱缩卷曲，展平后呈卵圆形，长2～5厘米，宽2～3厘米，先端尖，基部楔形或微心形，近全缘或有不规则疏粗齿，暗绿色或黄绿色，两面被白色茸毛；齿长叶柄。叶依处具膨大似灯笼状的花萼，有的已压扁，长约2.5厘米，宽约2厘米，淡黄绿色，薄纸质，半透明，被有柔毛，内有暗黄绿色浆学金果，近圆形，直径约1厘米。气微，味甘。以全草幼嫩、色黄绿、带果宿萼多者为佳。

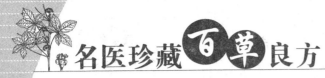

附方精选

第一方

〔方剂〕鲜灯笼草100克，大青叶30克，冰糖适量。

〔用法〕水煎，分3次服。

〔主治〕流行性腮腺炎。

第二方

〔方剂〕灯笼草30克，荔枝核（盐火炒）10枚。

〔用法〕水煎服。

〔主治〕睾丸炎。

第三方

〔方剂〕灯笼泡果适量。

〔用法〕取灯笼泡果晒干，研细末，每服3克，开水送服。

〔主治〕热咳咽痛。

第四方

〔方剂〕鲜灯笼泡果适量。

〔用法〕洗净捣烂，外敷患指。

〔主治〕手指发炎。

第五方

〔方剂〕鲜灯笼草50克。

〔用法〕水煎分2次服，每日1次，连服3天。亦可取全草晒干，研末，每次6克，开水送服。

〔主治〕细菌性痢疾。

第六方

〔方剂〕鲜灯笼草10克，凤尾草30克，鲜土牛膝根15克。

〔用法〕水煎服，每日1～2剂。

〔主治〕白喉。

第七方

〔方剂〕鲜灯笼草适量。

〔用法〕取鲜草适量，煎水外洗患处。另取灯笼泡果适量，捣烂外敷患处；亦可取灯笼草晒干，研细末，麻油调涂患处。

〔主治〕天疱疮。

刘寄奴

【别名】鸭脚菜、鸭脚艾、白花蒿、四季菜。

【形态】为菊科植物白苞蒿的地上部分。全国大部分省、区有分布。多年生草本，高40～90厘米，揉碎有香气。茎直立，嫩时有稀疏柔毛，后脱落无毛。叶互生，基生叶叶片羽状分裂，裂片卵形、长卵形或椭圆形，边缘有锯齿，两面均无毛；茎生叶，叶片通常掌状3深裂，侧裂1～3对。8～9月开花，花白色，组成头状花序长圆形，直径约3毫米，无梗，基部无小苞片，排成圆锥花序式生于枝顶，或在分枝上排成复穗状花序；总苞片半膜质或膜质，背面无毛；管状。8～10月结果，果实倒卵形，细小，顶端无冠毛。

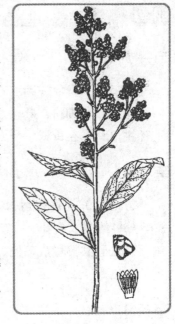

【性味】味微苦、辛，性温。

【功效】具有活血散瘀、祛风止咳、利湿解毒、通经止痛的功效。主治行经腹痛、跌打瘀痛、创伤出血等。

【采制】秋季开花或结果时采收全草，晒干。

【鉴别】刘寄奴通常以来源不同划分为两类：

北刘寄奴：为带果的干燥全草。茎硬而直立，长达30厘米以上，直径1～3毫米，表面灰棕色或棕黑色，下部有时带短段根基，中部及上部有分枝，叶多已脱落，留有残痕，枝梢有多数筒状花萼，长约1.5厘米，表面有明显隆起的纵棱10条，顶端5裂，有时可见唇形花冠残留，呈棕黄色。花萼内大多包藏有长椭圆形而尖的果实，黑色。长5～10毫米，具多数纵纹，质脆易破裂，内藏多数细小的长形种子，表面皱缩。茎质脆易折断，断面淡黄白色，纤维性，上部中空，下部较紧密。气微，味无。

南刘寄奴：为干燥的带花全草，枝茎长60～90厘米，通常已弯折，直径2～4毫米，表面棕黄色至棕褐色，常被白色毛茸，茎质坚而硬，折断面呈纤维状、黄白色、中央白色而疏松。叶互生，通常干枯皱缩或脱落，上表面暗绿色，下表面灰绿色，密被白毛，质脆易碎或脱落。枝梢带花穗，枯黄色。气芳香，味淡。

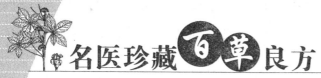

附方精选

第一方

〔方剂〕刘寄奴、菊三七各等分。
〔用法〕研细粉,敷患处。
〔主治〕外伤出血。

第二方

〔方剂〕鲜刘寄奴适量,水浸泡过15分钟的糯米少量。
〔用法〕共捣烂敷患处。
〔主治〕小儿丹毒。

第三方

〔方剂〕刘寄奴、当归各15克,延胡索10克。
〔用法〕水煎服。
〔主治〕闭经,产后瘀血腹痛。

第四方

〔方剂〕刘寄奴15克,茵陈10克。
〔用法〕水煎服。
〔主治〕黄疸。

第五方

〔方剂〕刘寄奴30克。
〔用法〕水煎服。
〔主治〕月经不调,经闭,跌打瘀肿,胃肠气胀。

第六方

〔方剂〕刘寄奴、地耳草各15克。
〔用法〕水煎服。
〔主治〕慢性肝炎。

第七方

〔方剂〕刘寄奴15克,白背叶根30克。
〔用法〕水煎服。
〔主治〕白带。

第八方

〔方剂〕鲜刘寄奴、鲜韭菜各60克。
〔用法〕水煎服。
〔主治〕跌打内伤。

第九方

〔方剂〕刘寄奴适量。
〔用法〕捣烂敷患处。
〔主治〕烫、火伤。

第十方

〔方剂〕刘寄奴适量。
〔用法〕水煎服。
〔主治〕霍乱成痢。

合欢皮

【别名】夜合皮、合欢木皮、合昏皮。

【形态】为豆科植物合欢的干燥树皮。生长于华南、西南、华东、东北及华北等地。落叶乔木，高达 10 多米。树干灰黑色；小枝无毛，有棱角。2 回双数羽状复叶，互生；羽片 6~15 对；小叶 10~30 对，无柄；小叶片镰状长方形，先端短尖，基部截形，不对称，全缘，有缘毛，下面中间闭合；托叶线状披针形。6~8 月开花，头状花序生于枝端，总花梗被柔毛；花淡红色；花萼筒状，先端 5 齿裂，外被柔毛；花冠漏斗状，外被柔毛，先端 5 裂，裂片三角状卵形。8~10 月结果，荚果扁平，黄褐色，嫩时有柔毛，后渐脱落，通常不开裂。种子椭圆形而扁，褐色。

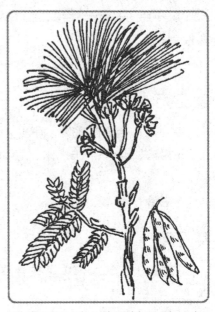

【性味】性平，味甘。

【功效】具有解郁安神、活血消肿的功效。用于心神不安、忧郁失眠、肺痈疮肿、跌打伤痛。

【采制】夏季花初开时采收，除去枝叶，晒干。取原药材，拣去杂质，用清水略浸，捞起，待润软切片，晒或烘干，筛去灰屑。置通风干燥处。

【鉴别】合欢皮呈槽状或筒状，长 40~80 厘米，厚 1~3 毫米。外表面灰棕色或灰褐色，稍有纵皱纹，横向皮孔密生，椭圆形，棕色或棕红色，偶有突起的横棱或较大的圆形瘢痕（枝痕）。内表面淡黄色或黄白色，平滑，有细节皱纹。质硬而脆，易折断，断面黄白色，呈纤维性裂片状。气微，味微涩，稍刺舌，而后喉头有不适感。

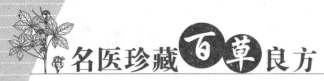

附方精选

第一方

〔方剂〕合欢皮手掌大1块。

〔用法〕取上药，水煎。每日1次。服药期间忌食辛、辣、煎、炒刺激性食物。

〔主治〕止痛，矽肺。

第二方

〔方剂〕合欢皮适量，香油少许。

〔用法〕烘干，研细末，香油调涂伤处。

〔主治〕蜘蛛咬伤。

第三方

〔方剂〕合欢花10克或合欢皮20克，甘松9克。

〔用法〕水煎分2次服，每日1次。

〔主治〕小儿多动症。

第四方

〔方剂〕合欢皮、鲜景天三七各15克，夜交藤30克。

〔用法〕水煎分2次服，每日1次，连服3~5天。

〔主治〕心烦不寐。

第五方

〔方剂〕合欢皮15克，犁头草20克，野菊花12克。

〔用法〕水煎服，每日1次，连服3~5天。

〔主治〕痈肿。

第六方

〔方剂〕合欢花10克，鸡肝1具或猪肝50克。

〔用法〕水蒸服。

〔主治〕风火所致两目作痒。

第七方

〔方剂〕合欢皮30克，土牛膝12克。

〔用法〕水煎服。

〔主治〕跌打损伤。

第八方

〔方剂〕合欢皮15克，鱼腥草12克（后下），苡米20克，桃仁6克。

〔用法〕水煎分2次服，每日1次，连服5~7天。

〔主治〕肺痈。

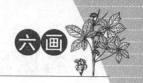

肉苁蓉

【别名】千丈云、淡苁蓉、大芸、苁蓉、肉果、迷苁蓉、制大云、淡大云。

【形态】为列当科植物肉苁蓉的干燥肉质茎。大多数省市均有出产。多年生寄生草本，高10～40厘米。茎肉质肥厚，圆柱形，直径3～10厘米，黄色，不分枝或有时从基部分2～3枝。叶鳞片状，黄褐色，覆瓦状排列，呈披针形或条状披针形，长1.5～4厘米，宽4～8毫米，先端渐尖。5～6月开花，花黄色，组成穗状花序圆柱形，长5～20厘米，宽约5厘米，花多数而密集；苞片卵状披针形，长约1.5厘米，小苞片狭披针形，与花萼近等长，花萼5浅裂，裂片近圆形，花冠近唇形，5裂，雄蕊4枚。6～7月结果，果实椭圆形，内有多数种子。

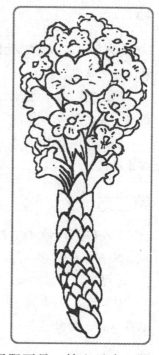

【性味】甘、咸，温。

【功效】肉苁蓉具有补肾阳、益精血、润肠通便的功效。主要用于阳痿、不孕、腰膝酸软、筋骨无力、肠燥便秘等症。本品温而不燥，滋而不腻，从容和缓，补而不峻，润而不泄，为平补之剂。凡肾阳不足、精血亏虚、肠燥便秘者需大剂量使用，方可见功。常服温补益气、滋润强壮、抗衰延年益寿、增强抵抗力，尤宜老年人。

现代临床上还用于前列腺肥大、老年顽固性口腔干燥症、肾阳虚型糖尿病、乳腺增生等。

【采制】通常于春季苗未出土或刚出土时采挖，除去花序，切段，晒干。通常将鲜品置沙土中半埋半露，较全部曝晒干得快，干后即为甜大芸（甜苁蓉），质量好。秋季采取者因水分大，不易干燥，故将肥大者投入盐糊中腌1～3年（盐苁蓉），质量较次。药用时须洗去盐分，再切片加工。

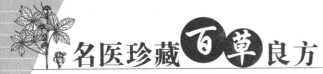

【鉴别】甜苁蓉呈扁圆形，稍弯曲，长3～15厘米，直径2～8厘米。表面棕色或黑棕色，密被覆瓦状排列的肉质鳞片，通常鳞片先端已断，各叶茎间有纵槽纹。体重，质硬，微有柔性，不易折断。断面棕色，有淡棕色点状维管束，排列成放射状或波状，有时中空。气微，味甜、微苦。

盐苁蓉形状较不整齐，黑褐色，外面带盐霜，断面黑色，气味咸。

附方精选

第一方

〔方剂〕肉苁蓉、杜仲、菟丝子、锁阳各250克。

〔用法〕共研细末，炼蜜为丸，每次9克，每日2次。

〔主治〕肝肾不足，筋骨痿弱，腰膝冷痛。

第二方

〔方剂〕肉苁蓉、决明子各10克，蜂蜜适量。

〔用法〕开水冲泡，当茶饮用。

〔主治〕年老津枯、产后血虚、热病津伤之便秘。

第三方

〔方剂〕肉苁蓉、附子、茯苓、白术、桃仁、白芍各15克，干姜10克。

〔用法〕水煎服，每日1次。

〔主治〕肾阳虚闭经。

第四方

〔方剂〕肉苁蓉25克，熟地30克，石菖蒲20克，磁石10克，黑豆60克。

〔用法〕水煎至熟，食豆服汤，隔日1次。

〔主治〕老年耳聋。

第五方

〔方剂〕肉苁蓉、精羊肉各30克，粳米50克。

〔用法〕煮粥常食。

〔主治〕虚劳早衰。

第六方

〔方剂〕肉苁蓉30克，麻黄根15克，煅牡蛎60克（先煎），母鸡1只。

〔用法〕母鸡肉与诸药共炖熟，少量食盐调味，酌量食肉喝汤，每日2次。

〔主治〕自汗。

决明子

【别名】狗尿豆、假绿豆、羊角豆、野青豆、猪屎蓝豆、夜关门、千里光、草决明。

【形态】为豆科植物决明的干燥成熟种子。全国大部分地区有分布。一年生草本，高约1米。茎直立，上部多分枝，全体枝短柔毛。叶互生；双数羽状复叶；叶柄上面有沟，叶轴上2小叶间有腺体；托叶线状，早落；小叶3对，倒卵形，先端圆形，有微突尖，基部广楔形或近圆形，一边倾斜，全缘，上面近无毛，下面被柔毛。花腋生，成对；总花梗被柔毛；萼片5个，卵圆形，外面被柔毛；花瓣5，倒卵形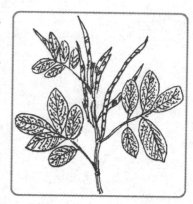或椭圆形，具短爪，黄色；雄蕊10个，上面3枚退化，下面7枚发育完全；子房细长，弯曲，被毛，具柄，花柱极短，柱头头状。6～8月开花。9～10月结果，荚果，线形，略扁，弓形弯曲，被疏柔毛。种子多数，菱形，灰绿色，有光亮。

【性味】味甘、苦、咸，性微寒。

【功效】决明子具有清热明目、润肠通便的功效。用于目赤涩痛、羞明多泪、头痛眩晕、目暗不明、大便秘结。本品为眼科常用药，尤宜风热、郁火之目赤应用为多。以其清肝之作用还可用于肝阳上亢之头痛。药用为种子，质润味甘归大肠经，故对热结肠燥便秘亦较适用。现代临床上还用于高血压、高脂血症、减肥、急性乳腺炎等。

【采制】9～10月份果实成熟时采收，晒干后打下种子，晒干即可。

炮制分生用与炒用两种方法。

生用：先将清水放入缸内，将决明子放入箩筐中后，将箩筐置水缸中，淘洗干净泥沙后取出，晒干或烘干，筛尽灰屑即成。

炒用：取决明子入锅，用文火拌至稍微膨胀并发出香味时为止。取出，放凉。

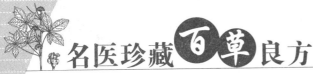

【鉴别】略呈菱状方形或短圆柱形，两端平行倾斜，形似马蹄，长 3～7 毫米，宽 2～4 毫米。表面黄绿色，平滑有光泽。一端平坦，另端斜尖，背腹面各有 1 条突起的棱线，棱线面侧各有 1 条斜面对称而色较浅的线形凹纹。质坚硬，不易破碎。横切面可见种皮薄，中间有 S 形折曲的黄色子叶，2 片重叠。气微，味微苦。

小决明呈矩圆柱形，较小，长 3～5 毫米，宽 2～3 毫米。表面棱线两侧各有 1 条宽广的浅黄色带。

附方精选

第一方

〔方剂〕决明子 25～100 克。
〔用法〕根据病情轻重和体质强弱取上药，每日 1 剂，水煎服。
〔主治〕急性乳腺炎。

第二方

〔方剂〕决明子 20 克。
〔用法〕用开水 500 毫升泡后代茶饮用。
〔主治〕高脂血症。

第三方

〔方剂〕决明子 30 克。
〔用法〕取上药，加水 1000 毫升，煎至 400 毫升。分 2 次服，每日 1 剂，小儿酌减。
〔主治〕麦粒肿。

第四方

〔方剂〕决明子 10～15 克，蜂蜜 20～30 克。
〔用法〕水煎 10 分钟，加蜂蜜调和，每晚 1 次。
〔主治〕习惯性便秘。

第五方

〔方剂〕生决明子 300 克。
〔用法〕每次取 25～50 克，开水冲泡，饮用。
〔主治〕男性乳房发育症。

第六方

〔方剂〕决明子、千里光、路边菊各 10 克。
〔用法〕水煎服。
〔主治〕风火眼痛。

连 翘

【别名】旱连子、大翘子、连壳、空壳、黄花条。

【形态】为木犀科植物连翘的干燥果实。河北、山西、陕西、河南、山东、安徽、湖北、四川有分布。落叶灌木,高2~4米。枝细长,开展或下垂,嫩枝褐色,略呈四棱形,散生灰白色细斑点,节间中空。叶对生,叶片卵形、宽卵形或椭圆状卵形至椭圆形,两面均无毛。花黄色,通常单朵或2至数朵生于叶腋,花先叶开放;花萼深4裂,边缘有毛;花冠深4裂,雄蕊2枚。

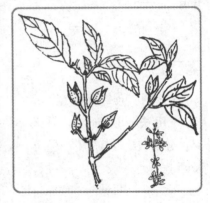

3~4月开花,7~9月结果。果实卵球形、卵状椭圆形或长卵形,先端喙状渐尖,表面有多数凸起的小斑点,成熟时开裂,内有多粒种子,种子扁平,一侧有翅。

【性味】味苦,性寒。

【功效】具有抗菌、抗炎镇痛、护肝、抗单纯疱疹病毒等作用。用于温热、丹毒、瘰疬、痈疮肿毒、急性肾炎、小便不通等。

【采制】连翘因采收时间与加工方法不同,有青翘和老翘(又名黄翘)之分:青翘于白露前8~9天采收未成熟的青绿的果实,用沸水煮片刻或用笼蒸30分钟后,取出晒干;老翘则于10月霜降后果实成熟,果皮变黄褐色,果实裂开时摘下,去净枝叶,除去种子,晒干。

【鉴别】连翘呈卵圆形,长1.5~2厘米,直径0.5~1.3厘米,稍扁。顶端锐尖,表面有不规则的纵皱纹及多数凸起的小斑点,两面各有1条明显的纵沟。青翘多不开裂,绿褐色,表面凸起的灰白色的小斑点较少,种子多数,细长,一侧有翅,黄绿色;老翘自尖端开裂或裂成两瓣;表面黄棕色或红棕色,内表面多为浅黄棕色,种子棕色,多已脱落。微有香气,味苦。

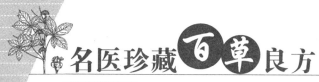

附方精选

第一方

〔方剂〕连翘30克。

〔用法〕加水煎至150毫升。分3次饭前服,连用5~10天。忌食辛辣及盐。

〔主治〕急性肾炎。

第二方

〔方剂〕连翘500克。

〔用法〕研细末。每天20~25克,分3次饭前服。忌辛辣食物及酒。

〔主治〕肺结核。

第三方

〔方剂〕连翘18克。

〔用法〕取上药,加水用文火煎成150毫升。分3次食前服。

〔主治〕血小板减少性紫癜,过敏性紫癜。

第四方

〔方剂〕连翘20~30克。

〔用法〕取上药,文火水煎。分3次食前服。

〔主治〕视网膜黄斑区出血。

第五方

〔方剂〕连翘心60克。

〔用法〕取上药。炒焦煎水服,或炒焦研末服,每次10克,每日3次。

〔主治〕呃逆。

第六方

〔方剂〕连翘适量。

〔用法〕取上药,去梗洗净,曝干,装罐备用。每次用15~30克,开水冲泡或煎沸当茶饮,连服1~2周。

〔主治〕便秘。

花 椒

【别名】点椒、川椒、汉椒、巴椒、南椒、蜀椒。

【形态】为芸香科植物青椒或花椒干燥成熟的果皮。分布于东北、西北、中南及四川等地。灌木，高1～3米。树皮暗灰色，疏生平直而尖锐的刺。单数羽状复叶互生，叶轴具窄翼，具稀疏而略向上的小皮刺，小叶5～10片，卵形或卵状披针形，边缘有细小圆齿，叶脉上有时生长刺。花小，淡绿色。蓇葖果球形，熟时暗红色。

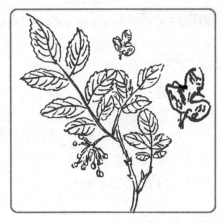

【性味】味辛，性温。

【功效】具有降压、局麻、抑制血栓形成、抑制血小板聚集、防霉、杀阴道毛滴虫作用。用于风寒湿痹、心腹冷痛、疝痛、齿痛、肠痉挛、溃疡疼痛、胆绞痛、蛔虫病、蛲虫病、细菌性痢疾、阴痒、疮疥癣、解鱼腥毒等。

【采制】果实成熟后，割取果枝，晒干后打下果实，分开种子（椒目）及果皮（花椒），除去杂质。

醋制： 取净花椒入锅用文火炒热。按每500克花椒用醋60克的比例，将醋洒入锅内拌炒至干，取出，放入木桶内盖好，闷1小时，至颜色呈老红色后取出，晒干。

【鉴别】花椒主要分为花椒、青椒两种：

花椒： 系由腹面开裂或延伸至背面亦稍裂开的蓇葖果果皮，呈基部相连的2瓣状，形如切开的皮球，直径4～5毫米。表面红紫色至红棕色，极粗糙，顶端有不甚明显的柱头痕迹，基部常见有小果柄及未发育的1～2个离生心皮，呈小颗粒状，偶见2个小蓇葖果并生于小果柄尖端。果枝表面有纵皱纹。外果皮表面极皱缩，可见许多呈疣状突起的油腺，油腺直径0.5～1毫米，对光观察透亮；内果皮光滑、淡黄色，常由基部与外果皮分离而向内反卷。有时可见残留的黑色种子。果皮革质，具特殊的强烈香气，味麻辣而持久。

青椒： 常多为2～3个上部离生的小蓇葖果构成，只有1个小蓇葖果的较少；直径3～4毫米，表面草绿色至黄绿色，少有暗绿色者。外果皮皱纹细，油腺呈深色点状，不甚隆起；内果皮与外果皮常由基部分离，两层果皮皆向内反卷，尤其是3个小蓇葖果基部合生者，反卷更明显，有的小蓇葖果中，残留有1粒黑色种子，光亮，卵圆形。气香，味麻辣。

附方精选

第一方

〔方剂〕花椒20粒，醋100克，水50毫升，蔗糖少许。

〔用法〕共煎后温服，症状未除者，4小时后再服。

〔主治〕胆道蛔虫病。

第二方

〔方剂〕花椒、蛇床子各30克，藜芦、吴茱萸各15克，明矾20克。

〔用法〕水煎熏洗、坐浴。

〔主治〕妇女阴痒。

第三方

〔方剂〕花椒10克。

〔用法〕放油锅内炸至变黑，出味后去椒温服油。

〔主治〕儿童蛔虫性肠梗阻。

第四方

〔方剂〕花椒、枯矾各100克，冰片10克。

〔用法〕将花椒、枯矾炒黄，研细末，再加入冰片研细备用。用时取适量，撒布创面，或加香油调涂。

〔主治〕皮肤溃疡感染，创面焮红痛痒。

第五方

〔方剂〕川椒50克。

〔用法〕研细末，与250毫升白酒在酒壶内煮沸，用酒壶中冒出的热气劝难乳头及周边肿块部位，进行熏蒸。

〔主治〕产后乳汁不通。

第六方

〔方剂〕花椒3~5粒，大蒜头1个，葱白10厘米。

〔用法〕同捣烂，敷患处。24小时后换1次。

〔主治〕鸡眼。

第七方

〔方剂〕花椒25克，紫皮大蒜100克。

〔用法〕共捣成药泥，敷患处。

〔主治〕顽癣。

第八方

〔方剂〕炮姜8克，制香附、花椒各6克，饴糖15克。

〔用法〕将前味水煎去渣，加入饴糖溶化，分2次空腹服。

〔主治〕胃腹冷痛。

陈 皮

【别名】橘皮、头红、桔皮、广陈皮、柑皮、新会皮。

【形态】为芸香科植物橘的干燥成熟果皮。主产于广东、福建、四川、浙江、湖南等地。小乔木，树形扩散，树冠常呈扁圆头状，一般高约3米。叶互生，叶片菱状长椭圆形，两端渐尖，两侧易向内卷，叶缘有浅锯齿；叶柄细长，翼叶不甚明显。花丛生或单生，黄白色；果实扁圆形，纵径4～5厘米，横径6～7厘米，顶部平或微凹，基部棱起，呈放射状；果面光亮，橙红色，油腺细密则平生；果皮易剥离，瓤囊10瓣左右，肾形；中心柱虚空；汁少，甜而带酸。种子扁卵圆形，外种皮灰白色，内种皮淡棕色；多胚。花期3月中旬。果熟期12月下旬。

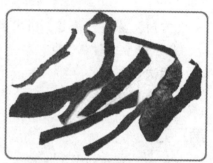

【性味】性温，味辛、苦。

【功效】具有理气调中、燥湿化痰的功效。主治消化不良、慢性胃肠炎、神经性呕吐、妊娠呕吐、上呼吸道炎、支气管炎、耳源性眩晕、急性乳腺炎等。

【采制】一般于秋冬季果实成熟后采收，剥取果皮，晒干即得。广陈皮则用刀将果皮开成3瓣或十字开成4瓣，每瓣与底部相连，将果皮内表面翻出再晒干。

【鉴别】广陈皮：系主产于广东新会、江门、四会一带陈皮。果皮常剖成3瓣或4瓣，每瓣反卷，果瓤面向外。每瓣近宽椭圆形，基部相连，间有单瓣。果皮较厚，0.1～0.2厘米，表面棕红色或橙红色，放置日久者呈棕褐色，有干皱缩纹，密布大而均匀的凹陷状油室。内表面淡黄白色，粗糙，有麻点，较疏松，有分布不均匀的筋络，对光照视可见清晰透亮排列紧密的油室孔。质柔软，富有弹性，不易折断。气清香，味甘微辛，嚼之稍有麻舌感。广陈皮系橘栽培变种茶枝柑、四会柑等的果皮加工而得。

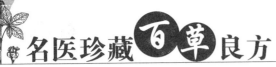

普通陈皮：常剥成数瓣，基部相连，有的呈不规则的片状，厚 0.1~0.4 毫米。外表面橙红色或红棕色，有细皱纹及凹下的油室；内表面浅黄白色，粗糙，附黄白色或黄棕色筋络状维管束。

附方精选

第一方

〔方剂〕陈皮、茯苓、白术各 9 克，人参 12 克，甘草 3 克。

〔用法〕水煎服。

〔主治〕脾虚气滞。

第二方

〔方剂〕半夏、陈皮各 9 克，茯苓 12 克，炙甘草 5 克。

〔用法〕水煎服。

〔主治〕咳嗽痰稀，胸膈胀满。

第三方

〔方剂〕桔梗、半夏、陈皮各 15 克，姜 5 片。

〔用法〕水煎服。

〔主治〕伤寒腹胀，阴阳不和。

第四方

〔方剂〕姜 7 片、陈皮 7.5 克，竹茹 6 克，人参 15 克，半夏 30 克。

〔用法〕水煎服。

〔主治〕胃口有热，呕吐咳逆，虚烦不安。

第五方

〔方剂〕陈皮 1.5 克，槲寄生 3 克。

〔用法〕共放入茶杯中，用开水 200 毫升冲泡，加盖放 10 分钟后服用。第 1 次服一半，第 2 次服时加等分开水再服一半，依此每日 3 次，1 次连冲 3 日，饭前、饭后均可服用。

〔主治〕慢性气管炎。

苍 术

【别名】茅苍术、北苍术、赤术、南苍术。

【形态】为菊科植物茅苍术、北苍术的干燥根茎。我国北方地区有广泛分布。多年生草本。地下根茎结节状圆柱形或疙瘩块状，直径 1~4 厘米，表面灰棕色或黑棕色。茎直立，高30～80厘米，有稀疏的蛛丝状毛或无毛。叶互生，中下部茎叶长8～12厘米，宽5～8厘米，大头羽状深裂或半裂，侧裂片1～2对或3～4对，椭圆形、长椭圆形或倒卵状长椭圆形，宽0.5～2厘米，顶裂片宽1.5～4.5厘米；有时中下部茎叶不分裂。或全部茎叶不分裂，叶片倒卵形、长倒卵形、倒披针形或长倒披针形，长2～9厘米，宽1.5～5厘米，上部叶基部有时有1～2对三角形刺齿裂。全部叶无毛，质地硬，边缘有针刺状毛或三角形刺齿。6～10月开花，花白色或紫蓝色，组成头状花序单生于枝顶；总苞直径约1.5厘米，总苞片针刺状羽状全裂或深裂；全部为管状花。6～10月结果，果实有毛，顶端有刚毛状冠毛，长约8毫米，基部连合成环。

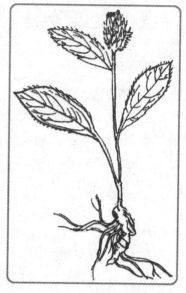

【性味】味辛、苦，性温。

【功效】具有燥湿健脾、祛风胜湿、解表散寒、明目辟秽的功效。主治胃炎、胃溃疡、胃肠神经官能症、风湿性关节炎、夜盲症等。

【采制】野生茅苍术四季均可采，以8月份所采为佳。栽培茅苍术多于秋采，北苍术春秋季均可，均采收生长2年以上者。茅苍术采后除去泥杂，晒干除去或燎掉须根。北苍术除去泥杂后，晒至四五成干时除去须根；晒至六七成干再除去老皮；晒至全干再除至表皮黄褐色。

【鉴别】**茅苍术**：呈不规则连珠状或结节状圆柱形，略弯曲，偶有分枝，长3～10厘米，直径1～2厘米。表面灰棕色。有皱纹、横曲纹及残留的须根，顶端具茎痕茎基。质坚实，断面黄白色或灰白色，散有多数橙黄色或棕红色油点，习称"朱砂点"，暴露稍久，可析出白毛状结晶，习称"起霜"。香气特异，味微甘、辛、苦。

北苍术：呈疙瘩块状或结节状圆柱形，长4～9厘米，直径1～4厘米。表面棕黑色；除去外皮者黄棕色。质较疏松；折断面散生棕黄色油点习称"雄黄点"，无白毛状结晶析出，香气较淡。

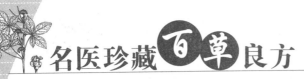

附方精选

第一方

〔方剂〕苍术1000克。

〔用法〕加水2升,煮浓缩成膏,加蜂蜜250克调匀。每次1匙,每日2次,开水冲服。

〔主治〕慢性丹毒。

第二方

〔方剂〕苍术适量。

〔用法〕研细末,与白芝麻油调成稀糊状敷患处。每日1~2次,至愈止。

〔主治〕烧烫伤。

第三方

〔方剂〕苍术20克。

〔用法〕泡茶饮,每日1次。

〔主治〕胃下垂属湿阻中焦者。

第四方

〔方剂〕苍术18克。

〔用法〕取上药,水煎取汁。每天上午1次服下。

〔主治〕夜盲症。

第五方

〔方剂〕苍术10克,厚朴5克,陈皮、甘草各3克。

〔用法〕水煎服。

〔主治〕消化不良,食少便溏,胸闷腹胀,呕恶口腻。

第六方

〔方剂〕苍术适量。

〔用法〕取上药,将其削成圆锥形,中刺数小孔,塞进外耳道,然后将艾柱放在苍术上点燃。每次5~7壮,每日或隔天1次,10次为1个疗程。孕妇忌用。

〔主治〕耳鸣。

第七方

〔方剂〕薏苡仁15克,黄柏、苍术、牛膝各10克。

〔用法〕水煎服。

〔主治〕膝关节肿痛,下肢风湿痛。

第八方

〔方剂〕苍术适量。

〔用法〕取上药,研为细末。每日3克,分3次用开水冲服,儿童酌减。

〔主治〕结膜干燥症。

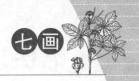

芡 实

【别名】鸡头米、鸡头子、野鸡头、南芡实、北芡实。

【形态】为睡莲科植物芡的干燥种仁。我国大部分地区有分布。一年生水生草本。具有白色须根及不明显的茎。初生叶沉水，箭形；后生叶浮于水面，圆形，直径65~130厘米，正面多皱纹，反面紫色，两面均有刺；叶柄生叶底中央。花鲜紫红色，在水面平放，日开夜合。浆果带刺，如鸡头状。种子球形，黑色，坚硬，内含白色粉质胚乳。

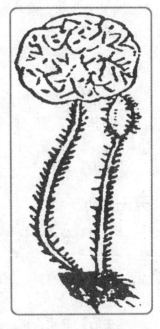

【性味】味甘、涩，性平。

【功效】具有益肾固精、补脾止泻、祛湿止带的功效。主要用于梦遗滑精、遗尿尿频、脾虚久泻、白浊、带下等。为较理想的滋养收涩之药。

现代临床上还用于糖尿病。

【采制】芡实采收季节为白露至霜降期间，见种皮呈红褐色时采收。南方分多次采收，而四川及北方地区均1次采收（分次采收者质佳，1次采收者，大小不匀且加工时易碎）。采下果实，可堆集沤烂果肉及假种皮，然后放入清水中淘洗干净，捞出种子晒干。常用机器脱去硬壳，取出种仁；亦可将干种子用开水泡软外种皮，再快刀切削，取出种仁晒干（机器脱壳法工效快，适于量大加工，但碎仁较多；手工法工效低，但成品规格高，适于少量加工）。

【鉴别】芡实表面有棕红色内种皮，一端黄白色，约占全体的1/3，有凹点状的种脐痕，除去内种皮显白色，质较硬，断面呈白色，粉性。无臭，味淡。芡实商品均以颗粒完整，饱满均匀，断面色白粉性足、无碎屑、泥杂，身干不蛀者为佳。并以南芡实（圆芡）为佳。

附方精选

第一方

〔方剂〕鲜芡实根30克,蜂蜜、蛋清、麻油各1匙。

〔用法〕将芡实根水煎,去渣,加入蜂蜜等3味,乘热服。

〔主治〕难产。

第二方

〔方剂〕芡实根适量。

〔用法〕切片,煮熟,蘸作料、醋食之。

〔主治〕腹股沟斜疝。

第三方

〔方剂〕芡实、苡米各15克,莲子(去心)20克,山药18克。

〔用法〕加水煮烂,加白糖适量,连渣分2次服之。

〔主治〕脾虚久泻。

第四方

〔方剂〕芡实15克,莲须6克,金樱子30克。

〔用法〕水煎分2次服,每日1次。

〔主治〕梦遗滑精。

第五方

〔方剂〕芡实15克,白果6克,车前草5克,筋骨草10克。

〔用法〕水煎服,每日1次。

〔主治〕湿热带下。

第六方

〔方剂〕芡实根250克,鸡1只。

〔用法〕将鸡去毛和内脏,加水共炖烂,去药渣,加作料,吃鸡喝汤。

〔主治〕脾肾虚弱所致的白带过多。

第七方

〔方剂〕芡实、糯米各30克,白果10枚。

〔用法〕共煮粥吃,每日1次,10天为1疗程,间歇服2~4个疗程。

〔主治〕慢性肾炎蛋白尿。

第八方

〔方剂〕芡实粉、白茯苓粉各适量。

〔用法〕黄蜡化蜜和丸,梧桐子大。每服百丸,盐汤下。

〔主治〕浊病。

第九方

〔方剂〕芡实、山药、茯苓、白术、莲肉、薏苡仁、白扁豆各200克,人参50克。

〔用法〕俱炒燥为末,白汤调服。

〔主治〕老幼脾肾虚热及久痢。

灵 芝

【别名】灵芝草、之秀、紫芝、赤芝、黑芝、菌灵芝。

【形态】为多孔菌科植物赤芝或紫芝的全株。全国大部分省区有出产，部分省区有栽培。一年生附生真菌。子实体伞状。菌盖半圆形或肾形，宽5～12厘米，厚1～2厘米，盖面黄褐色或红褐色，有光泽，有不明显的环状棱纹和放射状皱纹，边缘较薄，全缘或波状。管口面乳白色，后变为浅褐色或红褐色；管口圆形，每1毫米约5个；孢子褐色，卵形，极细小，粉末状。

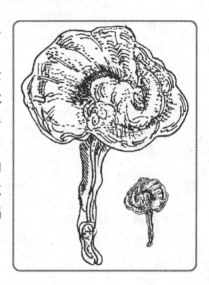

【性味】味淡、微苦，性温。

【功效】补中强智、宁心益胃，用于神经衰弱、失眠、胃痛、消化不良、解菌毒，有一定的抗癌作用。

【采制】子实体于夏、秋季采收，晒干或晾干备用。

【鉴别】管口面类白色或黑褐色。纵剖面可见菌管单层。菌柄偏生，圆柱形，弯曲，长4～12厘米，直径3～10毫米，下部有假根，与菌盖同色，有细微绒毛。木栓质。气微，味淡。

【贮藏】新鲜灵芝的保存期很短。灵芝采收后，去掉表面的泥沙及灰尘，自然凉干或烘干，水分控制在13%以下，然后用密封的袋子包装，放在阴凉干燥处保存。

附方精选

第一方

〔方剂〕赤灵芝25～30克。

〔用法〕水煎服，每日1次，留渣复煎2次，每日服3次。

〔主治〕功能性子宫出血。

第二方

〔方剂〕灵芝90克。

〔用法〕水煎服。

〔主治〕毒草中毒。

第三方

〔方剂〕灵芝3克。

〔用法〕水煎当茶饮,也可浸酒服。

〔主治〕高血压病,风温性关节炎,矽肺。

第四方

〔方剂〕灵芝6克。

〔用法〕水煎日分3次服,也可浸酒服。

〔主治〕血胆固醇过高症。

第五方

〔方剂〕灵芝6克,白公鸡1只。

〔用法〕去毛及内脏,将灵芝用纱布包好,放鸡肚内,用砂锅煮熟服。

〔主治〕肾炎。

第六方

〔方剂〕灵芝500克。

〔用法〕切碎,小火水煎2次,每次煎约2小时,合并煎液,浓缩用多层纱布过滤,滤液加蒸馏水至500毫升,滴鼻,每次2~6滴,每日2~4次。

〔主治〕鼻炎。

第七方

〔方剂〕灵芝5克。

〔用法〕加冷水200毫升浸泡,在火上煮沸5分钟,温服,每晚1次。可多次煮至到没味再换新药。

〔主治〕强身健体,治多种慢性疾病,脑神经衰弱,慢性肝炎,风湿关节炎,肺气肿等。

第八方

〔方剂〕灵芝、青木香、乳香、两面针各3克。

〔用法〕水煎服。

〔主治〕胃痛。

第九方

〔方剂〕灵芝3克。

〔用法〕切碎,米粉100毫升浸泡服,每次服15~30毫升,每日服2~3次,也可水煎服。

〔主治〕积年胃病。

第十方

〔方剂〕灵芝50克,粮食酒1000克,蜂蜜20克。

〔用法〕灵芝切成条,加粮食酒和蜂蜜,密封、冷浸约30天即成。每日饮用约15克。

〔主治〕化疗、放疗引起的白细胞减少症。

麦冬

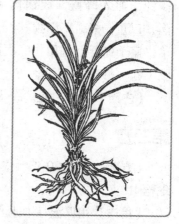

【别名】麦门冬、寸冬、韭叶麦冬、沿阶草、野麦冬、野韭菜。

【形态】为百合科植物麦冬的干燥块根。全国大部分地区有分布。多年生常绿草本，高15～40厘米。地下具细长匍匐枝。须根顶端或其一部分膨大成肉质的块根。叶多数丛生，窄线形，长15～40厘米，宽0.1～0.4厘米。花茎从叶丛间抽出，上部生多数淡紫色花。浆果球形，蓝黑色。

【性味】味甘、微苦，性微寒。

【功效】麦冬具有养阴生津、润肺清心的功效。主要用于肺燥干咳、虚劳咳嗽、津伤口渴、心烦失眠、内热消渴、肠燥便秘、咽炎白喉等。本品为虚劳咯血、干咳稠痰、心烦口渴、消渴、心烦失眠以及肠燥便秘等证的常用要药。传统入药去心，有带心服令人心烦之说，今多不抽心使用，未见心烦副作用。

现代临床上还用于冠心病、妇女经前期紧张症和神经衰弱、中风后头晕目眩、视物不清、皮肤粗糙症、急性咽喉炎、急性扁桃体炎、白喉、急性心肌梗死、早搏、心源性哮喘、肾病综合征等。

【采制】夏季，切取带须的块根，洗净晒3～4天，堆1～2天（上盖草包或麻袋），再晒，反复几次，晒至全干，除去须根即成。

处方上开朱麦冬时，取去心麦冬置盆内，喷水少许，微润，加朱砂粉，随加随拌，至麦冬外表均匀粘上朱砂为度，取出，晾干。朱砂用量按麦冬的3%～5%配，根据临床适应证与处方要求而定。

【鉴别】呈纺锤形或长圆形，两端略尖，中部充实或略收缩，长1.5～3厘米，直径0.3～0.6厘米。表面黄白色或淡黄色，有不规则的纵向皱纹。未干透时，质较柔韧，干后质硬脆，易折断。折断面黄白色，角质样半透明，中央有细小中柱。气微香，味微甘、微苦。

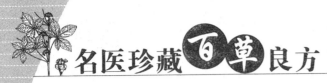

附方精选

第一方

〔方剂〕麦冬2500克（鲜品，去心），蜂蜜500克。

〔用法〕取上药，捣烂煮熟，绞取汁，加入蜂蜜，放锅内（不用铁锅）以重汤煮，不断搅拌，待液稠如饴，盛于瓷器中备用。每次用温酒调服1匙，每日2次。

〔主治〕素体阴虚。

第二方

〔方剂〕麦冬20克，银花15克，地榆10克。

〔用法〕用保温杯泡水当茶饮。

〔主治〕慢性浅表性胃炎。

第三方

〔方剂〕麦冬45克。

〔用法〕取上药，加水煎煮2～3次，合并煎液，浓缩成30～45毫升。分3次服用，每日1次，连服3～18个月。

〔主治〕冠心病心绞痛。

第四方

〔方剂〕麦冬20克，天花粉15克，葛根10克。

〔用法〕水煎服，每日1次。

〔主治〕糖尿病（上消）。

第五方

〔方剂〕麦冬、桑椹各15克，首乌20克，黑芝麻（捣碎）30克。

〔用法〕水煎服。

〔主治〕体弱，大便干燥。

第六方

〔方剂〕鲜麦门冬全草50克。

〔用法〕取上药，切碎，煎汤。代茶饮服，每日1次，连用3个月。

〔主治〕糖尿病。

第七方

〔方剂〕麦冬15克，浮小麦30克，黄芪20克，黑豆衣12克，地骨皮30克。

〔用法〕水煎，分2次服。

〔主治〕自汗、盗汗。

第八方

〔方剂〕麦冬50克。

〔用法〕取上药，研为细末，装瓶备用。治疗时先用生理盐水将患处洗净，然后取适量麦冬用食醋调糊，均匀敷于患处，每隔5小时换药1次，3次为1个疗程。治疗期间忌食辛辣，暂停哺乳。

〔主治〕乳头皲裂。

杜 仲

【别名】木棉、石思仙、丝楝树皮、扯丝皮、丝棉皮。

【形态】为杜仲科植物杜仲的干燥树皮。分布于甘肃、陕西、河北、河南、湖南、湖北、四川、贵州、云南、浙江。落叶乔木，高可达20米左右。小枝光滑，黄褐色或较淡，具片状髓。皮、枝及叶均含胶质。单叶互生；椭圆形或卵形，先端渐尖，基部广楔形，边缘有锯齿，幼叶上面疏被柔皮，下面毛较密，老叶上面光滑，下面叶脉处疏被毛；4～5月开花，花单性，雌雄异株，与叶同时开放，或先叶开放，生于一年生枝基部苞片的腋内，有花柄；无花被；雄蕊5～10枚。6～9月结果，果实偏平，长椭圆形，长2～3.5厘米，周边有膜质状翅，内含种子1粒。

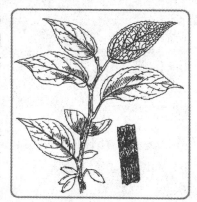

【性味】味甘，性温。

【功效】杜仲具有补肝肾、强筋骨、安胎的功效。主要用于肾虚腰痛、筋骨无力、妊娠漏血、胎动不安、高血压等。近代研究与临床证明，本品降血压作用缓和持久，最宜于高血压而有肾虚证见者。中老年肾阳偏虚者常服本品，可轻身耐老。

现代临床上还用于安胎、高血压、坐骨神经痛、小儿麻痹后遗症、老年性膝关节炎、周期性麻痹、慢性肾炎氮质血症及预防高血压、动脉硬化等。

【采制】通常多于春、夏两季剥取栽植10年以上植株的树皮，趁鲜刮去粗皮，晒干；或将剥下树皮内表面相对层层叠放堆置于草垫底的平地上，使之"发汗"至内皮呈紫褐色时6～7天，取出晒干，亦可刮去粗皮。

【鉴别】未刮去粗皮者有不规则纵槽及裂纹，并有斜方形皮孔，有时可见淡灰色地衣斑，较厚的皮大多已刮去部分栓皮，显淡棕色而较平滑；内表面

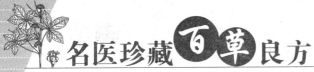

红紫色或紫褐色,光滑,质脆,易折断,断而有细密、银白色、富弹性的胶丝相连。一般可拉至1厘米以上才断丝。气微,味稍苦,嚼之有胶状感。

附方精选

第一方

〔方剂〕杜仲、夏枯草、黄芩各10克。

〔用法〕水煎服。

〔主治〕早期高血压。

第二方

〔方剂〕杜仲12克,熟地黄15克,续断、菟丝子各10克,核桃仁30克。

〔用法〕水煎服。

〔主治〕肾虚腰背酸痛,腿膝软弱,小便频数。

第三方

〔方剂〕杜仲30克,桂圆肉适量,鸡蛋1～2个。

〔用法〕杜仲水煎,取汁煮桂圆肉适量及鸡蛋多次分服。

〔主治〕外痔。

第四方

〔方剂〕杜仲、红花、白芷、小松树根、铜绿各适量。

〔用法〕共捣烂,复位后外敷伤处。

〔主治〕外伤骨折。

第五方

〔方剂〕杜仲15克,猪腰2个。

〔用法〕共煲服。

〔主治〕腰痛。

第六方

〔方剂〕杜仲15克,锦鸡儿、千斤拔各30克,猪脚1只。

〔用法〕加水共炖烂,吃肉喝汤。

〔主治〕半身不遂,腰膝无力。

第七方

〔方剂〕杜仲叶100克,蚯蚓10条。

〔用法〕洗净,捣烂,外敷伤处,每日换药1次。

〔主治〕跌打筋断。

第八方

〔方剂〕杜仲、续断各等分。

〔用法〕共研细粉,用红枣汤送服。每次10克,每日3次,连服10～20天。

〔主治〕习惯性流产。

何首乌

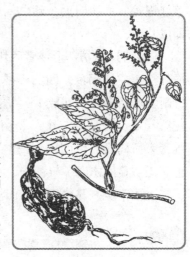

【别名】首乌、地精、红内消、马肝石、小独根。

【形态】为蓼科植物何首乌的干燥块根。我国中部、东南、西南地区均有产。多年生缠绕草本。根细长，末端成肥大的块根。茎基部略呈木质，中空。叶互生，具长柄，叶片狭卵形或心形，先端渐尖，基部心形或箭形，全缘或微带波状，两面均光滑无毛。托叶膜质，鞘状，褐色，抱茎。10月开花，花小，多数，密聚成大型圆锥花序，小花梗具节，基部具膜质苞片；花被绿白色，花瓣状，5裂，外面3片的背部有翅；11月结果，瘦果椭圆形，有3棱，黑色光亮，外包宿存花被，花被成明显的3翅，成熟时褐色。根茎入药。栽后3~4年春、秋季挖。秋季割茎藤，切段，晒干或烘干，即为"夜交藤"。

【性味】味苦、甘涩，性微温。

【功效】何首乌生熟异性异功，生者具有解毒、消痈、润肠通便的功效。用于瘰疬疮痈、风疹瘙痒、肠燥便秘等症；制者具有补肝肾、益精血、乌须发、强筋骨的功效。用于血虚萎黄、眩晕耳鸣、须发早白、腰膝酸软、肢体麻木、崩漏带下、久疟体虚等症。

现代临床上还用于高脂血症、精神分裂症、百日咳、桡神经挫伤、皮肤赘疣、斑秃、再生障碍性贫血等。

【采制】野生何首乌全年均采；栽培品则于种植后2~4年秋季叶落前或春季萌芽前采挖，先割去地上部分，挖出块根，洗净，晒干或烘干，亦可对半剖开或切厚片再晒干或烘干。广东则多将鲜首乌切片，蒸后晒干。

生首乌：将收购到的首乌洗净泥沙后，用清水冲洗。倒掉污水，再放入清水，加入首乌浸泡2~3小时，约八成透，取出后趁湿再润一下，直至润

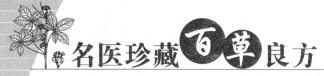

透。切1厘米长之大方块,晒干或烘干,筛去灰屑,除去腐黑片块。

制首乌: 先将首乌洗净泥沙,取出后,再用清水冲洗。然后将首乌放入锅内加水煮至膨胀、柔软后取出,晾干水分。用片刀切成1.5厘米长的片。每100千克首乌片用黑黄豆5千克,与黄酒或白酒拌均匀,一同放入锅内再煮。边煮边翻动,边加水、加火。至首乌煮成外呈黑色,内呈老黄色后,再盖好锅盖,去掉明火,趁热闷2小时。取出,晒干或烘干,筛去黑豆和灰屑即成。

【鉴别】呈纺锤形或者团块形,一般长5~15厘米,直径4~10厘米。表面红棕色或红褐色,凹凸不平,有纵沟和皱纹。顶端有根残痕。质坚实,难折断。药品多以横切成1~4厘米的块片,切面淡黄棕色或红棕色,显云朵状花纹(习称"云锦花纹"),由中央1个较大的中心柱外围数个类圆形的异形维管束所构成,束间均有凹陷环纹相隔,显粉性。年久的野生品,断面棕红色有1明显的木心。气微弱,味苦涩。

以质坚实、显粉性、切面淡黄棕色、有云锦花纹者为佳。

附方精选

第一方

〔方剂〕何首乌18~24克,甘草1.5~3克。

〔用法〕取上药,加水浓煎2小时。分3次饭前服,每日1次。

〔主治〕疟疾。

第二方

〔方剂〕生首乌900克。

〔用法〕烘干,研细末,每次15克,温开水送服,每日2次,连服30天。

〔主治〕高胆固醇血症。

第三方

〔方剂〕夜交藤60克。

〔用法〕水煎服,每日1次。

〔主治〕失眠。

第四方

〔方剂〕制何首乌15克,枸杞子、菟丝子各10克。

〔用法〕水煎服。

〔主治〕肝肾亏虚,头晕眼花,腰酸腿痛。

第五方

〔方剂〕制何首乌30克。

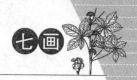

〔用法〕取上药，加水300毫升，煎20分钟左右，取汁150~200毫升。分2次温服，每日1次，20天为1个疗程。

〔主治〕高脂血症。

第六方

〔方剂〕首乌藤、地黄、柏子仁各15克，酸枣仁（炒）、丹参各15克。

〔用法〕水煎服。

〔主治〕阴虚血少，头晕眼花耳鸣，烦躁不眠。

第七方

〔方剂〕何首乌、桑椹子各15克。

〔用法〕水煎服。

〔主治〕血虚便秘。

第八方

〔方剂〕鸡蛋1~2个，制首乌30克。

〔用法〕将首乌水煎2次，去渣，入鸡蛋煮熟服，每日1次，连服30~60天。

〔主治〕血虚，头发早白。

第九方

〔方剂〕制首乌90克，夜交藤90克，红枣5枚。

〔用法〕3味共煎，分2次服，每日1次，15日为1个疗程。

〔主治〕精神分裂症。

伸筋草

【别名】石松、狮子毛草、火炭葛、穿山龙、筋骨草、舒筋草。

【形态】为石松科植物石松的干燥带根全草。分布于东北、华北、华南、西南及内蒙、河南等地。多年生草本。匍匐茎蔓生，分枝有叶疏生。直立茎高15~30厘米，分枝；营养枝多回分叉，密生叶，叶针形，先端有易脱落的芒状长尾；孢子枝从第二、第三年营养枝上长出，远高出营养枝，叶疏生；孢子囊穗，有柄，通常2~6个生于孢子枝的上部；孢子叶卵状三角形，先端急尖而具尖尾，边缘有不规则的锯齿，孢子囊肾形，淡黄褐色，孢子同形。7、8月间孢子成熟。

【性味】味苦、辛，性温。

【功效】具有祛风散寒、除湿消肿、舒筋活血的功效。主治风湿性关节炎、小儿麻痹后遗症、关节酸痛、屈伸不利等。

【采制】夏季采收，连根拔起，去净泥土、杂质，用水反复冲洗，捞出晾干水分。根部切成薄片，须根切筒片。晒干或烘干，筛尽灰屑，即可生用。如用酒炒时，取伸筋草入锅先炒热，然后按每500克伸筋草用酒20克的比例，将酒洒入拌炒，至酒干取出，冷却后入药。

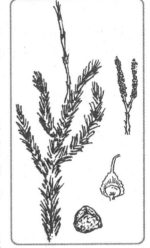

【鉴别】根茎黄色或黄绿色，长30～120厘米。径粗1～3毫米，质柔韧，不易折断，断面近白色，内有1黄白色木心，常可见近直角生出的黄白色细根，外皮常脱落。鳞叶常皱而弯曲，密生于根茎及茎上，线形或线状披针形，长3～5毫米，宽0.3～0.5毫米，黄绿色或黄色，无毛，略有光泽。叶端渐尖。呈芒状全缘，叶脉不明显。质薄，易碎。气无，味淡。

伸筋草以色绿、身干、无泥杂、无碎者为佳。

附方精选

第一方

〔方剂〕伸筋草、藤杜仲、穿破石、牛尾莱各30克，牛膝15克，猪脚1只。

〔用法〕共煲服，药渣水煎洗患处。

〔主治〕筋络不舒。

第二方

〔方剂〕鲜伸筋草、鲜酢浆草、鲜徐长卿各适量。

〔用法〕共捣烂，加白酒少许炒热敷患处。

〔主治〕跌打损伤肿痛。

第三方

〔方剂〕伸筋草30克，牛膝10克。

〔用法〕水煎服，每日1次，连服2～3天。

〔主治〕腓肠肌痉挛（脚转筋）。

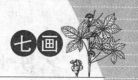

第四方

〔方剂〕伸筋草、杜仲各30克,千斤拨60克,海风藤、假蒌各15克。

〔用法〕水煎服。

〔主治〕风湿痛。

第五方

〔方剂〕石松子(伸筋草的孢子)、滑石粉各等分。

〔用法〕共混合研匀,干撒患处,每日2~3次。

〔主治〕小儿夏季汗疹。

第六方

〔方剂〕伸筋草适量。

〔用法〕焙干,研细粉,香油调成糊状,敷患处。

〔主治〕带状疱疹。

第七方

〔方剂〕伸筋草60克,吴茱萸6克。

〔用法〕水煎洗患处。

〔主治〕脓疱疮溃烂。

第八方

〔方剂〕伸筋草、枇杷叶、紫金牛各10克。

〔用法〕水煎服。

〔主治〕肺结核咳嗽。

谷精草

【别名】文星草、移星草、戴星草、珍珠草、佛顶珠、天星草、鱼眼草。

【形态】为谷精草科植物谷精草的带花基的花序。分布于浙江、江苏、安徽、广东、湖南、湖北、贵州、云南等地。一年生草本。叶簇生,线状披针形,先端稍钝,无毛。花茎多数,簇生,长可达25厘米,鞘部筒状,上部斜裂;头状花序半球形;花单性,生于苞片腋内,雌雄花生于同一花序上,有短花梗;雄花少数,生于花序中央,萼片合成佛焰苞状,倒卵形,侧方开裂,先端3浅裂,边缘有短毛;雄蕊6个,花药圆形,黑色;雌花多数,生于花序周围,几无花梗,花瓣3个,离生,匙状倒披针形,上方的内面有黑色腺体1枚,质厚;子房3室,各室具1个胚珠,柱头3裂。蒴果3裂。花、果期6~11月。8~9月采花茎,晒干备用。

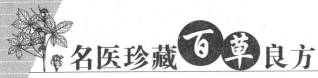

【性味】味辛、甘，性凉。

【功效】具有疏散风热、明目、退翳的功效。主治结膜炎、角膜炎、视神经萎缩等。

【采制】秋季采收最佳，将花序连同花茎拔出，鲜用或晒干备用。

【鉴别】底部有苞片层层紧密排列，苞片淡黄绿色，有光泽，上部边缘密生白色短毛；花序顶部灰白色。揉碎花序，可见多数黑色花药及细小黄绿色未成熟果实。花茎纤细，长短不一，直径小于1毫米，淡黄绿色，有数条扭曲棱线。

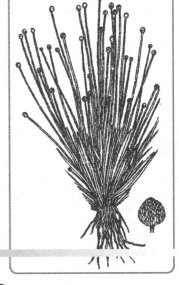

附方精选

第一方

〔方剂〕谷精草15克，白芍10克。

〔用法〕水煎服。

〔主治〕目赤、肿痛。

第二方

〔方剂〕白茅根10克，谷精草、党参（或土党参）、车前草、决明子、甘草各6克。

〔用法〕水煎服。

〔主治〕中心性视网膜脉络膜炎。

第三方

〔方剂〕鲜谷精草、鲜千里光各30克。

〔用法〕水煎服。

〔主治〕眼结膜炎。

第四方

〔方剂〕谷精草10克，紫金牛30克。

〔用法〕水煎服。

〔主治〕肺结核。

第五方

〔方剂〕谷精草、两面针各10克。

〔用法〕水煎服。

〔主治〕牙痛。

第六方

〔方剂〕谷精草、菊花各6克，蝉蜕、木贼各5克。

〔用法〕水煎服。

〔主治〕小儿疳积所致的眼睛起翳膜。

第七方

〔**方剂**〕谷精草10克,猪肝30克(无猪肝可用羊肝)。

〔**用法**〕水煎,服汤吃肝。

〔**主治**〕夜盲症。

第八方

〔**方剂**〕谷精草、菊花各15克,木贼10克,薄荷6克。

〔**用法**〕水煎服。

〔**主治**〕感冒头痛。

鸡内金

【**别名**】内金、化石胆、鸡肫皮、鸡胗皮、鸡筋,为雉科动物家鸡的干燥沙囊内壁。全国各地均产。

【**形态**】家禽。嘴短而坚,略呈圆锥形,上嘴稍弯曲。鼻孔裂状,被有鳞状瓣。眼有瞬膜。头上有肉冠,喉部两侧有肉垂,通常呈褐红色;肉冠以雄者为高大,雌者低小;肉垂亦以雄者为大。翼短;羽毛雌、雄不同,雄者羽毛较美,有长而鲜丽的尾羽;雌者尾羽甚短。足健壮、跗、跖及趾均被有鳞板;趾4,前3趾,后1趾,后短小,位略高。雄者跗跖部后方有距。家鸡因饲养杂交的关系,故品种繁多,形体大小及毛色不一。食物主要为植物的种子、果实及昆虫等。雄鸡善啼。

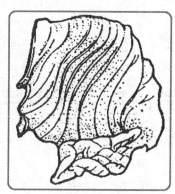

【**性味**】甘,平。

【**功效**】具有健胃消食、涩精止遗的功效。主要用于食积不消、呕吐泻痢、小儿疳积、遗尿、遗精等症。本品微炒研末吞服,疗效较入煎剂为好。

现代临床上还用于胃癌、食管癌,可增加食欲,改善症状。也用于肝硬化配方、胆囊炎、胆囊、胆管结石、尿道结石、肾结石等。

【**采制**】全年皆可收集,杀鸡后取出鸡肫(鸡胃),用小刀剖开(不要先用水洗,以免难剥离而将其撕碎),趁热将其内壁剥下,尽量使其完整,洗净晒干即可。

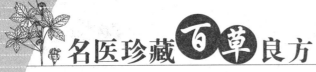

炒用，取油砂入锅炒热，再加入本品拌炒。炒至由深黄色变成淡黄色，发泡后取出，筛去砂，冷后捣碎。炭用时，将本品在火上烧至存性，研末后用。

【鉴别】呈不规则的囊形壳状或卷片状，完整者长约5厘米、宽约3厘米、厚约2毫米。表面黄色、黄绿色或黄褐色，薄而半透明，具明显的条状波浪式皱纹。质脆，易碎，断面角质样，有光泽。气微腥，味微苦。以干燥完整、大个色黄者为佳。

附方精选

第一方

〔方剂〕鸡内金适量。

〔用法〕烧成炭，酒兑服。

〔主治〕反胃食入即吐，上气。

第二方

〔方剂〕鸡内金、黄芩、郁金各30克，猪苦胆（含汁）5个。

〔用法〕将前3味药共研为细粉，用猪胆汁调匀，每次服3～6克，每日3次。

〔主治〕胆囊炎。

第三方

〔方剂〕鸡内金6克，冰片3克。

〔用法〕先将鸡内金炒焦，再同冰片共研为细粉，取少许吹患处，每日3～4次。

〔主治〕扁桃体炎。

第四方

〔方剂〕炒鸡内金50克，枳实、白术各15克。

〔用法〕共研为末。每次3～5克，每日2～3次，开水送服。

〔主治〕小儿积滞。

第五方

〔方剂〕鸡内金15克，黄芪20克，陈皮10克，糯米50克。

〔用法〕共用水煮成粥，每日分2次。

〔主治〕水肿。

第六方

〔方剂〕鸡内金、红花各10克，金钱草、石韦各30克，木通、海金沙、川楝子各15克，桃仁3克。

〔用法〕水煎分2～3次服。每日1次。

〔主治〕尿道结石。

第七方

〔方剂〕鸡内金、黑矾、桃仁、

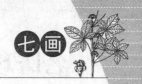

黑豆、大枣、蜂蜜、山羊血、黄蜡各30克。

〔用法〕先将黑矾煅透，再与诸药共研为末，水泛为丸，如黑豆大。每次10粒，每日2次，开水冲服。

〔主治〕贫血。

第八方

〔方剂〕鸡内金30克，铅丹3克，冰片2克。

〔用法〕共研为细末，撒疮面。

〔主治〕手疮已溃，久不愈合。

第九方

〔方剂〕鸡内金10克，青黛、冰片各3克。

〔用法〕共研为细粉，撒患处。

〔主治〕牙龈炎，口腔炎。

鸡冠花

【别名】鸡角枪、鸡公花、鸡髻花。

【形态】为苋科植物鸡冠花的干燥花序。全国大部分地区有产。一年生草本，高50～90厘米，全体无毛。茎直立，粗壮。单叶互生；长椭圆形至卵状披针形，先端渐尖，全缘，基部渐狭而成叶柄。7～9月开花。穗状花序多变异，生于茎的先端或分枝的末端，常呈鸡冠状；花密生，每花有3苞片；花被5，广披针形，干膜质，透明。9～10月结果，胞果成熟时横裂，内有黑色细小种子2至数粒。

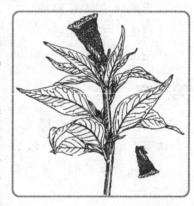

【性味】味甘，性凉。

【功效】具有凉血、止血、止带、止痢的功效。主治功能性子宫出血、白带过多、血热漏下、阴道滴虫等。

【采制】多于秋季8～10月间采集，花序已充分长大，并有部分果实成熟时，剪下整个花序，迅速晒干即可。

【鉴别】鸡冠花为穗状花序，多呈鸡冠状，扁平而肥厚，长8～25厘米，宽5～20厘米。上缘宽，具皱褶，密生线状鳞片，下端渐窄，常残留扁平的

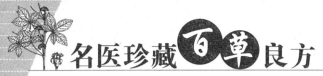

茎，表面红色、紫红色或黄白色。果实盖裂，种子扁圆肾形。黑色，有光泽。体轻，质柔韧。无臭，味淡。

附方精选

第一方

〔方剂〕炒鸡冠花、红糖各30克。

〔用法〕炒鸡冠花，加红糖水煎当茶饮。每日1次，一般服3剂即可见效，重者加大用量，连服10次。

〔主治〕功能性子宫出血。

第二方

〔方剂〕鸡冠花30克。

〔用法〕水煎服。

〔主治〕便血，痔疮出血。

第三方

〔方剂〕白鸡冠花15克，苍耳子（炒去刺）8克，红枣10枚。

〔用法〕水煎服，并用鸡冠苗煎水洗患处。

〔主治〕荨麻疹。

第四方

〔方剂〕鲜白鸡冠花25克，猪肺500克（勿下水泡）。

〔用法〕加水炖1小时，分2～3次饭后服。

〔主治〕咯血。

第五方

〔方剂〕鸡冠花、扁蓄、地榆、鸭跖草各10克。

〔用法〕水煎服。

〔主治〕肾盂炎，尿血。

第六方

〔方剂〕白鸡冠花30克，红糖15克。

〔用法〕水煎去渣，加红糖调服。

〔主治〕白带过多。

第七方

〔方剂〕鸡冠花、艾叶根、牡荆根各15克。

〔用法〕水煎服。

〔主治〕头风贯眼（青光眼）。

第八方

〔方剂〕鸡冠花（连鸡冠子）60克，蛇床子15克。

〔用法〕水煎熏洗，每日1～2次。

〔主治〕阴道滴虫。

鸡矢藤

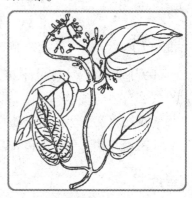

【别名】鸡屎藤、臭藤、五香藤、母狗藤、狗屁藤。

【形态】为茜草科植物鸡矢藤的干燥藤或全草。分布于山东、长江中下游及以南各省。多年生草质藤本，长2~3米。基部木质化，茎缠攀缘，全株密被灰色茸毛，茎、叶、果揉碎有鸡屎臭。叶对生，有长柄，叶片长椭圆状披针形，近腊质。夏、秋开花，圆锥状聚伞花序，生于叶腋或枝顶，花淡紫色。浆果球形，淡黄色。

【性味】味甘、酸，性平。

【功效】具有祛风活血、消食导滞、清热解毒的功效。现代药理研究表明，具有镇痛、降压、抑菌、抗炎作用。用于风湿痹痛、跌打损伤、食少、小儿疳积、腹泻、痢疾、肝脾肿大、瘰疬、肠痈、无名肿毒、农药中毒等。

【采制】夏秋季采收为佳，洗净，鲜用或晒干备用，根趁鲜切片备用。

附方精选

第一方

〔方剂〕鸡矢藤根15克，冰糖少许。

〔用法〕水煎服。

〔主治〕感冒咳嗽，百日咳。

第二方

〔方剂〕鸡矢藤适量。

〔用法〕取鸡矢藤叶或嫩芽擦患处，每次5分钟，每日2~3次。

〔主治〕神经性皮炎、湿疹、皮肤瘙痒症。

第三方

〔方剂〕鲜鸡矢藤嫩叶适量。

〔用法〕揉擦患处，每次5分钟，每日2~3次，1周为1个疗程。

〔主治〕神经性皮炎。

第四方

〔方剂〕鸡矢藤60克。

〔用法〕水煎服。

〔主治〕气郁胸闷,胃痛,湿热肚痛,尿血。

第五方

〔方剂〕鲜鸡矢藤叶适量,雄黄少许。

〔用法〕捣烂,涂敷患处。

〔主治〕钩虫幼虫感染脚痒。

第六方

〔方剂〕鸡矢藤90克,绿豆30克。

〔用法〕水煎成2000毫升,先服700毫升,2小时后再服1次。服药后可发生呕吐或腹泻反应。

〔主治〕有机磷农药中毒。

第七方

〔方剂〕鸡矢藤、红糖或白糖各30克。

〔用法〕上药共炒焦,水煎服。

〔主治〕痢疾。

第八方

〔方剂〕鸡矢藤100克,地锦草50克,95%酒精500毫升。

〔用法〕鸡矢藤和地锦草研末,浸泡于酒精中,24小时后过滤。将纱布浸湿后,持续湿敷患处。

〔主治〕疖肿,蜂窝组织炎。

鸡血藤

【别名】大血藤、血龙藤、猪血藤、过岗龙、血风藤。

【形态】为豆科植物蜜花豆、白花油麻腾、香花岩豆藤或亮叶岩豆藤的干燥藤茎。分布于云南、广西、广东等地。为攀缘灌木。茎无毛。小叶3片,阔椭圆形,先端锐尖,基部圆形或近心形,上面疏被短硬气,下面沿脉疏被短硬气,脉腋间有细毛。花多数,排列成大型圆锥花序;萼筒状,两面被白色短硬毛,萼齿5个,三角形,上面2齿近合生;花冠蝶形,白色;花药2型,5个大,5个稍大;子房密被白色短硬毛。荚果刀状,被绒毛,有网脉,沿腹缝线增厚,仅顶部有一个种子。

【性味】味甘、辛,性温。

【功效】具有补血行血、舒筋活络的功效。现代药理研究表明,具有抑制心脏、降血压、促进活血、抗癌作用。用于血虚、月经不调、闭经、腰膝酸痛、风湿痹痛、四肢麻木、瘫痪等。

【采制】9～10月份采割全藤,截成长约30厘米的段,或劈成木屑片,晒干即成。

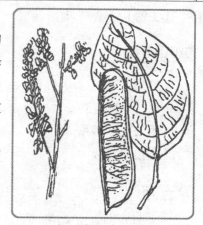

炮制时用清水洗净本品后,放入缸内加水浸泡2～4小时后取出。润透,放入蒸锅中,蒸至上大气,体变软,取出。趁热切成3厘米左右长,半厘米厚的斜片。晒干,筛去灰屑。在润的过程中,底层要垫上湿布或草席,上面再盖1层较厚的湿布,勤淋水,勤翻动,使之均匀湿润。

【鉴别】鸡血藤略弯曲,直径3～5厘米,厚2～3厘米,表面灰棕色,表皮脱落处呈红褐色,有明显的纵沟及小型点状皮孔。横切面可见小形的髓偏向一侧,木质部淡红色,导管呈孔洞状不规则排列,韧皮部有树脂状分泌物流出,呈红褐色或黑棕色,二者相间排列成偏心状半圆环5～7个,质坚实,难折断,断面呈不整齐的裂片状。气微,味涩。

鸡血藤以中等粗细如竹竿、略有纵棱,质硬、色棕红、刀切处有红黑色汁痕为佳。以云南产品为佳。

附方精选

第一方

〔方剂〕鸡血藤60克。

〔用法〕酒、水各半煎服。

〔主治〕跌打损伤,关节风湿痛。

第二方

〔方剂〕鸡血藤糖浆。

〔用法〕口服,每次10毫升,每日3次。儿童酌减。

〔主治〕放射线引起的血细胞减少症。

第三方

〔方剂〕鸡血藤50克,红糖、黄酒各适量。

〔用法〕水煎冲红糖、黄酒,早晚空腹服。

〔主治〕手脚酸麻。

第四方

〔方剂〕鸡血藤、巴戟天、石斛各10克,益智3克。

〔用法〕水煎服。

〔主治〕遗精。

第五方

〔方剂〕鸡血藤80克。

〔用法〕加水煎煮2次,每次30分钟。分2次口服,早晚各1次。

〔主治〕急性乳腺炎早期。

第六方

〔方剂〕鸡血藤、当归藤各15克,益母草10克。

〔用法〕水煎服。

〔主治〕月经不调,痛经,闭经。

第七方

〔方剂〕鸡血藤60克。

〔用法〕浸酒250毫升,浸半个月后可用,每次服15~30毫升,每日服2~3次。

〔主治〕血虚闭经。

第八方

〔方剂〕鸡血藤、当归藤各30克,海风藤、五加皮、走马胎各15克。

〔用法〕水煎服。

〔主治〕风湿痛。

第九方

〔方剂〕鸡血藤30克,猪骨适量。

〔用法〕加水适量煎服。

〔主治〕腰痛。

侧 柏

【别名】扁柏、柏柳。

【形态】为松柏科植物侧柏的嫩枝与叶。我国大部分省、区有分布。常绿乔木，高20米，直径达1米。树皮薄，淡灰褐色，条裂；小枝扁平。叶细小，鳞片状，对生，长1~3毫米，除顶端外，紧贴茎着生，侧生叶中线隆起，腹背叶中线较平，各叶自中部以上均为线状下凹。3~4月开花，雌雄同株；球花单生短枝端。10月结果，球果卵圆形，蓝绿色，被白色粉，熟后木质化，开裂，红褐色。种鳞4对，扁平，背部近顶端有反曲的尖头，中部种鳞各有种子1~2粒。种子卵圆形或长卵形，无翅或微有棱脊。

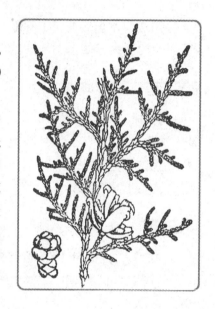

【性味】味苦、涩，性微寒。

【功效】具有凉血止血、祛痰止咳、生发乌发的作用。用治各种血热出证、肺热咳嗽、咯痰黏稠、血热脱发、须发早白等。

现代常用于各种出血证、急慢性细菌性痢疾、慢性支气管炎、肺结核、百日咳、脱发症等。

【采制】全年可采收，多于夏、秋两季采收嫩枝叶，阴干即可。炮制时用清水洗净本品泥沙，去净粗枝，剪或切成3厘米左右长，置通风处阴干。本品可以生用，也可以炒炭用。炒炭，取生侧柏置铁锅中净炒，炒至表面焦黑或呈焦褐色时取出。炒时，可喷少许清水，防止燃烧，灰化。喷水后，将水炒干后取出，冷却后入药。

【鉴别】侧柏叶多为带叶枝梢，多分枝，小枝扁平，长短不一。叶细小鳞片状，贴伏于扁平枝上，交互对生，深绿色或黄绿色。质脆，易折断，断面黄白色。气清香，味苦涩、微辛。以枝叶嫩、色深绿者为佳。

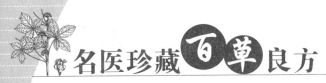

附方精选

第一方

〔方剂〕侧柏子仁、火麻仁各15克。

〔用法〕水煎服或研末吞服。

〔主治〕肠燥便秘。

第二方

〔方剂〕侧柏子仁10克,浮小麦、糯稻根各15克,红枣5个。

〔用法〕水煎服。

〔主治〕自汗盗汗。

第三方

〔方剂〕侧柏叶、生地黄各15克,墨旱莲、茜草炭、制女贞子各10克。

〔用法〕水煎服。

〔主治〕月经过多。

第四方

〔方剂〕鲜侧柏叶、鲜鹅不食草各适量。

〔用法〕共捣烂炒热敷患处。

〔主治〕扭伤。

第五方

〔方剂〕侧柏叶120克,当归60克。

〔用法〕焙干研末,水泛为丸,每晨用淡盐水送服10克,20日为1个疗程。

〔主治〕脱发。

第六方

〔方剂〕侧柏根皮100克。

〔用法〕水煎服。

〔主治〕黄疸型肝炎。

第七方

〔方剂〕侧柏根60克,香附30克。

〔用法〕水煎服。

〔主治〕月经过多,经期腹痛。

第八方

〔方剂〕侧柏叶、艾叶炭、蒲黄炭各10克。

〔用法〕水煎服。

〔主治〕子宫出血。

泽 兰

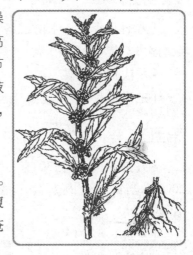

【别名】地瓜儿苗、地笋、甘露子、方梗泽兰、土人参、方梗草。

【形态】为唇形科植物毛叶地瓜儿苗的干燥茎叶。我国南、北各地均产。多年生草本，高40~100厘米。地下根茎横走，肉质，白色，节上长须根。茎方形，中空，节上有毛丛。花腋生成轮，每轮6至数十朵，白色。小坚果扁平，暗褐色。

【性味】味苦、辛，性微温。

【功效】具有活血祛瘀、利水消肿的功效。主治月经不调、行经腹痛、经闭、产后瘀滞腹痛、跌打瘀痛、小便不利、身面水肿、痈肿疮疡、急性肾炎、肝硬化腹水等。

【采制】夏秋采全草，晒干。秋、冬采根茎（地笋）鲜用或晒干。

【鉴别】茎少分枝，四面均有浅纵沟，长50~100厘米，直径0.2~0.6厘米，表面黄绿色或带紫，节处紫色明显，质脆，断面黄白色，髓部中空。叶对生，有短柄，叶片多皱缩，展平后呈披针形或长圆形，长5~100厘米，上表面墨绿色，下表面灰绿色，密具腺点，两面均有短毛，先端尖，边缘有锯齿。花冠多脱落，苞片及花萼宿存，黄褐色。无臭，味淡。

附方精选

第一方

〔方剂〕当归12克，泽兰、桃仁各10克。

〔用法〕水煎，温酒送服。

〔主治〕跌打损伤。

第二方

〔方剂〕泽兰、桃仁、红花、归尾、赤芍各10克，木香6克。

〔用法〕水煎服。

〔主治〕跌打损伤，内有瘀血。

第三方

〔**方剂**〕鲜泽兰适量。
〔**用法**〕捣烂敷患处。
〔**主治**〕痈肿疮疖初起。

第四方

〔**方剂**〕泽兰、木防己各15克，延胡索12克，香附10克。
〔**用法**〕水煎服。
〔**主治**〕痛经。

第五方

〔**方剂**〕鲜泽兰30克，牡丹皮20克，当归、大田基黄（星宿菜）各15克。
〔**用法**〕水煎服。
〔**主治**〕倒经。

第六方

〔**方剂**〕泽兰、防己各10克。
〔**用法**〕水煎服。
〔**主治**〕产后水肿，小便淋漓。

第七方

〔**方剂**〕泽兰30克。
〔**用法**〕水煎服。砂糖为引。
〔**主治**〕产后子宫收缩不良。

第八方

〔**方剂**〕泽兰、当归、赤芍、忍冬藤（金银花藤）各12克，甘草6克。
〔**用法**〕水煎服。另取鲜泽兰适量，捣烂敷患处。
〔**主治**〕疮痈肿块不消。

佩 兰

【**别名**】野佩兰、草佩兰、兰草、圆梗泽兰。

【**形态**】为菊科植物佩兰的干燥地上部分。分布于我国中部、南部各地。多年生草本，高70厘米左右。全株有香气。根状茎横走。茎直立，圆柱状。叶对生，下部的叶早枯，中部的叶深裂，裂片长圆形或长圆状披针形，边缘有锯齿，叶脉羽状，背面沿脉被疏毛，无腺点，上部叶小，不分裂。头状花白色，密集茎顶。瘦果圆柱形，熟时黑褐色。

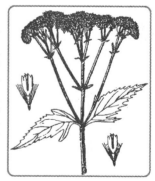

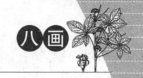

【性味】味辛，性平。

【功效】具有芳香化湿、醒脾开胃、发表解暑的功效。用于湿浊中阻、脘痞呕恶、口中甜腻、口臭、多涎、暑湿表征、头胀胸闷等。

【采制】夏季茎叶生长茂盛，未开花时割取全草，去净泥沙，阴干即可。

【鉴别】表面黄棕色或黄绿色，并带紫彩，有明显的节，但不膨大，节间长约7厘米，少数为3厘米，表面有纵走的细纹理。质脆，易折断，折断面类白色，可见韧皮部纤维伸出，木质部有疏松的孔，中央有髓，约占直径的1/2，有时中空。

附方精选

第一方

〔方剂〕鲜佩兰、鲜榕树叶各适量。

〔用法〕共捣烂，酒炒敷患处。

〔主治〕跌打肿痛。

第二方

〔方剂〕鲜佩兰60克，鸡蛋1~2个。

〔用法〕鲜佩兰切碎，加鸡蛋调匀，加油盐煮熟，用酒送服。

〔主治〕腰肌劳损。

第三方

〔方剂〕佩兰30克，益母草、莪术各15克，刘寄奴10克。

〔用法〕水煎服。

〔主治〕产后腹痛。

第四方

〔方剂〕鲜佩兰、鲜地耳草各150克，鲜鹅不食草100克，鲜小蜡叶200克。

〔用法〕共捣烂，敷患处。

〔主治〕跌打损伤。

第五方

〔方剂〕佩兰、防己各10克，茯苓12克。

〔用法〕水煎服。

〔主治〕产后水肿。

第六方

〔方剂〕佩兰12克，省头草10克，淡竹叶9克。

〔用法〕水煎服，每日1次。

〔主治〕消化不良，口中甜腻。

第七方

〔方剂〕佩兰30克，甘草6克。

〔用法〕水煎服。

〔主治〕腮腺炎（痄腮）。

苦 参

【别名】苦骨、牛参、川参、野槐。

【形态】为豆科植物苦参的干燥根。全国各地均有分布。亚灌木。根圆柱状,外皮黄色。茎枝草本状,绿色,具不规则的纵沟。单数羽状复叶,互生;下具线形托叶;小叶有短柄,卵状椭圆形至长椭圆状披针形,先端圆形或钝尖,基部圆形或广楔形,全缘。总状花序顶生,被短毛;苞片线形;花淡黄白色;萼钟状,稍偏斜;花冠蝶形,旗瓣稍长,先端近圆形;雄蕊10个,雌蕊1个,子房上位,花柱纤细,柱头圆形。荚果线形,先端具长喙,成熟时不开裂。种子通常3~7枚,黑色,近球形。花期5~7月。果期7~9月。

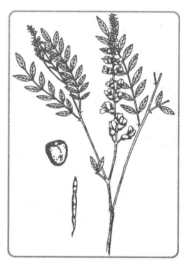

【性味】性寒,味苦。

【功效】具有清热燥湿、祛风杀虫、利尿散结的功效。现代药理研究表明,具有利尿、抗病原体、抗肿瘤、抗病毒抗炎、平喘、抗肝损伤、肝纤维化、抗心律失常、抗心肌纤维化、抗银屑病作用。用于治疗湿热下痢、黄疸、赤白带下、阴部瘙痒、周身风痒、疥疮顽癣、麻风、小便不利、瘰疬等。外用治烫伤。

【采制】通常春、秋两季采挖,切去根头,除去细根、泥土,晒干,或趁鲜切片,晒干。

炮制先用清水洗净本品灰尘、霉斑,除去残茎,将大块切成小块。切前注意润透,如属干货,可以浸泡数小时,至软时取出。切成片后,晒干或用文火烘干。如处方上开麸炒,取制麦麸放入锅中炒热,再加入苦参炒至黄色,取出后,筛去麦麸即成。如开酒炒,按10%的比例,取苦参与酒拌炒,至酒干为止。取出冷却即成。

【鉴别】苦参个:根呈圆柱形,下部常有分枝,长10~30厘米,直径1~2厘

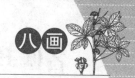

米。表面灰棕色或棕黄色，有明显纵皱纹及横长皮孔，栓皮破裂后向外卷曲，剥落处显黄色，光滑。质坚韧，难折断，折断面纤维性，黄白色；气微，味极苦。

苦参片：切断面皮部与中心部分层有明显的微细的放射状纹理及裂隙，有时可见同心性环纹。

附方精选

第一方

〔方剂〕苦参100克，麻油500毫升。

〔用法〕将苦参置于麻油内浸泡1天后，用文火炸干枯，去渣过滤，装瓶备用。用时外搽患处，每日3次，10日为1个疗程。

〔主治〕肛门湿疹。

第二方

〔方剂〕苦参10克，木香、甘草各3克。

〔用法〕水煎服。

〔主治〕湿热痢疾，痔疮出血。

第三方

〔方剂〕苦参30克，白糖50克。

〔用法〕水煎3次，合并煎液，浓缩至100毫升，加白糖调匀，分3次服，每日1次，连服2~4周。

〔主治〕心律失常，频发性早搏。

第四方

〔方剂〕苦参、地肤子各30克，川槿皮、蛇床子各10克，白鲜皮15克。

〔用法〕水煎去渣，乘温将患唇浸于药液内，每次浸泡15分钟。

〔主治〕慢性唇炎。

第五方

〔方剂〕苦参、蛇床子、白矾各30克。

〔用法〕煎汤熏洗患处。

〔主治〕妇女外阴瘙痒，阴道炎，滴虫病，白带。

第六方

〔方剂〕苦参、栀子、车前子、龙胆草各10克。

〔用法〕水煎服。

〔主治〕急性黄疸型肝炎。

第七方

〔方剂〕蛇床子10克，苦参、白芷、硫黄、雄黄、密陀僧各6克，轻粉5克。

〔用法〕共研细粉，以醋调搽患处，每日2次。

〔主治〕白癜风。

虎 杖

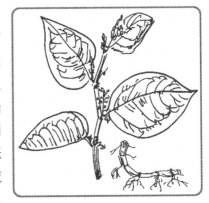

【别名】活血莲、土大黄、土黄连、土黄芪、蛇总管。

【形态】为蓼科植物虎杖的根茎和根。我国各地均有分布。多年生灌木状草本，高约1米，全体无毛。根状茎横生于地下，表面暗黄色。茎中空，直立，分枝，表面散生多数紫红色斑点。单叶互生，阔卵形，先端短尖，基部阔楔形或圆形，叶脉两面均明显，叶缘具极小的锯齿，茎节上具膜质的托叶鞘，抱茎。6～8月开两性花，为顶生或腋生的圆锥花序，花小，白色。8～11月结果，果实三角形，黑褐色，光亮，包于花被内，花被在果熟时增大，有翅。

【性味】味苦、涩，性凉。

【功效】具有祛风利湿、散瘀定痛、止咳化痰、清热解毒的功效。现代药理研究表明，具有抗菌、镇咳、抗病毒、抗脂质过氧化、抗血栓形成、增强心肌细胞收缩力、增强平滑肌收缩力、保护肝脏等作用。适用于治疗关节痹痛、湿热黄疸、经闭、癥瘕、跌扑损伤、牙痛、咳嗽痰多、水火烫伤、痈肿疮毒、毒蛇咬伤、癣疾、脚气等。

【采制】春秋两季采挖，除去须根，洗净，切段或切片晒干。

【鉴别】虎杖呈圆柱形小段或块片。外皮棕褐色，有纵皱纹及须根痕。根茎有节，节间长2～3厘米。质坚韧，不易折断，断面皮部薄，棕褐色，易与木部分离；木部占大部分，棕黄色，射线呈放射状；根茎中央有髓，空洞状。气微，味微苦、涩。

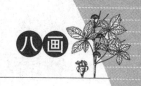

附方精选

第一方

〔方剂〕虎杖根60克。

〔用法〕水煎服,每日分2次服。

〔主治〕湿热黄疸。

第二方

〔方剂〕取虎杖煎成50%溶液,每500毫升加冰片9克。

〔用法〕装入经过消毒的喷雾器中,清洗干净创面,每天喷药5~6次。

〔主治〕烧伤、烫伤。

第三方

〔方剂〕虎杖30克,茵陈、鲜马蹄金各20克。

〔用法〕水煎服,每日1剂。

〔主治〕胆囊炎。

第四方

〔方剂〕虎杖500克。

〔用法〕烘干,研细末,每次5克。

〔主治〕高脂血症。

第五方

〔方剂〕鲜虎杖60~120克(干品15~30克)。

〔用法〕水煎加糖少量,每日服2~4次。

〔主治〕黄疸型肝炎。

第六方

〔方剂〕虎杖30克,当归15克,红花9克。

〔用法〕水煎,每日服3次,每次加酒1小杯冲服。

〔主治〕跌打损伤。

第七方

〔方剂〕虎杖60克。

〔用法〕加水500毫升,煎成300毫升,乘温冲洗阴道。洗后用鹅不食草粉胶囊(每粒含生药0.3克)塞入阴道,每日1次,7日为1个疗程。

〔主治〕阴道炎。

第八方

〔方剂〕虎杖30克,猪脚爪1个,米醋30毫升。

〔用法〕加水将虎杖、猪脚爪同炖烂,去药渣,加入米醋,分次吃。

〔主治〕腓肠肌痉挛(小腿抽筋)。

细　辛

【别名】北细辛、东北细辛、烟袋锅子。

【形态】为马兜铃科植物单叶细辛的全草。东北三省主产，陕西、甘肃也有分布。多年生草本。根状茎横走，直径约3厘米，有环形节，根状茎上生有多数细长的根，灰黄色。叶从根茎长出，无毛；叶片卵状心形或近肾形，先端急尖或钝，叶基部心形，叶背有较密的短毛。5月开花，呈紫棕色或紫绿色，单朵生于叶腋，花被管状或半球状，直径约1厘米；花被裂3片，三角状卵形；雄芯12枚，柱头侧生。6月结果，果实半球形，内有多粒种子。

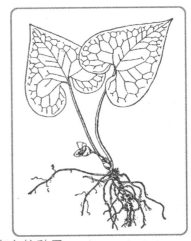

【性味】味辛，性温，有小毒。

【功效】具有祛风散寒、通窍止痛、温肺化饮的功效。现代药理研究表明，具有局部麻醉、解热镇痛、抑菌、降血压、舒张平滑肌、抗炎、免疫抑制、保护心肌细胞、抗脂质过氧化的作用。适用于治疗风寒感冒、鼻塞鼻渊、头痛、牙痛、风湿痹痛、痰饮喘咳、风痫癫疾。

【采制】通常采收生长3年以上植株，去净泥土，每10余株为1把，用绳扭结成辫或摊开，置阴凉通风处阴干即可（但不可用水洗澡或日晒，水洗则叶片发黑，根发白；日晒则叶片发黄）。

【鉴别】细辛多分为辽细辛及华细辛2种，辽细辛系产于东北之北细辛及汉城细辛，二者性状相似，但有野生、栽培品之分。

野生辽细辛多10余棵为1小把，常卷成团。根茎呈不规则圆柱形，长1～10厘米，具短的分枝，表面灰棕色，粗糙有环形的节，节间距2～3毫米，分枝顶端有碗状的茎痕。根细长，密生节上，直径约1厘米，长10～20厘米，表面灰黄色、平滑或有微细的纵皱纹。质脆，易折断，断面黄白色。根茎上生1～3叶；叶具长柄，柄有纵纹。叶片多破碎。完整叶片心形至肾状心

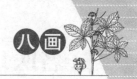

形，长4～10厘米，宽6～12厘米，全缘，顶端短锐尖或钝，基部深心形，表面淡绿色，有时可见花或果实。花多已皱缩，暗紫色，钟形，蒴果半球形。气辛香，味辛辣、麻舌。

栽培品辽细辛根茎多分枝，长5～15厘米，直径0.2～0.6厘米，须根长15～40厘米，直径0.1～0.2厘米（粗于野生品，俗称"毛粗"），叶甚多。气味较野生品略淡。

华细辛外形与北细辛类似，唯根茎较北细辛长，长5～20厘米，直径0.1～0.2厘米，节间1～10毫米；基生叶1～2片，叶片心形，先端渐尖。质薄易碎。果实近球形。香气及辛辣味均比北细辛为弱。

汉城细辛似于北细辛，唯汉城细辛节间长0.1～1厘米，基生叶多2片，叶柄有毛，叶片较厚。

附方精选

第一方

〔方剂〕细辛、甘草各3克，茯苓10克，五味子、干姜各2克。

〔用法〕水煎服。

〔主治〕慢性支气管炎，咳喘痰多。

第二方

〔方剂〕细辛3克，海风藤、钩藤各15克。

〔用法〕水煎服。

〔主治〕风湿骨痛。

第三方

〔方剂〕细辛适量。

〔用法〕嚼烂放患牙处。

〔主治〕虫牙痛。

第四方

〔方剂〕细辛、全蝎各3克，防风、黄芩各6克。

〔用法〕水煎服。

〔主治〕鼻炎，鼻窦炎。

第五方

〔方剂〕细辛、黄柏各3克。

〔用法〕水煎漱口。

〔主治〕牙痛。

第六方

〔方剂〕细辛、干姜各3克，五味子、麻黄各6克，紫苏子、茯苓各10克。

〔用法〕水煎服。

〔主治〕肺寒咳嗽痰喘。

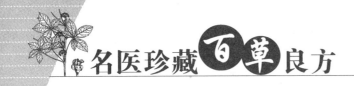

贯 众

【别名】贯仲、昏鸡头、管仲、黑狗脊、草鸱头。

【形态】为鳞毛蕨科植物两色鳞毛蕨的根茎。全国各地均产。多年生草本，高30～80厘米。根状茎直立，连同叶柄基部密生棕褐色、卵状披针形大鳞片。羽状复叶簇生，叶片倒披针形，草质，小叶10～20对，近全缘或顶部有浅缺刻；侧脉羽状分叉。孢子囊群分布于中部以上的羽片上，生于小脉中部以下。囊群盖圆肾形。

【性味】味苦，性凉，有小毒。

【功效】具有清热解毒、杀虫止血的功效。现代药理研究表明，具有抗病毒、抗菌、驱虫、兴奋子宫作用。适用于治疗风热感冒、温热斑疹、流行性脑脊髓炎、烧烫伤、漆疮以及蛔虫病、蛲虫病、绦虫病、吐血、衄血、便血、血崩等。

【采制】春末至冬初采挖为佳，削去叶及须根，洗净泥沙，晒干或切片晒干。

炮制时拣去本品杂质，洗净泥沙，再用清水微泡。取出后，润2～3天，每天翻动1～2次，淋清水1～2次，边翻边淋水，以润透为限。削净毛，切约6毫米厚的马蹄形片。晒干或烘干，筛尽灰屑。制贯众炭时，取贯众片，将制麦麸先倒入锅中炒热，再放入贯众片，拌炒呈黑色，筛去麸即成。

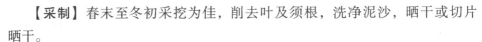

第一方

〔方剂〕贯众60克。

〔用法〕加水约700毫升，煎至500毫升。每日早晚各服250毫升，或分次当茶饮服。

〔主治〕急性睾丸炎。

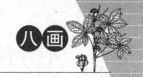

第二方

〔方剂〕贯众9克。

〔用法〕水煎。口服,每日2次。

〔主治〕预防流行性感冒。

第三方

〔方剂〕贯众适量。

〔用法〕烘干,研细末,每次3克,开水送服。

〔主治〕鼻衄。

第四方

〔方剂〕贯众30克,板蓝根10克,野菊花9克。

〔用法〕水煎服,每日1次。

〔主治〕流行性感冒。

第五方

〔方剂〕贯众炭30克,乌贼骨15克。

〔用法〕共研细末,开水送服,每日服2次,每次6克。

〔主治〕胃出血、尿血。

第六方

〔方剂〕贯众50克,醋适量。

〔用法〕将贯众切片,加醋拌炒,研细末,每次用6克,米汤送服,每日2~3次。

〔主治〕产后恶露不绝,体倦,面黄,多汗。

第七方

〔方剂〕贯众(以尖耳贯众为佳)15克,田皂角30克。

〔用法〕水煎服,每日1次。连服2~3个月。

〔主治〕颈淋巴结核。

青 蒿

【别名】黄花蒿、菊叶青蒿、臭蒿、香蒿、香青蒿。

【形态】为菊科植物青蒿的干燥地上部分。我国南、北各省均产。一年生草本,高60~150厘米。茎直立,圆柱形,有浅纵条纹,无毛,多分枝,下部灰棕色,近木质化,上部绿色。叶互生,三回羽状细裂,叶面深绿色,背面淡绿色或淡黄绿色,密被细柔毛。秋季开花,头状花序球形,排列成圆锥状,生于枝梢,花黄绿色。瘦果极小,淡褐色。全株有特异气味,幼嫩时搓之有臭气，老后呈浊香气。

【性味】味苦、辛，性寒。

【功效】具有抗疟、抑制光敏反应、抗肿瘤、抗菌、杀虫、抑制免疫功能、抗心律失常、抗孕、抑制瘢痕成纤维细胞、抗单纯疱疹病毒的作用。适用于疟疾、暑热、湿病、骨蒸劳热、痢疾、黄疸、疥疮、皮肤瘙痒。

【采制】夏季开花前，割取地上全草或立秋开花后，割取花枝晒干或阴干即可。如开鳖血青蒿。取青蒿置大瓷盆内，淋入经过用少许清水稀释的鳖血（每1千克青蒿用2千克活鳖取血即可），然后拌均匀，稍闷，待鳖血吸收后，入锅，用文火微炒，取出，晾干。

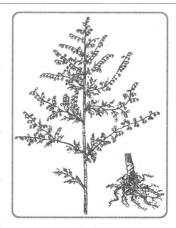

【鉴别】青蒿茎呈圆柱形，上部多分枝，长30~80厘米，直径0.2~0.6厘米，表面黄绿色或棕黄色，具纵棱线，质略硬，易折断，断面中部有髓。叶互生，暗绿色或棕绿色，卷缩易碎，完整者展平后为3回羽状深裂，裂片及小裂片短圆形或长椭圆形，两面被短毛。气香特异，味微苦。

附方精选

第一方

〔方剂〕鲜青蒿、鲜车前草各15克。

〔用法〕水煎服。

〔主治〕小儿暑热，口渴，腹泻，小便频赤。

第二方

〔方剂〕青蒿、山药各15克，鳖甲、冰糖各30克，红枣60克。

〔用法〕水煎服。

〔主治〕骨蒸潮热。

第三方

〔方剂〕青蒿根30克，猪脚250克。

〔用法〕加水炖烂，吃肉喝汤。

〔主治〕风湿性关节炎。

第四方

〔方剂〕青蒿10克，薄荷3克。

〔用法〕水煎服。

〔主治〕夏令感冒。

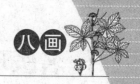

第五方

〔方剂〕青蒿适量。
〔用法〕煎水洗患处。
〔主治〕皮肤湿疹,疥癣。

第六方

〔方剂〕青蒿 30 克,算盘子根 25 克。
〔用法〕水煎去渣,于疟发前 2 小时服。连服 3~5 次。
〔主治〕疟疾。

第七方

〔方剂〕青蒿、凤尾草、马齿苋各 6 克。
〔用法〕水煎服。
〔主治〕小儿热泻。

第八方

〔方剂〕青蒿根 10 克,地骨皮 20 克,炙鳖甲 6 克,兰花参 15 克。
〔用法〕水煎服。
〔主治〕虚劳发热。

青木香

【别名】天仙藤、水木香、痧药、马兜铃。

【形态】为马兜铃科植物马兜铃的干燥根。长江流域以南各省区及河南、山东有分布。多年生草质藤本。根圆柱形,直径 0.5~1.5 厘米,表面灰褐色或灰棕色。茎初生时直立,后攀援。叶互生,叶片三角状长圆形,基部两侧突出如耳。花单生叶腋,斜漏斗形,紫绿色,镰状弯曲。9~10 月结果,果实近球形,长约 6 厘米,直径约 4 厘米,有 6 条棱,成熟时开裂。

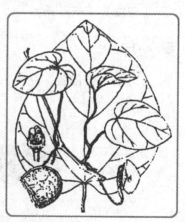

种子扁平,钝三角形,长和宽约 4 毫米,边缘有白色膜质宽翅。

【性味】味辛、苦,性寒。

【功效】平肝止痛,解毒消肿。用于眩晕头痛,胸腹胀痛,痈肿疔疮,蛇虫咬伤。

【采制】根于春秋二季采挖,晒干备用。夏采滕叶,晒干。除去杂质,洗

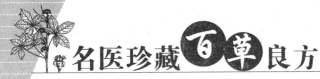

净，润透，切厚片，晒干。

【鉴别】本品横切面，木栓层为数列棕色木栓细胞。皮层中散有油细胞，内含黄棕色油滴。韧皮部较宽，亦有油细胞。形成层成环。木射线宽广，薄壁组织较发达；木质部常有数个较长大，自中央向外成放射状排列的维管束，由导管、管胞、木纤维组成。

附方精选

第一方

〔方剂〕青木香醋炒。

〔用法〕研细粉，每次服10克，每日服2次，温开水送下。

〔主治〕胃病。

第二方

〔方剂〕青木香10克。

〔用法〕水煎，凉服。

〔主治〕咽喉肿痛。

第三方

〔方剂〕天仙藤5克。

〔用法〕水煎服。

〔主治〕妇女产后胸腹满闷。

第四方

〔方剂〕青木香适量。

〔用法〕烘干，研细末，麻油调涂。

〔主治〕湿疹抓破后溃烂。

第五方

〔方剂〕青木香3克。

〔用法〕嚼烂，用开水送下。

〔主治〕痧气腹痛，中暑，肠炎腹痛。

玫瑰花

【别名】刺玫花、徘徊花、笔头花。

【形态】为蔷薇科植物玫瑰的干燥花蕾。分布于我国中部、北部。直立灌木。高可达2米左右。干粗壮，枝丛生，密生绒毛、腺毛及刺。单数羽状复叶互生；小叶5～9片，椭圆形至椭圆状倒卵形，先端尖或钝，基部圆形或阔楔形，边缘有细锯齿，上面暗绿色，无毛而起皱，下面苍白色，被柔毛；叶柄生柔毛及刺；托叶附着于总叶柄，无锯齿，边缘有腺点。花单生或数朵簇生，单瓣或重瓣，紫色或白色；花梗短，有绒毛、腺毛及刺；花托及花萼具腺毛；萼片5枚，具长尾状尖，直立，内面及边缘有线状毛；花瓣5片；雄蕊多数，着生在萼筒边缘的长盘上；雌蕊多数，包于壶状花托底部。瘦果骨质，扁球形，暗橙红色。花期5～6月。

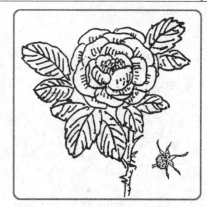

【性味】性温，味甘微苦。

【功效】具有行气解郁、和血止痛的功效。主要用于肝胃气痛、食少呕恶、月经不调、经前期乳房胀痛、跌打损伤等证。配母丁香酒煎服可治乳痈，单用焙为末与酒和服，可治肿毒初起。

【采制】4～6月间，当花蕾将开放时分批采摘，用文火迅速烘干。烘时将药摊放成薄层，花冠向下，使其最先干燥，然后翻转烘干其余部份。根也可入药，秋冬季采收为佳。

【鉴别】略呈半球形或不规则团块状，直径1～2.5厘米。花托半球形，与花萼基部合生；萼片5，披针形，黄绿色或棕绿色，被有细柔毛；花瓣多皱缩，展平后宽卵形，呈覆瓦状排列，紫红色，有的黄棕色；或白色雄蕊多数，黄褐色。体轻，质脆。气芳香浓郁，味微苦涩。以朵大、瓣厚、色紫、鲜艳、香气浓者为佳。

附方精选

第一方

〔方剂〕玫瑰花、香附各10克。

〔用法〕水煎服。

〔主治〕气滞胸胁胀闷作痛。

第二方

〔方剂〕玫瑰花10克。

〔用法〕水煎服或开水冲服。

〔主治〕肝胃气痛。

第三方

〔方剂〕玫瑰根10克，三白草根15克，猪瘦肉100克。

〔用法〕水煮服。

〔主治〕月经过多。

第四方

〔方剂〕玫瑰花、川楝子、制香附各10克。

〔用法〕水煎服。

〔主治〕气滞胃腹胀闷或痛。

第五方

〔方剂〕玫瑰花12克,白酒150毫升。

〔用法〕玫瑰花放于白酒内浸泡4小时后服,每次服3毫升,每日服2次。

〔主治〕轻度扭伤。

第六方

〔方剂〕鲜玫瑰花50克。

〔用法〕捣汁炖冰糖服。

〔主治〕肺结核咳嗽吐血。

第七方

〔方剂〕玫瑰花10克。

〔用法〕沸水冲泡,当茶饮。

〔主治〕肝胃气痛(胃神经痛)。

罗汉果

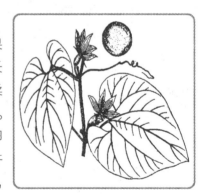

【别名】拉汉果。

【形态】为葫芦科植物罗汉果的干燥果实。广西有栽培。多年生攀援草质藤本,长2~5米。嫩茎暗紫色,有白色和黑褐色短柔毛,嫩枝叶折断有浅红色汁液溢出。根块状。卷须侧生于叶柄基部,叶互生,单叶;叶片卵形,先端尖,基部心形,边缘全缘或有不整齐的小钝齿,叶面有短柔毛,叶脉上的毛较密,嫩叶通常暗棕红色,密布红色腺毛,沿叶脉密生短柔毛;6月开花,雌雄异株;花淡黄而微带红色,排成总状花序生于叶腋;8~9月结果,果实卵形、椭圆形或球形,长4.5~8.5厘米,果皮薄,密生淡黄色柔毛,嫩时深棕红色,成熟时青色,内含多数种子。种子扁平圆形,淡黄色,边缘有槽。

【性味】味甘,性凉。

【功效】罗汉果具有清热润肺、滑肠通便的功效。主要用于肺火燥咳、咽

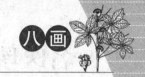

痛失音、肠燥便秘等症。本品煎汤或泡水服，可预防教师、歌唱家等因过度用喉引起的音哑失音，并可作夏令清凉饮料，用于暑热伤津口渴，还能用作糖尿病患者甜味剂的代用品，为亦药亦食佳品，已制成冲剂、茶剂、果露等，方便于人们保健、防病和治病。

现代临床上还用于百日咳、急慢性支气管炎、咽喉炎、急慢性扁桃体炎等。

【采制】通常于每年立秋后果实色变青褐、茸毛较少时采收，收后晾至果皮色发黄时置于特制烘房中火焙5～6天（烘时要轻轻翻动），烘至用手指弹果皮有响声即可，再刷去茸毛。

【鉴别】罗汉果有长果、圆果2种。

圆果：呈圆球形，直径4～7厘米。表面黄棕色、棕褐色或青黄色，平滑而微具光泽，一端中央有一圆点，为花柱基残痕，另一端有细小果柄痕，花柱基及果柄周围常残留有明显的棕红色细毛茸。体轻，果皮硬薄，易破碎，破开后，果皮内表面淡黄色，有毛绒样细微絮粒附着，果瓤集结成团球状，疏松似海绵，包被着众多类扁三角形层叠集结的种子，气微甜香，味极甜。

长果：呈卵圆形至长卵形，中部直径4～6.5厘米，两端顺圆，表面多为浅棕青色或黄青色，果皮较圆果更薄，其余同于圆果。

另外，除长果和圆果外，另有一种名为"冬瓜果"，其果形较长，两端略呈平截，表面有6～11条不明显的深色纵棱线。

如果因采收加工不当等原因，造成罗汉果摇之内瓤有响声（果皮与果瓤分离），则称为"响果"，是为次品。

附方精选

第一方

〔方剂〕罗汉果1个，猪肺适量。
〔用法〕共煲服。
〔主治〕气管炎，肺结核。

第二方

〔方剂〕百合15克，罗汉果1个，蜜糖适量。
〔用法〕水煎，调蜜糖服。
〔主治〕肺虚咳嗽。

第三方

〔方剂〕罗汉果1只，火麻仁15克，墨旱莲30克。
〔用法〕水煎服。
〔主治〕肠燥热所致的大便秘结带血。

第四方

〔方剂〕罗汉果15克,阿胶12克(烊化)。

〔用法〕水煎服。

〔主治〕肺结核咳血。

第五方

〔方剂〕罗汉果1只,鱼腥草、水蜈蚣各30克。

〔用法〕水煎服。

〔主治〕百日咳。

第六方

〔方剂〕罗汉果15克,益母草30克。

〔用法〕水煎服。

〔主治〕妇女咳嗽,月经不调。

金樱子

【别名】大金樱、糖罐子、毛梨果子、大刺果子、黄茶瓶。

【形态】为蔷薇科植物金樱子的干燥成熟果实。我国东部、南部地区以及陕西、安徽等省有分布。常绿攀援灌木,枝条棕红色,常弯曲,有短粗、坚韧的钩刺。叶革质,羽状复叶,通常有小叶3片,顶端一片最大,叶柄及叶背中脉常有小刺;托叶下部与叶柄合生,分离部分篦状撕裂,早落。花单朵生于侧枝顶端,春末夏初开放,白色,大,直径为5～8厘米;花梗与萼管均有小刺。果夏秋成熟,橙黄色,近球形或梨形,有多数小刺,顶有宿存的花萼裂片。

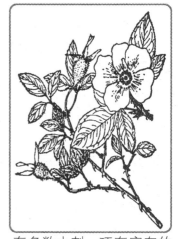

【性味】味甘,性平。

【功效】具有固精缩尿、涩肠止泻、止带的功效。含枸橼酸、苹果酸、鞣质、维生素C、树脂等。有减少排尿次数、止泻、促进胃液分泌、降血脂等作用。用治遗精、滑精、遗尿、尿频、久泻久痢、带下等。

现代常用于遗精、遗尿症、胃炎、消化道溃疡、盆腔炎、阴道炎等。

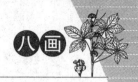

【采制】通常于花托变红时采收,除去毛刺,晒干,即为"金樱子"。将去刺后的金樱子纵向剖开,置水中挖去瓤子(小瘦果)及绒毛(干挖绒毛易飞散而使皮肤作痒),再晒干,即为"金樱子肉"。

【鉴别】金樱子呈倒卵形,略似花瓶,长2~3.5厘米,直径1~2厘米。外表暗棕红色,全身被有突起的刺状小点。果柄部分较细,中部膨大。宿萼端作喇叭口形,花萼残基多不完整,盘状,中央略突出;剥开外皮(花托),内壁呈淡红黄色,内有30~40粒淡黄色的小瘦果,外包裹有淡黄色的绒毛,内有种子1枚。无臭,味甘酸、微涩。

附方精选

第一方

〔方剂〕金樱子15克,粳米100克。

〔用法〕金樱子水煎去渣取汁,汁中放入粳米,煮粥。早晚温热服食。

〔主治〕早泄。

第二方

〔方剂〕金樱子、黄芪各30克,当归10克,升麻6克。

〔用法〕水煎服。

〔主治〕妇女子宫脱垂。

第三方

〔方剂〕金樱子、鸡血藤、土党参各30克,马鞭草15克,砂仁10克,生姜3片。

〔用法〕水煎服。

〔主治〕妇女月经不调。

第四方

〔方剂〕金樱子15克,党参、白术、茯苓、诃子各9克,山药、芡实各12克,炙甘草6克。

〔用法〕水煎服。

〔主治〕脾虚泻痢。

第五方

〔方剂〕金樱子、桑螵蛸各10克,山药15克,白果(银杏)5个。

〔用法〕水煎服。

〔主治〕妇女肾虚白带。

第六方

〔方剂〕金樱子根60克,猪瘦肉适量。

〔用法〕共炖,服汤吃肉,每晚临睡前1小时服1次。

〔主治〕盗汗。

金钱草

【别名】 铜钱草、铜钱疳、一面锣、大金钱草、地豆公。

【形态】 为报春花科植物过路黄的干燥全草。我国绝大部分省、区有分布。多年生草本。茎横卧，密被黄色短毛。小叶 1～3 枚，圆形或矩圆形如铜钱状，全缘，如叶为 3 枚时，侧生的小叶比顶生的小，先端微凹，基部心形，叶面无毛，叶背密被灰白色绒毛，中脉及侧脉特别多。两性花，为顶生或腋生的总状花序，苞片被毛，卵形；花萼钟形，裂片 5 枚，被粗毛；花冠蝶形，紫红色；雄蕊 10 枚，其中 9 枚合生，1 枚分离。荚果，被短毛。秋季开花。

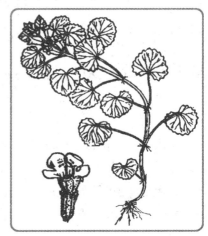

【性味】 味甘，性平，无毒。

【功效】 具有利湿退黄、利尿通淋、解毒消肿的功效。用治湿热黄疸、石淋、热淋、水肿、小便不利、痈肿疔疮、毒蛇咬伤。现代常用于急性黄疸型肝炎、泌尿道感染、泌尿道结石、胆道结石、痈疮、毒蛇咬伤等。

【采制】 4～5 月份采收，采时连根拔起，洗净泥土，晒干切成 1 厘米长的段，晒干或烘干，筛尽杂质即可。

【鉴别】 金钱草为干燥皱缩的全草。茎棕色或暗棕红色，表面具皱纹、扭曲，叶对生，表面灰绿色或黄绿色，背面色较浅，背面突起主脉 1 条，叶片用水浸后，透光可见黑色或棕色条纹，叶柄长 1～4 厘米，有的叶腋具长梗的花或果，花黄色，单生叶腋，裂片具紫黄色腺条，蒴果球形，有的现黑色腺条，种子多数。质易碎。以色绿、叶完整、气清香者为佳。

附方精选

第一方
〔方剂〕金钱草60克，海金沙15克，车前草、玉米须各30克。
〔用法〕水煎服。
〔主治〕泌尿系统结石。

第二方
〔方剂〕鲜金钱草适量。
〔用法〕捣烂敷患处。
〔主治〕乳腺炎。

第三方
〔方剂〕鲜金钱草100克（干品减半）。
〔用法〕取上药，水煎。口服，每日2次，每日1次。
〔主治〕痔疮。

第四方
〔方剂〕鲜金钱草、鲜山葡萄各适量。
〔用法〕捣烂敷患处。
〔主治〕痈肿疔疖。

第五方
〔方剂〕金钱草250克。
〔用法〕取上药，水煎2次。早晚各服1次，每日1次。
〔主治〕肝胆结石。

第六方
〔方剂〕金钱草、大青叶各15克，车前草9克。
〔用法〕水煎服。
〔主治〕急性黄疸型肝炎。

鱼腥草

【别名】狗腥草、臭菜、折儿根。

【形态】为三白草科植物蕺菜的带根全草。我国南方各省、区有分布。多年生草本，有腥臭味。根状茎细长，横走，白色。茎上部直立，基部伏生，紫红色，无毛。叶互生，叶面密生细腺点，先端急尖，全缘，老株上面微带紫色，下面带紫红色，两面除叶脉外无毛，托叶膜质，披针形，基部与叶柄连合成鞘状。4~7月开花，穗状花序生于茎上端与叶对生，基部有4片白色花瓣状总苞；总苞倒卵形或长圆状倒卵形。花小而密，两性，无花被，苞片线形，雄蕊3枚，花丝细长；雌蕊由3个下部合生的心皮组成，子房上位，花柱分离。6～9月结蒴果，呈壶形，顶端开裂。种子卵圆形，有条纹。

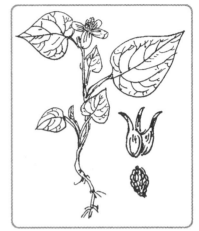

【性味】味辛，性微寒。

【功效】具有清热解毒、利尿消肿、杀虫止痛的功效。现代药理研究表明，具有抗菌、抗病毒、利尿、提高免疫力、抗慢反应物质及平喘、肺损伤保护、抗内毒素心肌损伤等作用。适用于治疗肺火、肺脓疡、热痢、疟疾、痈疽肿毒、毒蛇咬伤、水肿、淋病、白带、痔疮、脱肛、湿疹、秃疮、疥疮、癣症、腰痛、外伤肿痛等。

【采制】9～10月间采收。采时连根拔起，去净泥土，晒干。

【鉴别】茎多呈扁圆形，表面暗棕色，节明显，具纵直皱纹，有的带地下茎，节上着生细须根。质脆易断，断面纤维性。叶皱缩，完整者呈心形，上表面暗绿或暗棕色，下表面灰绿或灰棕色。茎顶着生花穗，呈暗棕色。气微香，味辛。

附方精选

第一方

〔方剂〕鱼腥草180克，白糖30克。

〔用法〕水煎服，每日1剂，连服5～10剂。

〔主治〕急性黄疸性肝炎。

第二方

〔方剂〕鲜鱼腥草60克，三白草根30克，鲜猪瘦肉120克。

〔用法〕水煎，服汤食肉，饭前服。

〔主治〕妇女白带，气臭不堪。

第三方

〔方剂〕鲜鱼腥草50～150克，冰糖适量。

〔用法〕先把鱼腥草洗净，捣烂，然后把冰糖放入200～500毫升水中煮沸，再冲入鱼腥草中，加盖5～7分钟后即可服用。每日1～2次，连服4日。

〔主治〕风热咳嗽。

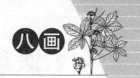

第四方

〔方剂〕鲜鱼腥草根60克。

〔用法〕加白糖拌吃。

〔主治〕风火眼痛。

第五方

〔方剂〕鲜鱼腥草50~100克。

〔用法〕取上药（干品减半），水煎服，每日1剂。如用鲜品，可先嚼服药叶20~40克，则效果更佳。

〔主治〕急性细菌性痢疾。

第六方

〔方剂〕鲜鱼腥草、鲜蒲公英各60克。

〔用法〕共捣烂敷患处。

〔主治〕疮疖红肿热痛。

第七方

〔方剂〕鱼腥草500克。

〔用法〕每天取上药10克，开水泡饮。全部服完为1个疗程。

〔主治〕眩晕症，可伴有头痛、面赤、鼻衄、失眠多梦。

第八方

〔方剂〕鲜鱼腥草100克。

〔用法〕加白糖适量煎水服。

〔主治〕热淋。

败酱草

【别名】假贯菜、野苦贯、山苦贯。

【形态】为败酱科多年生草本植物黄花败酱、白花败酱的全草。我国大部分省、区有分布。多年生草本，高达1米左右。根茎粗状，横卧或斜上，有特殊臭气。茎直立，节间很长，上部光滑，下部有倒生的粗毛。基生叶丛生，卵状披针形，先端尖，边缘有粗锯齿，平滑或有白粗毛，叶柄长；茎上叶对生，羽状全裂或深裂，裂片5~11个，顶端裂片较大，披针形或条状披针形，先端渐尖或锐尖，以下逐渐变小，裂片边缘有粗锯齿，无毛或披白色刚毛，叶柄短。秋末开花，头状花序排成圆锥花丛，全为舌状花，黄色。8~10月结瘦果，长椭圆形，冠毛白色。

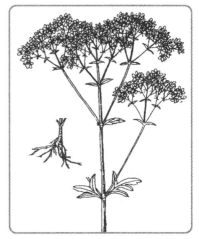

【性味】味苦,性寒,无毒。

【功效】具有清热解毒、消痈排脓、祛瘀止痛的功效。用治肠病、肺痈、疮痈、产后瘀滞腹痛。含多种皂苷、齐墩果酸、生物碱、鞣质、挥发油等。具有抗菌、抗肝炎病毒、促进肝细胞再生、改善肝功能、抗肿瘤等作用。

现代常用于急慢性阑尾炎、肺脓疡、肺炎、急性化脓性扁桃体炎、胆道感染、腮腺炎等。

【采制】夏秋采割,去泥土,用清水洗净后,铡成6毫米至1厘米长的片。晒干或用文火烘干。外用时,取新鲜败酱草,洗净后捣烂用。

【鉴别】败酱草按其来源不同有以下两种。

黄花败酱:全长50～100厘米。根茎呈圆柱形,多向一侧弯曲,直径0.3～1厘米,表面暗棕色至紫棕色,有节,节间长多不超过2厘米,节上有细根。茎圆柱形,直径0.2～0.8厘米,表面黄绿色至黄棕色,节明显,常有倒生粗毛;质脆,断面中部有髓或呈细小空洞。叶对生,叶片薄,多卷缩或破碎,完整者展平后呈羽状深裂至全裂,有5～11裂片,先端裂片较大,长椭圆形或卵形,两侧裂片狭椭圆形至条形,边缘有粗锯齿,上表面深绿色或黄棕色,下表面色较浅,两面疏生白毛,叶柄短,茎部略抱茎;茎上部叶较小,常3裂,裂片狭长,有的枝端带有伞房状聚伞圆锥花序。气特异,味微苦。

白花败酱:根茎节间长3～6厘米,着生数条粗壮的根。茎不分枝,表面有倒生的白色长毛及纵向纹理,断面中空。茎生叶多不分裂,茎生叶常有1～4对侧裂片;叶柄长1～4厘米,有翼。

附方精选

第一方

〔方剂〕鲜败酱草适量。

〔用法〕洗净挤汁,贮瓶备用(当天用,当天取汁)。1周岁以内患儿,每次口服2毫升;1～2岁小儿,每次服3毫升,每日2次。可加少许红糖以调味。

〔主治〕婴幼儿腹泻。

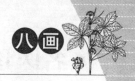

第二方

〔方剂〕败酱、苡米、红藤各30克,制附子6克。

〔用法〕水煎50分钟,分2次服。每日1次。

〔主治〕慢性或亚急性阑尾炎。

第三方

〔方剂〕鲜白花败酱草50克,生石膏10克。

〔用法〕两药相合捣碎,再加鸡蛋清调匀。外敷患处,用敷料包扎,每日换药1次。

〔主治〕流行性腮腺炎。

第四方

〔方剂〕鲜败酱200克。

〔用法〕水煎分2次服。每日1次。

〔主治〕淋巴管炎。

第五方

〔方剂〕鲜败酱草40~80克。

〔用法〕水煎服,每日1次。同时水煎熏洗患处,每日2~3次。

〔主治〕各种肛门疾患。

第六方

〔方剂〕鲜败酱、鲜大飞扬草各30克,鲜车前草20克。

〔用法〕水煎,分2次服。每日1次,连服3~5天。

〔主治〕细菌性痢疾。

第七方

〔方剂〕鲜败酱100克。

〔用法〕水煎分3次服,每日1次,连服3~5天。

〔主治〕痈疽肿毒。

第八方

〔方剂〕败酱草50克。

〔用法〕加水2000毫升,煎30分钟,去渣取汁。分4次内服,每6小时服1次。另取败酱草100克,加水2000毫升,煎30分钟,去渣待温。分2次冲洗前阴,每日1次。

〔主治〕淋病。

垂盆草

【别名】还魂草、养鸡草、狗牙齿、鼠牙半枝莲。

【形态】分布于我国中部、南部各地。多年生肉质草本,高10~20厘米。

茎匍匐地面，随处生根。叶三片轮生，无柄，倒披针形，扁平。小花淡黄色，顶生，排成聚伞花序；萼片阔披针形或长圆形，长3.5～5厘米，肉质；花瓣5枚，黄色，先端有长突尖；种子细小，卵圆形。

【性味】味甘、淡、微酸，性凉。

【功效】清利湿热，解毒。用于湿热黄疸，小便不利，痈肿疮疡，急、慢性肝炎。

【采制】四季均可采收，全草入药，多鲜用。炮制时，除去泥沙杂质，干品切段。

【鉴别】本品茎的横切面表皮细胞为长方形，外壁增厚，内层约为10列薄壁细胞。中柱小，维管束外韧型，导管类圆形。髓部呈三角状，细胞多角形，壁甚厚，非木化。紧靠韧皮部细胞及髓部细胞中含红棕色分泌物。

【贮藏】鲜品随用随采，干品置干燥处。

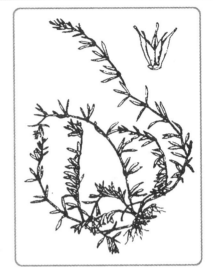

附方精选

第一方

〔方剂〕鲜垂盆草60克。

〔用法〕水煎服。同时取鲜草适量，捣烂取汁，外涂伤处。

〔主治〕水火烫伤。

第二方

〔方剂〕鲜垂盆草250克。

〔用法〕共捣汁，黄酒适量服。另取鲜垂盆草适量捣烂加食盐少量敷患处。

〔主治〕痈疖。

第三方

〔方剂〕鲜垂盆草适量，蟑螂3只（去翅足）。

〔用法〕红糖少量共捣烂敷患处。

〔主治〕口唇疔疮。

第四方

〔方剂〕鲜垂盆草、白酒（或糟酒）各适量。

〔用法〕将垂盆草捣烂，加酒炒热，敷伤处。并可取垂盆草60克，煎水去渣，加酒少量服。

〔主治〕跌打损伤。

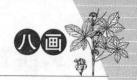

第五方

〔方剂〕鲜垂盆草120克。

〔用法〕捣烂加面粉少许调成糊状敷患处。另取鲜垂盆草60克,鱼腥草、冬瓜仁各30克,水煎服。

〔主治〕肺脓疡。

第六方

〔方剂〕鲜垂盆草适量。

〔用法〕捣烂与面粉少许调成糊状敷患处,另取鲜垂盆草120克,捣烂绞汁冲凉开水服。

〔主治〕蜂窝组织炎,乳腺炎。

第七方

〔方剂〕鲜垂盆草150克,紫金牛35克,蔗糖适量。

〔用法〕水煎服。

〔主治〕慢性肝炎,迁延性肝炎。

苦楝皮

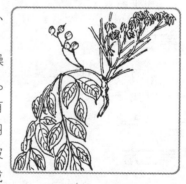

【别名】楝皮、楝根木皮、双白皮、苦楝、苦楝子、紫花树。

【形态】为楝科楝属植物川楝或苦楝的干燥树皮和根皮。我国中部、西南、东南均有分布。落叶乔木,高可达15米以上。树皮深棕色,有纵裂,全体有苦臭味。叶互生,2～3回奇数羽状复叶,叶柄大而圆,基部膨大,小叶卵形或披针形,边缘有圆齿。花、叶同时开放,淡紫色或白色(内服以白花楝树的根皮为佳,紫花楝树毒性大);腋生圆锥花序。核果圆卵形,果核5～7棱。

【性味】味苦,性寒,有毒。

【功效】具有理气止痛、杀虫疗癣的功效。现代药理研究表明,具有抑真菌、杀虫、抑菌、镇痛抗炎作用。适用于治疗胃痛、腹痛、疝痛、蛔虫病、蛲虫病、头癣、体癣等。

【采制】四季可采,川楝以冬季采者最好(川楝素含量最高),楝树以春、夏季采为宜(苦楝素含量较高)。常先刮去粗皮再剥皮,晒干或低温烘干。

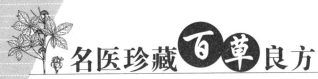

【鉴别】苦楝皮有干皮和根皮两种。

干皮：呈不规则块状或槽状卷片，厚3~7毫米。未除去粗皮的老皮，外表面粗糙，灰棕色至棕褐色，有宽纵裂纹及细横裂纹，并有灰棕色椭圆形横长皮孔，栓皮常呈鳞片状剥离；已除去外皮者，表面淡黄；幼皮表面紫棕色，平滑，有蜡质层。内表面黄白色。质韧，难折断，断面纤维性，用手折叠揉搓，可分成多层薄片。层层黄白相间，剥下的薄片有极细的网纹。无臭，味苦。

根皮：呈不规则片状或卷片，厚1~5毫米。外表面灰棕色或棕紫色，微有光泽，粗糙，多裂纹。

附方精选

第一方

〔方剂〕新鲜苦楝皮60克。

〔用法〕水煎2~3小时，得药液20~30毫升，1次服完，连服3次。

〔主治〕钩虫病。

第二方

〔方剂〕苦楝子、延胡索各10克。

〔用法〕水煎服。

〔主治〕脘腹痛，肝郁胁痛。

第三方

〔方剂〕苦楝子、香附、当归、川芎各10克。

〔用法〕水煎服。

〔主治〕月经不调。

第四方

〔方剂〕苦楝根皮适量。

〔用法〕取上药，烧灰，研为细粉。茶油调涂，隔天洗去再涂。

〔主治〕顽固性湿癣。

第五方

〔方剂〕鲜苦楝叶适量。

〔用法〕浓煎洗患处。

〔主治〕脓疱疮。

第六方

〔方剂〕苦楝皮75克，百部150克，乌梅10克。

〔用法〕加水2大碗，煎成1大碗，每晚用50毫升药液灌肠1次，连续2~4次。

〔主治〕蛲虫病。

第七方

〔方剂〕苦楝皮适量。

〔用法〕烘干，研细末，醋适量，调涂患处。

〔主治〕癣。

刺五加

【别名】刺五甲、五甲皮、五加。

【形态】为五加科植物刺五加的干燥根及根茎。我国大部分省区有分布。直立或攀援状落叶灌木，高2～3米。根皮黄黑色，内面白色。枝灰棕色，软弱而下垂，蔓生状，无毛，节上通常疏生反曲扁刺。掌状复叶在长枝上互生，在短枝上簇生，叶柄常有细刺，叶片膜质至纸质，倒卵形至倒披针形，先端尖至短渐尖，基部楔形，边缘有细锯齿。夏、秋开花，伞形花序。花瓣5片，雄蕊5个，子房2室，花柱2枚。果实扁桃形，黑色，宿存花柱反曲。种子半圆形而扁，淡褐色。

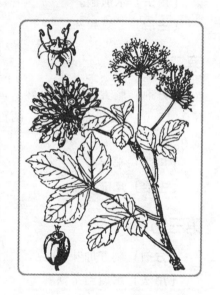

【性味】味辛，性温。

【功效】具有补脾益气、养心安神、补肾坚腰、活血通络的功效。用治脾肺气虚、倦怠乏力、食欲不振、久嗽虚喘、心脾两虚、失眠健忘、肾虚腰痛、阳痿不举、胸痹心痛、风寒湿痹、跌打肿痛等。

现代常用于体虚乏力、神经衰弱、消化道溃疡、白细胞减少症、冠状动脉粥样硬化性心脏病、低血压、老年慢性气管炎、性功能障碍、糖尿病、高脂血症等。

【采制】春秋两季采挖，洗净，趁鲜剥取根皮，鲜用或晒干备用。

【鉴别】刺五加根茎呈不规则圆柱形，直径1.4～4.2厘米，有分枝，下部与根相接，表面灰棕色。根多圆柱形，多分枝，扭曲，直径0.3～1.5厘米，长3.5～12厘米，表面有纵皱纹，呈灰褐色或黑褐色，粗糙，皮较薄，有的剥落，剥落处呈灰黄色，皮孔明显。质硬，不易折断，断面黄白色。呈纤维性。气微香，味微辛，稍苦。

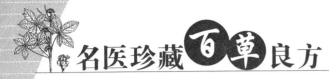

附方精选

第一方

〔方剂〕刺五加30克,杜仲15克。

〔用法〕水煎服。

〔主治〕肾虚腰痛。

第二方

〔方剂〕刺五加、鸡血藤、海风藤各15克,威灵仙10克,两面针根6克。

〔用法〕水煎服。

〔主治〕风湿疼痛。

第三方

〔方剂〕刺五加叶30克。

〔用法〕水煎当茶饮。

〔主治〕体虚乏力,食欲不振,糖尿病,高脂血症。

第四方

〔方剂〕刺五加15克,肉苁蓉、山药、熟地黄各10克。

〔用法〕水煎服。

〔主治〕肾虚阳痿,早泄,遗精。

第五方

〔方剂〕刺五加15克,刺老苞、仙鹤草、黄芪、白毛藤、枸杞各30克,三七粉3克。

〔用法〕水煎服。

〔主治〕肝癌。

第六方

〔方剂〕刺五加15克,茯苓30克,白术10克,陈皮6克。

〔用法〕水煎服。

〔主治〕脾胃虚弱,食欲不振。

第七方

〔方剂〕刺五加鲜根皮、鲜冬青叶各适量。

〔用法〕捣烂,加酸醋适量,外敷患处。

〔主治〕跌打损伤。

第八方

〔方剂〕刺五加30克,大力王12克,九龙藤25克,鸡血藤35克,五指风10克。

〔用法〕水煎,每日1次,分2次服。

〔主治〕腰腿酸痛。

茵 陈

【别名】 茵陈蒿、绵茵陈、西茵陈、绒蒿、猴子毛。

【形态】 为菊科植物滨蒿或茵陈蒿的干燥地上部分。我国大部分地区均产。多年生草本。高30～100厘米。茎直立，基部木质化，上部多分枝，表面具纵浅槽。基生叶披散地上，有柄，二至三回羽状全裂，或掌状裂；茎生叶无柄，无毛，基部抱茎，羽状全裂。小头状花序排成圆锥花序状，球形或卵形，花缘黄色。瘦果长圆形。

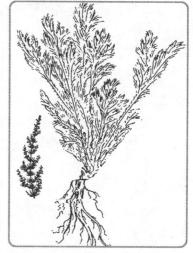

【性味】 味苦、辛，性微寒。

【功效】 具有利湿退黄、解毒疗疮的功效。用治湿热黄疸、小便不利、湿疮瘙痒。含挥发油，油中有β-蒎烯、茵陈炔烃等。具有利胆、保肝、降血压、扩张血管、降血脂、抗凝血、解热、镇痛、抗菌、抗肿瘤等作用。

现代常用于急慢性黄疸型传染性肝炎、无黄疸型肝炎、胆囊炎、胆石症、胆道蛔虫病等。

【采制】 春季当幼苗高6～10厘米时采挖全草去根，或割取嫩叶，除去杂质，晾干或阴干（此时采收的称绵茵陈）；或秋季花蕾长成时采割地上部分，除去杂质及老茎，晒干备用（此时采收的称茵陈蒿）。

【鉴别】 茵陈多揉成团状，灰绿色，全株密被灰白色或灰黄色的绒毛。茎细小，直径1～3毫米，质脆、易折断。茎上或由基部着生多数具细长叶柄的叶，叶柔软，皱缩并卷曲，多为2～3回羽状细裂或掌状裂，裂片线形或略呈卵形，长2～6毫米，成簇。气微香，味微苦。

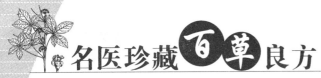

附方精选

第一方

〔方剂〕茵陈 30~45 克。

〔用法〕取上药,水煎。每日服 3 次,每日 1 次。

〔主治〕急性黄疸性肝炎。

第二方

〔方剂〕鲜茵陈 50 克,鲜黄荆叶 30 克,鲜青木香 10 克。

〔用法〕捣烂,加冷开水绞汁服。

〔主治〕痧症,腹部绞痛,肢麻。

第三方

〔方剂〕茵陈 30 克,荷叶 15 克,蜂蜜适量。

〔用法〕将前 2 味烘干,研末,每次 5 克,蜂蜜水送服。

〔主治〕荨麻疹,皮肤肿痒。

第四方

〔方剂〕茵陈 20 克。

〔用法〕取上药,加水 150 毫升,用文火煮沸 10 分钟,过滤取药液。代茶饮,3 日为 1 个疗程。

〔主治〕口腔炎,口腔溃疡。

第五方

〔方剂〕茵陈 30 克,苦参、千里光各 20 克,石菖蒲 15 克。

〔用法〕煎水洗患处。

〔主治〕湿疹。

第六方

〔方剂〕鲜茵陈叶适量。

〔用法〕捣烂外敷。

〔主治〕蜂螫。

第七方

〔方剂〕茵陈蒿 15 克。

〔用法〕取上药,开水冲泡,代茶饮用,30 天为 1 个疗程。

〔主治〕高脂血症。

第八方

〔方剂〕茵陈 30~60 克。

〔用法〕取上药,加水用文火煎至 200 毫升。1 次顿服。小儿视年龄大小、体质强弱可分次服用或酌情减少用量,每日 1 次。

〔主治〕胆道蛔虫症。

第九方

〔方剂〕茵陈 20 克,生地榆、老紫草各 15 克,赤芍 10 克,地肤子、土茯苓各 15 克。

〔用法〕水煎服,每日 1 次。

〔主治〕雀斑。

钩 藤

【别名】钩钩、吊钩藤、钩藤钩、双耳钩。

【形态】为茜草科植物钩藤或华钩藤及其同类多种植物的带钩枝条。主产于广东、广西、湖南、江西、浙江等地。攀缘状灌木，长可达10米，嫩枝四方形，有白粉，无毛，茎枝圆柱形或类方形，节上叶腋有对生的两钩，钩尖向下弯曲，形似鹰爪，故称钩藤，或仅一侧有钩，另一侧为凸起的疤痕，钩的长度约1.2~2厘米。叶对生，单叶；叶片椭圆形或卵状披针形，叶面无毛，叶背在脉腋内常有束毛，略呈粉白色，干后变褐红色，叶边全缘；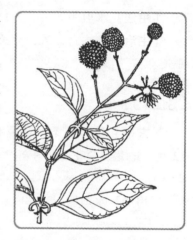
叶柄长8~12毫米。6~7月开花，花小，黄色或黄白色，10~11月结果，果实倒圆锥形。种子多数，细小，两端有翅。

【性味】甘、微苦，微寒。

【功效】具有熄风止痉、清热平肝的功效。用治热极生风、痉挛抽搐、小儿高热惊风、肝阳眩晕、头胀头痛等。

现代常用于流行性脑脊髓膜炎、流行性乙型脑炎、子痫、小儿脐风、高血压、耳源性眩晕等。

【采制】一般秋冬两季采收有钩的嫩枝，剪成短段，1.5~2厘米，使钩与茎两端平齐（俗称"双平头"），晒干或蒸后晒干。

【鉴别】茎枝长2~3厘米，直径2~5毫米。表面紫红色或棕红色，有细纵皱纹，光滑无毛，茎节部环状微突起，对生2个向下弯曲的钩，形如船锚，亦有仅生1钩者。钩长1~2厘米，光滑，钩端渐尖，断面稍呈圆形。钩茎下侧的茎上均有1个凹点，为叶柄脱落的痕迹，托叶痕呈环状。质轻而坚韧，断面皮部纤维性，髓部淡黄色。气微，味微苦。

附方精选

第一方

〔方剂〕钩藤12克,全蝎5克,木香、天麻、甘草各3克,羚羊角粉(2次冲兑)2克。

〔用法〕水煎服。

〔主治〕小儿急惊风,牙关紧闭,手足抽搐。

第二方

〔方剂〕钩藤、桑叶、夏枯草各12克,地龙、菊花、黄芩各9克,薄荷5克。

〔用法〕水煎服。

〔主治〕肝阳上亢,头痛,头晕,目赤。

第三方

〔方剂〕白术、钩藤各10克,泽泻60克,法半夏30克。

〔用法〕水煎服。

〔主治〕梅尼埃病。

第四方

〔方剂〕钩藤、桑叶、菊花、夏枯草各10克。

〔用法〕水煎服。

〔主治〕原发性高血压。

柿 蒂

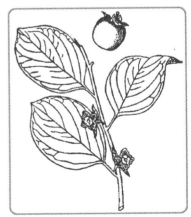

【别名】柿丁、柿钱、柿子把、柿萼、镇头迦。

【形态】为柿树科植物柿的干燥宿萼。全国大部分省有栽培。落叶乔木,高达15米。树皮暗灰色,鳞片状开裂。单叶互生,叶片椭圆形至倒卵形,革质,全缘。花杂性,雄花成聚伞花序,雌花单生于叶腋,花黄白色。浆果卵圆球形,直径3.5~8厘米,橙黄色或鲜黄色,基部有宿存萼。冬季收集成熟柿子的果蒂(柿蒂),秋季收集柿的落叶(柿叶),晒干。经加工而成的饼状食品,称柿饼,其外表的白

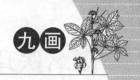

粉霜，称柿霜。

【性味】味苦、涩，性平。

【功效】具有抑制心肌细胞凋亡及血管外膜成纤维细胞增殖、降血压、抑菌、降温、止血、抗炎、促进子宫收缩作用。适用于治疗各种出血、黄褐斑、咳喘、咽喉干痛等。

【采制】柿蒂于冬季果实成熟时采或食用时收集，洗净，晒干备用。叶于夏秋季采收为佳，晒干备用。果实成熟时采收，加工制成柿饼备用。收集柿饼外附的白霜，放入锅内加热溶化，至成饴糖状时，倒入特制的模型中，晾至七成干时，用刀铲下，再晾至全干，即成柿霜饼备用。

【鉴别】柿作为水果品种众多，但各种柿蒂均可药用。柿蒂呈扁圆形，直径1.5～2.5厘米，中央较厚，微隆起，有果实脱落后的圆形瘢痕，边缘较薄，4裂，裂片多反卷，易碎；基部有果梗或圆孔状的果梗痕。外表面黄褐色或红棕色，内表面黄棕色，密被细绒毛。质硬而脆易碎，气无，味涩。

附方精选

第一方

〔方剂〕柿蒂。

〔用法〕烧存性，研细粉，每次服6克，每日服2次，米汤送服。

〔主治〕尿路感染。

第二方

〔方剂〕柿霜10克。

〔用法〕开水冲服。

〔主治〕肺热燥咳。

第三方

〔方剂〕柿蒂、木香、竹茹、赭石各3克。

〔用法〕共研细粉分成3份，每次服1份，每日服3次。每份加鸡蛋1个，蜜糖1小杯，用开水冲服。

〔主治〕顽固性呃逆。

第四方

〔方剂〕柿蒂10克，制香附9克，乌药、益母草各15克，丹参20克，生姜3片，葱白3根。

〔用法〕水煎，分3次服。

〔主治〕产后恶露不尽，瘀血上冲，导致呃逆。

第五方

〔方剂〕柿蒂、丁香各10克，生姜5片。

〔用法〕水煎服。

〔主治〕胸腹满闷，呃逆不止。

第六方

〔方剂〕柿叶（经霜打落者）200克。

〔用法〕洗净，晒干，研细末，每次3克，早晚开水送服，连服30天。

〔主治〕血小板减少性紫癜。

第七方

〔方剂〕柿叶15克。

〔用法〕水煎当茶常饮。

〔主治〕高血压，脑动脉硬化，冠心病。

第八方

〔方剂〕大柿饼1个，青黛3克。

〔用法〕将柿饼饭上蒸熟，剖开，掺进青黛，临睡前薄荷汤（3克，沸水冲泡）送服，隔日或每日1次，连服3~5天。

〔主治〕痰嗽夹血。

茜草

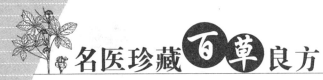

【别名】小活血、血见愁、红内消、血茜草、地苏木、红根草。

【形态】为茜草科植物茜草的根。全国大部分地区有分布。多年生蔓性草本。根细长。茎方形，具四棱，疏生细倒刺。叶4片轮生，有长柄；卵形或卵状披针形，先端渐尖，基部心形，全缘，叶柄、叶缘和叶反面均有细刺。秋季，梢头叶腋开淡黄色小花，排成圆锥状聚伞花序。结球形肉质浆果，成熟时黑色。

【性味】味苦，性寒。

【功效】具有凉血止血、活血化瘀的功效。用治血热妄行，或血瘀脉络之各种出血证、血瘀经闭、产后瘀阻腹痛、跌打损伤、风湿痹痛。含蒽醌类物质如茜草素、黑茜素等。具有止血、镇咳、祛痰、解痉、抗菌等作用。

现代常用于各种出血证、月经不调、痛经等。

【采制】春、秋两季均可采挖，以秋季采者质优，挖出根后，除去茎苗，

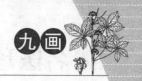

去净泥土,晒干。

本品常用的炮制方法,大体上分为3种:

生用:除去本品杂质,除去芦苗,用清水洗净泥沙,微泡后取出,晾干余水,润透。铡约6毫米长,晒干或阴干。根粗者,应切片。

酒炒:取茜草100克,用白酒10克(10%的比例),放入锅内拌炒至干。取出,筛尽灰屑即成。

茜草炭:取茜草片置锅内炒至外表呈焦黑色,内部老黄色。炒时,防止燃烧,可喷洒少许清水,取出晾干。炒时应注意,要存性,不能灰化。

【鉴别】根茎呈结节状,下部着生数条根。根呈圆柱形,略弯曲,长10~25厘米,直径0.5~1.5厘米,表面红棕色或棕色,具细纵皱纹及少数细根痕;皮部易剥落,露出黄红色木部。质脆,易折断,断面平坦,皮部狭窄,紫红色,木部宽广,浅黄红色,可见多数小孔。气微,味微苦。

附方精选

第一方

〔方剂〕茜草10~20克。

〔用法〕取上药,水煎。每日1次,分早晚服,连服12~42天。用药期间不加用其他对霉菌有治疗作用的药物。

〔主治〕念珠菌引发的口腔溃疡。

第二方

〔方剂〕茜草根200克,虎杖120克。

〔用法〕用白布包煮20分钟,先浸洗,温后敷局部,冷后再加热使用。连续用药5~7天。

〔主治〕软组织损伤。

第三方

〔方剂〕茜草根1克(干品)。

〔用法〕取上药,用纱布包好放在消毒碗内,加乳汁10毫升,浸泡数分钟,待液体成淡红色即可应用。用时将浸液用棉球或滴管滴入牙痛患者双眼的泪囊口处,每1~2分钟滴1次。

〔主治〕龋齿牙痛。

第四方

〔方剂〕茜草根适量。

〔用法〕研细末,外掺伤处。

〔主治〕外伤出血。

第五方

〔方剂〕茜草根 120 克，白酒 750 毫升。

〔用法〕将茜草置白酒中浸泡 7 天，每次服 30 毫升，每日 2 次。

〔主治〕跌打损伤。

第六方

〔方剂〕茜草、红糖各适量。

〔用法〕炒黑存性，研为细末，加红糖。每日 3 次，每次 9 克，饭前服，7 天为 1 个疗程。

〔主治〕慢性腹泻。

第七方

〔方剂〕茜草根 60 克，猪脚 1 只。

〔用法〕水和黄酒各半，炖 2 小时，吃猪脚喝汤。

〔主治〕关节痛。

荆 芥

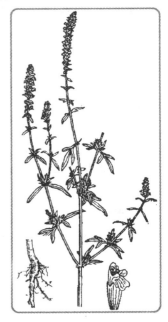

【别名】假苏、鼠实、姜芥、稳齿菜、四棱杆蒿。

【形态】为唇形科植物荆芥和多裂叶荆芥的地上部分或全草。全国大部分地区有分布。一年生草本，高 60～90 厘米。茎直立，四棱形，基部稍带紫色，上部多分枝，全株被短柔毛。叶对生；羽状深裂，茎基部的叶裂片 5；中部及上部的叶裂片 3～5，线形或披针形，全缘，两面均被柔毛，下面具凹陷腺点。穗状轮伞花序，多密集于枝端；苞片叶状，线形，绿色，无柄；花萼钟形，具纵脉 5 条，被毛，先端 5 齿裂；花冠淡紫色，小坚果 4，卵形或椭圆形，长约 1 毫米，棕色。花期 6～8 月。果期 7～9 月。

【性味】味辛，性温。

【功效】具有祛风解表、利咽、透疹、止血的功效。用治感冒发热、头痛、咽痛、风疹瘙痒、麻

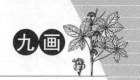

疹初起、吐血、衄血、便血、崩漏、疮疡初起兼表证者。

现代常用于感冒、流感、急慢性咽喉炎、结膜炎、荨麻疹、过敏性皮炎、接触性皮炎、疖肿、胃肠道出血、功能性子宫出血等。

【采制】秋季花穗绿时采收，晒干，捆成小把。本品的炮制分生用、炒用、蜜制3种方法：

生用：将本品去心、拣尽杂草后，扎成小把，数小把捆成1大捆，蔸部朝下，竖立在缸内，加入清水浸泡2～4小时，取出，散捆。以小把在缸中洗净泥沙后取出，晾干水分，去蔸，铡细。同时，将散捆与铡时散落下来的穗叶收集起来，筛去泥沙，拣尽杂屑，放入箩筐内后，再放进缸内，加清水反复淘洗，洗净泥沙后取出，晒干。与梗分别存放，即可生用。

炒用：取荆芥入锅炒至呈黑黄色后，取出，冷却后入药。

蜜制：取荆芥入锅用文火炒热，取出，再按每50克荆芥用蜜25克的比例，将蜜放入锅内溶解后，再加入荆芥拌炒，至蜜水干时取出，冷却，待不粘手后入药。据对比试验，荆芥炒热后再加入蜜中，比不炒热时加入蜜中，吸收蜜水快，颜色鲜，好看一些。

【鉴别】荆芥穗为干燥的花穗，花冠多已脱落不全，花萼黄绿色，质脆易碎，气味与全草相似，但较强烈。

附方精选

第一方

〔方剂〕荆芥穗适量，童便30毫升。

〔用法〕取上药，炒至焦黄，研细过筛。每次用6克加童便口服。

〔主治〕产后血晕。

第二方

〔方剂〕荆芥穗炭6克，怀牛膝10克，生山栀、牡丹皮各9克。

〔用法〕水煎，分2次服。

〔主治〕经行吐衄。

第三方

〔方剂〕荆芥适量。

〔用法〕将上药放入用清洁棉布制成的长方形小袋中，加固后塞入患儿前胸6小时。用量1周岁以内5～10克，1周岁以上酌增。

〔主治〕小儿感冒。

第四方

〔方剂〕荆芥穗20克，生地15

克，丹皮12克。

〔用法〕水煎服。

〔主治〕产后血晕。

第五方

〔方剂〕净荆芥穗120克。

〔用法〕取上药，研为细末，过筛。每次用30克装入纱布袋内，均匀地撒布于患处，然后用手掌反复揉擦至发热为度。

〔主治〕急慢性荨麻疹及皮肤瘙痒病。

第六方

〔方剂〕荆芥穗15克，紫苏10克，生姜、陈皮各6克。

〔用法〕水煎服，每日1次。

〔主治〕风寒感冒，鼻塞、头痛、恶寒身痛者。

第七方

〔方剂〕荆芥穗30克。

〔用法〕烘干，研细末，纱布袋装，均匀地撒布患处，然后用手掌来回揉搓，使患处产生热感为度。

〔主治〕皮肤瘙痒症。

第八方

〔方剂〕荆芥穗10克，野菊花15克，薄荷脑（或冰片）3克。

〔用法〕先将前2味药研细末，加入薄荷脑共研匀，瓶装备用。每取少量，吸入鼻内，每日3次。

〔主治〕流行性感冒。

栀 子

【别名】黄栀子、山栀子、黄果树、红枝子。

【形态】为茜草科植物山栀的果实。我国南方各省均有分布。常绿灌木，高达2米。茎多分枝。叶对生或三叶轮生，披针形，草质，光亮。夏季开花，花单生于叶腋或枝端，花冠开放后呈高脚碟状，白色，肉质，芳香。蒴果椭圆形，黄色或橘红色，顶端有绿色的宿存花萼。

【性味】味苦，性寒。

【功效】具有泻火除烦、清热利湿、凉血解毒、消肿止痛、清肝明目的功效。用治热病心烦、神昏谵语、湿热黄疸、热淋尿痛、血热出血、口舌生疮、疮疡肿毒、扭挫伤、肝热目赤等。

现代常用于感冒高热、黄疸、泌尿道感染、尿路结石、上消化道出血、口腔溃疡、软组织扭伤、急性结膜炎等。

【采制】多于每年霜降后果实逐渐由青变红黄时采收。将采摘的果实除去果柄等杂物，经水略煮或蒸，取出晒或烘至七成干，置通风处堆放2~3天，再晒干或文火烘干。

炮制分生用、炒用、栀仁炭3种方法：

生栀子：将栀子筛去灰，鲜者晒干后砻破壳皮，取仁。取出后过筛，筛去碎粉、壳、皮片，拣去黑仁，晒干。干货微晒后，破壳取仁，晒干。

炒栀仁：取净仁分出大小，分别入锅净炒。炒至外呈黄色后取出，摊冷，筛去灰屑即成。

栀仁炭：取净仁用武火炒至外呈黑色，内呈老黄色时，取出冷却，筛去灰屑。

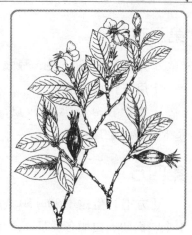

【鉴别】栀子呈长卵圆形或椭圆形，长1.5~3.5厘米，直径1~1.5厘米；表面红黄色或金黄色，具有6条翅状纵棱，棱间常有1条明显的纵脉纹，并有分枝；顶端残存萼片，基部稍尖，有残留果柄；果皮薄而脆，略有光泽，内表面色较浅，有光泽，具2~3条隆起的假隔膜；种子多数，集结成团，扁卵圆形，深红色或红黄色，表面具密而细小的疣状突起。气微，味微酸而苦。

附方精选

第一方

〔方剂〕生栀子9克，鲜藕1000克，生姜汁3~5滴。

〔用法〕将山栀子研末，鲜藕捣烂取汁，共混匀，分2次服。每日1次，血止则停。

〔主治〕吐血。

第二方

〔方剂〕栀子40~60克。

〔用法〕取上药，加水煎汤。1次顿服。

〔主治〕闹羊花（又称洋金花）中毒。

第三方

〔方剂〕栀子15克,豆豉10克。

〔用法〕水煎服。

〔主治〕外感热病初期,发热,心烦,胸闷,舌苔黄。

第四方

〔方剂〕生栀子30~50克,蛋清1个,面粉、白酒各适量。

〔用法〕研为细末,用蛋清、面粉、白酒,调糊敷患处,次日去掉。

〔主治〕扭、挫伤。

第五方

〔方剂〕鲜栀子根60克,白茅根、淡竹叶根各30克,茵陈40克。

〔用法〕水煎,分2~3次服,每日1次,连服7~10天。

〔主治〕急性黄疸型肝炎。

第六方

〔方剂〕生山栀12克,生姜1块(捣取汁)。

〔用法〕将栀子炒焦,煎15分钟取汁,与姜汁混匀,分2次服。

〔主治〕胃炎所致胃脘痛。

第七方

〔方剂〕栀子适量。

〔用法〕研细粉,调茶油涂患处。

〔主治〕烫火伤。

香 附

【别名】香附子、回头青、三棱草、旱三棱、莎草。

【形态】为莎草科植物莎草的干燥根茎。全国大部分地区有分布,以山东、浙江产者为佳。多年生草本,高15~50厘米。根茎横生,细长,末端生灰黑色、椭圆形、具有香气的块茎(即香附)。茎直立,上部三棱形,叶基部丛生,线形,基部抱茎,全缘,具平行脉。花生于茎顶,红褐色,花下有4~6片苞叶。果实长三棱形,成熟时灰黑色,外有褐色毛。

【性味】味辛、微苦,性平。

【功效】具有舒张子宫、镇痛、抗菌、利胆保肝、中枢抑制、降压、增进肠道动力、促进脂肪组织释放游离脂肪酸的作用。适用于治疗肝胃不和、气郁不舒、胸腹肋胀痛、痰饮痞满、月经不调、崩漏带下等。

【采制】春、秋两季采收，以秋采为佳。挖出后，用火燎去须根，放开水锅中稍煮或蒸透，即为光香附，也有不经火燎，直接晒干者，则为毛香附。湖南、山东、河南一带有将香附晒至七八成干，用石碾轧压，为防碾碎，可垫以稻草、麦秸或铁片，碾至毛须掉净，簸净须根杂质，晒至足干，即得香附米。浙江、福建、云南等地则用火烧去须毛，硒干即可。

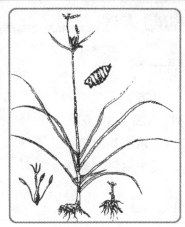

有关香附的炮制，目前常用的有以下6种：

生香附：拣去杂质，碾成碎粒，簸去细毛及灰屑。

糖制香附：将碾碎的香附粒放入缸内，用白酒或黄酒及米醋拌匀。再用砂糖加水适量炒烊，然后将香附倒入锅内与砂糖水充分混合（香附粒每100千克用白酒或黄酒、米醋各20千克，砂糖6千克），炒干，取出，冷却。

四制香附：取净香附用米醋、黄酒、炼蜜（加开水烊化）、童便一同放入锅内用文火拌炒，至干后取出。生香附每100千克用米醋、童便、黄酒各12.5千克，炼蜜6千克。因取4种拌料同炒，故称"四制香附"。

醋香附：取生香附加醋拌均匀后（生香附每100千克用醋20千克），放入陶器缸内闷1夜，上面盖紧。然后取出置锅中，炒至微黄色，取出晾干。

制香附：取生香附100千克，生姜10千克（捣汁），加食盐3千克（加水溶解），米醋10千克，白酒10千克，一同混合均匀，再将香附放入缸内浸泡1昼夜，并随时翻动，使之均匀吸收。然后取出，放入锅内，置文火上拌炒至干后取出，晒干或烘干。

香附炭：取净香附置锅内用武火炒至表面焦黑色，内部焦黄色，但须存性。炒时可淋少许清水，防止灰化，炒焦后取出，冷却。

【鉴别】多呈纺锤形，有的略弯曲，长2～3.5厘米，直径0.5～1厘米。表面棕褐色或黑褐色，有纵皱纹，并有数个略隆起的环节，"毛香附"在节上常有棕色的毛须，并残留根痕；"光香附"较光滑，环节不明显。质硬，经蒸煮者断面黄棕色或红棕色，角质样；直接晒干者断面色白显粉性，内皮层环纹明显，中部色较深，维管束点清晰可见。气芳香，味微苦。

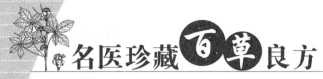

附方精选

第一方

〔方剂〕香附15克,郁金、柴胡、陈皮各10克。

〔用法〕水煎服。

〔主治〕气郁胸腹胀痛。

第二方

〔方剂〕鲜香附30~60克。

〔用法〕水煎,分2次早晚空腹服。

〔主治〕丝虫病所致急性淋巴腺炎和淋巴管炎。

第三方

〔方剂〕香附30克,高良姜15克。

〔用法〕共研细粉,每次服3克,每日服2次,温开水送服。

〔主治〕胃寒痛。

第四方

〔方剂〕香附、木贼草、乌梅各30克。

〔用法〕水煎2次,去渣取液,摊至不烫手时,浸泡或湿敷患处,每日2~3次,每次30分钟,连用5天。

〔主治〕扁平疣,寻常疣。

第五方

〔方剂〕香附、延胡索、乌药、莱菔子(炒)各10克,柴胡6克。

〔用法〕水煎服。

〔主治〕胁痛腹胀。

第六方

〔方剂〕制香附50克,米酒适量。

〔用法〕将制香附研末,加米酒调成糊,外敷脐眼,每次4~6小时。

〔主治〕小儿慢性腹泻。

第七方

〔方剂〕香附、益母草各12克,丹参15克,白芍10克。

〔用法〕水煎服。

〔主治〕痛经,月经不调。

第八方

〔方剂〕香附(炒)9克,益母草、红糖各20克。

〔用法〕将前2味煎水去渣,冲红糖服,每日1次,连服3~5天。

〔主治〕月经不调。

厚　朴

【别名】 油朴、亦朴、重皮、淡伯。

【形态】 为木兰科植物厚朴或凹叶厚朴的干燥干皮、根皮及枝皮。四川、贵州、湖北、湖南、陕西、甘肃等省有产。落叶乔木，高达20米；树皮褐色，不开裂；顶芽无毛，叶互生，叶片长圆状倒卵形，先端急尖或钝圆，基部楔形，上面无毛，下面有白色粉状物，嫩叶下面有白色长毛。先出叶后开花，花蕾形如毛笔尖，花瓣层层相互抱拢，表面棕红色，5~6月开白色的花，花朵大而美丽，单朵生于枝条顶端，开放时直径10~15厘米，芳香；花瓣片多数，厚肉质，雄蕊多数，长2~3厘米；心皮多数。8~10月结果，果实为聚合果，长9~15厘米，每个成熟心皮有喙；种子卵状三角形，长约1厘米。

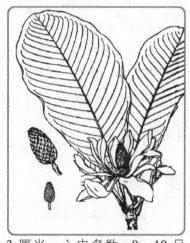

【性味】 味苦、辛，性温。

【功效】 具有燥湿除满、下气消积、化痰平喘的功效。用治湿阻中焦、腹脘胀满、食积气滞、便秘腹胀、痰壅咳喘。现代常用于急慢性胃肠炎、细菌性痢疾、消化不良、支气管炎、支气管哮喘等。

【采制】 通常4~6月剥取生长15~20年的树干皮，置沸水中微煮后，堆置土坑里，上盖青草使之"发汗"，待水分自内部渗出后，内表面变紫褐色或棕褐色时，再蒸软，取出，卷成筒状，晒干或炕干。根皮及枝皮剥下后可直接阴干。

【鉴别】 筒朴（包括蔸朴）：干皮呈卷筒状或双卷筒状，长30~35厘米，厚2~7毫米，习称"筒朴"，干皮卷成单卷形如古书称为"万卷书""单如意"；卷成双卷称为"双如意"。近根部的干皮一端展开如喇叭口，长13~25厘米，厚3~8毫米，习称"靴筒朴""蔸朴"。外表面灰棕色或灰褐色，表面粗糙，栓皮有时呈鳞片状易剥落，有明显的椭圆形皮孔和纵皱纹。被刮去粗皮者，表面较平坦，显黄棕色。内表面较平滑，紫棕色或深紫褐色，具细密纵纹，划之显油痕。质坚硬油润，不易折断，断面外部灰棕色，颗粒性；内部紫褐色或棕色，富油性，有时可见多数发亮的细小结晶（厚朴酚结晶）。气香，味苦带辛辣感。

根皮（根朴）：呈单筒状或不规则块片，有的劈破，有的弯曲似"鸡肠"，习称"鸡肠朴"，长18～32厘米，厚1～3毫米，表面灰棕色，有横纹及纵皱纹，劈破处呈纤维状。质硬，易折断。嚼之残渣较多。余同干皮。

枝皮（枝朴）：皮薄呈单筒状，长10～20厘米，厚1～2毫米，表面灰棕色，具皱纹。质脆，易折断，断面纤维性。嚼后残渣亦较多。余同干皮。

耳朴：为近根部枝干基部皮，呈片状或半卷状，多似耳形。其余同筒朴。

附方精选

第一方

〔方剂〕厚朴适量。

〔用法〕研为细粉，每20克药粉加凡士林100克调匀，涂敷患处，纱布覆盖固定，每日1次。

〔主治〕外科疖肿伴有发热者。

第二方

〔方剂〕厚朴10克，大黄、枳实各5克。

〔用法〕水煎服。

〔主治〕食积腹胀痛，便闭。

第三方

〔方剂〕厚朴、紫苏各10克，苍术、陈皮各6克，甘草3克。

〔用法〕水煎服。

〔主治〕寒湿腹痛。

第四方

〔方剂〕厚朴适量。

〔用法〕取上药，研为细末。每次3克，每日2～3次，口服。

〔主治〕细菌性痢疾、急性肠炎属湿热内蕴型。

第五方

〔方剂〕厚朴、白芍、杏仁各10克，桂枝3克。

〔用法〕水煎服。

〔主治〕腹胀，怕冷，咳嗽气急。

第六方

〔方剂〕厚朴10克，苍术6克，陈皮、甘草各3克。

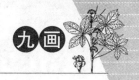

〔用法〕水煎服。

〔主治〕消化不良，食少口腻，胸闷腹胀，呕吐，便溏。

第七方

〔方剂〕厚朴120克。

〔用法〕加水煎煮2次，合并滤液，浓煎至400毫升，备用。每次20毫升（相当于生药6克），每日2次，口服。

〔主治〕阿米巴痢疾。

胡　椒

【别名】白胡椒、浮椒、玉椒。

【形态】为胡椒科植物胡椒的干燥近成熟或成熟果实。我国华南及西南地区有栽培。常绿藤本。茎长达5米，多节，节处略膨大，幼枝略带肉质。叶互生，叶柄长1.5～3厘米，上面有浅槽；叶革质，阔卵形或卵状长椭圆形，先端尖，基部近圆形，全缘，上面深绿色，下面苍绿色，基出脉5～7条，在下面隆起。花单性，雌雄异株，或为杂性，成穗状花序，侧生茎节上；总花梗与叶柄等长，花穗长约10厘米；每花有一盾状或杯状苞片，陷入花轴内，通常具侧生的小苞片；浆果球形，稠密排列，果穗圆柱状，幼时绿色，熟时红黄色。种子小。花期4～10月。果期10月～次年4月。

【性味】味辛，性热。

【功效】温中散寒，下气，消痰。用于胃寒呕吐，腹痛泄泻，食欲不振，癫痫痰多。

【采制】当果穗基部的果实开始变红时，剪下果穗，晒干或烘干后，即成黑褐色，取下果实，通称"黑胡椒"。如全部果实均已变红时采收，用水浸渍数天，擦去外果皮，晒干，则表面里灰白色，通称"白胡椒"。除去杂质及灰屑。用时粉碎成细粉。

【鉴别】黑胡椒：粉末暗灰色。外果皮石细胞类方形、长方形或形状不规则，直径19～66微米，壁较厚。内果皮石细胞表面观类多角形，直径20～30微米；侧面观方形，壁一面薄。种皮细胞棕色，多角形，壁连珠状增厚。油细胞较少，类圆形，直径51～75微米。淀粉粒细小，常聚集成团块。

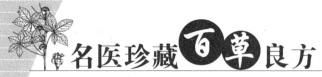

白胡椒：粉末黄白色，种皮细胞、油细胞、淀粉粒同黑胡椒。

附方精选

第一方

〔方剂〕白胡椒20粒，鸡蛋壳2个。

〔用法〕共烘黄，研细末，分为14份，每日1份，开水冲服。

〔主治〕缺钙抽搐。

第二方

〔方剂〕白胡椒7粒，鲜梨1个，蜂蜜30克。

〔用法〕将梨（连皮）去核，切片，胡椒打碎，与蜂蜜同蒸熟食之。

〔主治〕肺寒久咳。

第三方

〔方剂〕大红枣7枚，胡椒49粒。

〔用法〕将红枣去核，每个枣内纳入胡椒7粒，用线扎好，饭锅上蒸烂，共捣为丸，绿豆大，烘干。每服7～10丸，温开水送服。服后如胃中出现灼热饥饿感，吃些粥、饭即安。

〔主治〕虚寒性胃痛。

第四方

〔方剂〕胡椒、绿豆各3克。

〔用法〕共研末，温开水送服，每次2克。隔3～4小时再服，症状消失后即停药。

〔主治〕胃寒所致吐泻、腹痛。

第五方

〔方剂〕白胡椒适量。

〔用法〕先用胡椒煎水洗涤伤口，再撒以胡椒末，外盖以敷料，每日换药1次。

〔主治〕冻疮溃烂肉腐者。

第六方

〔方剂〕胡椒10粒。

〔用法〕研末，加水2升，煮沸，乘温洗患处，每日2次。

〔主治〕阴囊湿疹。

第七方

〔方剂〕白胡椒1克，葡萄糖粉9克。

〔用法〕将胡椒研细末，与葡萄糖和匀。1岁以内每次0.3～0.5克，1～3岁每次0.5～1.5克，每日3次，连服1～3天。同时可用胡椒末适量，填入脐孔，外贴暖脐膏（成药），每天换1次。

〔主治〕小儿消化不良性腹泻。

胖大海

【别名】 通大海、大海、洋果、大海子、安南子。

【形态】 为梧桐科植物胖大海的干燥果实。分布于越南、印度、马来西亚、印度尼西亚，我国广东、广西、福建等地亦有出产。落叶乔木，高30~40米。树皮粗糙而略具条纹。叶互生；叶柄长5~15厘米；叶片革质，卵形或椭圆状披针形。花杂性同株，成顶生或腋生的圆锥花序。蓇葖果1~5个，着生于梗，长18~24厘米，基部宽5~6厘米，呈船形，在成熟之前裂开；最初被疏柔毛，旋脱落。种子梭形或倒卵形，长18~25毫米，直径12毫米，深黑褐色，表面具皱纹；子叶大，长12毫米，宽10毫米，半圆形，胚乳丰富。

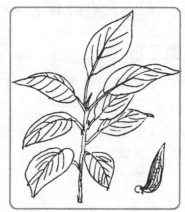

【性味】 甘、淡，微寒。

【功效】 具有清热润肺、利咽开音、润肠通便的功效。用治痰热咳嗽或干咳无痰、咽痛音哑、肠燥便秘等。

现代常用于急性支气管炎、急慢性咽喉炎、扁桃体炎等。

【采制】 4~6月间果实成熟开裂时，采下成熟种子，晒干即可。

【鉴别】 呈椭圆形，先端钝圆，基部略尖，长2~2.5厘米，宽1.2~1.7厘米。外表深黄棕色或棕色，微有光泽，有不规则的细皱纹，基部具浅色的圆形种脐，有时残留种柄。外层种皮质轻松，易剥落，遇水膨大成海绵状。内层种皮红棕色至棕黑色，先端有1黄白色圆斑。剥取内层种皮后，可见胚乳肥厚，成2片，暗棕色或灰棕色。子叶2片，紧贴于胚乳，菲薄而大，气微，味微甘。嚼之有黏液性，种仁麻辣。

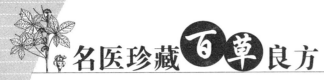

附方精选

第一方

〔方剂〕胖大海10克,麦冬、板蓝根各5克,甘草3克。

〔用法〕泡水当茶饮。

〔主治〕急性扁桃腺炎。

第二方

〔方剂〕胖大海10枚,冰糖20克。

〔用法〕开水泡开,去核。加冰糖,1次服。

〔主治〕大便干燥出血。

第三方

〔方剂〕胖大海5枚,甘草3克。

〔用法〕代茶饮服,老幼者可加入少许冰糖。

〔主治〕干咳失音,咽喉燥痛,牙龈肿痛,因于外感者。

第四方

〔方剂〕胖大海1个,薄荷、桔梗各5克,连翘3克。

〔用法〕共放入茶杯内,倒入刚沸的开水,盖严杯盖,浸泡20分钟左右即可代茶饮,可反复加入沸水浸泡数次,直至无味,每日2次,分上下午服用。

〔主治〕声音突然嘶哑,甚至不能发音,咽喉干燥不适,口干等。

第五方

〔方剂〕胖大海5克,海粉15克,冰糖适量。

〔用法〕先将胖大海和海粉加清水适量,煮沸后加入冰糖,再煎一二沸即可,1次或多次饮用。

〔主治〕痰热咳喘,失音喑语的辅助治疗。

第六方

〔方剂〕胖大海15克,青果6克,绿茶5克,蜂蜜30克。

〔用法〕先将青果煎煮片刻,取煎液冲泡胖大海和绿茶,加盖闷泡5分钟。

〔主治〕慢性咽炎。

第七方

〔方剂〕胖大海2枚,地榆炭、炒槐花各5克,荆芥炭3克,冰糖适量。

〔用法〕共放入茶杯内,倒入刚沸的开水,盖严杯盖,浸泡20分钟左右代茶饮,可反复加入沸水浸泡数次,直至无味,每日2次,分上下午服用。

〔主治〕痔疮肿大,下血不止,大便秘结。

骨碎补

【别名】猴姜、岩姜、鸡姜、杩留姜、猴掌姜。

【形态】为槲蕨科植物槲蕨、秦岭槲蕨等的根茎。长江中下游以南诸省有分布。多年生草本，高25～40厘米。根茎粗壮肉质，如生姜状，横走，叶两种形状，不生孢子囊的叶无柄，卵圆形，长约7厘米，宽3～6厘米，枯黄色、红棕色或灰褐色，边缘浅裂，网状叶脉明显，在根茎上彼此复瓦状重叠。生孢子囊群的叶有短柄，长椭圆形，两面无毛，羽状深裂，披针形，边缘有不明显的缺刻，网状叶脉明显，孢子囊群圆形，沿裂片中脉两侧着生，2～4行，无囊群盖。

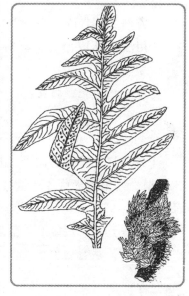

【性味】味苦，性温。

【功效】具有活血续筋、补肾强骨、聪耳固齿的功效。用治跌打损伤、筋断骨折、瘀滞肿痛、肾虚腰痛脚弱、耳鸣耳聋、牙痛、久泻等。

现代常用于软组织损伤、闭合性骨折、骨质疏松症、腰肌劳损、牙周病等。

【采制】骨碎补全年可采，以冬末、春初所采为佳。鲜用者去净泥土，除去附叶即得。干用者除去杂质后晒干或蒸熟后晒干，用火燎去鳞片。

炮制时先除去本品杂质，再用清水洗净泥沙。晾干余水，润1夜后，切约1.5厘米长片。晒干或用文火烘干。开炒骨碎补时，照处方取骨碎补片，先将油砂倒入锅中炒热，再加入骨碎补，炒至起泡、膨大，外表呈棕色，内呈老黄色。取出，筛去油砂即成。

【鉴别】呈扁平长条状，有的分枝，长5～15厘米，宽1～1.5厘米，厚2～5毫米。外表密被棕色至暗棕色的小鳞片，柔软如毛，经火燎者鳞片已脱

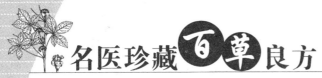

落，表面呈淡棕色至暗棕色，两侧及上面具突起的圆形叶痕，少数有叶柄残基，下面残留短的须根。质轻脆，易折断，断面红棕色，有多数黄色维管束小点（分体中柱），排列成环。气微弱，味淡、微涩。

附方精选

第一方

〔方剂〕鲜骨碎补50～100克。

〔用法〕切成薄片，蘸盐水涂搽患部。

〔主治〕斑秃、脱发。

第二方

〔方剂〕骨碎补、栀子、韭菜根、朱砂根、红花酢浆草各适量（均取鲜品）。

〔用法〕共捣烂，酒炒敷患处。

〔主治〕跌打损伤。

第三方

〔方剂〕鲜骨碎补、鲜酢浆草、鲜鹅不食草各适量。

〔用法〕加米酒、白糖少量共捣烂敷患处。

〔主治〕挫伤，扭伤。

第四方

〔方剂〕骨碎补、制何首乌、钩藤根各15克。

〔用法〕水煎服。

〔主治〕神经衰弱。

第五方

〔方剂〕骨碎补、土党参、九龙藤各6克。

〔用法〕煲猪骨或蒸瘦肉适量服。

〔主治〕小儿软骨病。

第六方

〔方剂〕鲜骨碎补1芽。

〔用法〕刮去绒毛，用土碗盛少许菜油，将骨碎补在碗内磨汁。用温水洗净患部，再用棉签蘸汁搽患部，每日3～5次即可，直至痊愈为止。

〔主治〕顽固性皮炎。

第七方

〔方剂〕骨碎补9克。

〔用法〕研为粗末，浸泡于95%的酒精100毫升中，泡3天即成。用时先以温水将足部鸡眼或疣子洗泡柔软，用小刀削去其外层厚皮，再涂擦骨碎补乙醇浸液，每2小时擦1次，连续4～6次。

〔主治〕鸡眼，疣子。

威灵仙

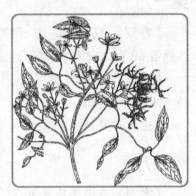

【别名】铁脚威灵仙、老虎须、一把锁。

【形态】为毛茛科植物威灵仙、棉团铁线莲（山蓼）或东北铁线莲（黑薇）的干燥根及根茎。中原地区，长江中下游以南地区有分布。多年生缠绕木质藤本，全株干后变黑色。茎和小枝近无毛或有疏的短柔毛。叶对生，单数羽状复叶，纸质；小叶片卵形或卵状披针形，网脉两面均不明显，叶边缘全缘，两面近无毛或有疏生的短柔毛；叶柄通常卷典攀援它物。6～9月开花，花白色，直径1～2厘米，组成圆锥状聚伞花序生于枝顶或叶腋。8～11月结果，果实扁卵形，有毛，果实顶端有伸长的白色羽毛。

【性味】味辛、咸，性温。

【功效】具有祛风湿、通经络、消痰涎、散癖积的功效。现代药理研究表明，具有降压、兴奋平滑肌、利尿、降血糖、抑菌、抗炎利胆、解痉镇痛、抗肿瘤的作用。适用于治疗痛风、顽痹、腰膝冷痛、偏头痛、跌打损伤、脚气、疟疾、癥瘕积聚、破伤风、扁桃体炎、诸骨鲠咽等。

【采制】威灵仙全年均可采挖，以秋采为佳，挖取根部后，除去地上部分及泥土晒干即可。

炮制时除去本品杂质，洗净泥沙，去残茎。再用清水浸泡8～10小时。取出，沥干余水，再润一下，润透为止。切3毫米的长片。晒干或烘干，筛尽灰屑即成。如开酒炒，取威灵仙入锅炒热，按每50克威灵仙用白酒15克，或威灵仙100千克，用黄酒12～15千克，拌炒至干后取出，冷却后入药。

【鉴别】根茎呈柱状，长1.5～3.5厘米，偶有达10厘米者，直径0.3～1.5厘米。表面淡棕黄色，上端残留茎基、下侧着生多数细根。根呈细长圆柱形，稍弯曲，长7～15厘米，直径1～3毫米；表面黑褐色，有细纵纹,有的皮部脱落,露出黄白色木部。质坚脆,易折断,断面平坦,皮部与木部间常有裂隙,木部淡黄色。气微,味淡。

附方精选

第一方

〔方剂〕威灵仙、南五味子根、冰糖各60克,白酒500毫升。

〔用法〕浸泡20日可服,每次服15～30毫升,每日服1～2次。

〔主治〕胃痛。

第二方

〔方剂〕威灵仙藤茎30克。

〔用法〕煎水洗患处。

〔主治〕荨麻疹。

第三方

〔方剂〕鲜威灵仙全草60克。

〔用法〕水煎去渣,当茶饮,每日2次。分早、晚服,连服3～5天。

〔主治〕急性扁桃体炎。

第四方

〔方剂〕威灵仙30克,蜂蜜30毫升。

〔用法〕水煎去渣,加蜂蜜调匀,分2～3次服,每日1次。如胃酸过少,可酌加食醋同服。

〔主治〕呃逆。

第五方

〔方剂〕威灵仙15克。

〔用法〕水煎约30分钟,用消毒棉花蘸药水洗患处,每日洗3～5次。

〔主治〕小儿龟头炎,包皮水肿。

第六方

〔方剂〕威灵仙15克,鱼腥草30克(后下)。

〔用法〕水煎服。

〔主治〕肺炎。

第七方

〔方剂〕威灵仙30克。

〔用法〕水煎去渣,频频含咽。

〔主治〕骨梗喉。

第八方

〔方剂〕威灵仙15克,研细粉,猪腰1对。

〔用法〕猪腰剖开刮去白膜,药粉放入猪腰内,用菜叶包裹,煨熟服或蒸熟服。

〔主治〕风湿性腰痛。

绞股蓝

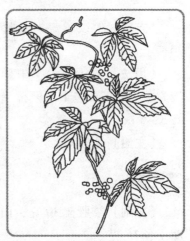

【别名】小苦药、公罗锅底、小母猪油、甘茶曼。

【形态】为葫芦科绞股蓝属植物绞股蓝的全草。我国秦岭以南各省、区有分布。多年生攀援草本，无毛或被柔毛。叶互生，鸟足状，有小叶3~9枚，稀单1，小叶卵状披针形。卷须2歧极少单叶。7~9月开单性花，小，淡绿色或白色。雌雄异株。雄花的花萼筒短，5裂；花冠辐状，5深裂；雄蕊5，着生于花萼筒基部，花丝短，合生；花药卵形，直立，2室；子房下位，球形，1~2室；柱头2裂或半月形具齿裂。浆果球形，如豌豆大小，不开裂，或为蒴果，种子2~3粒，阔扁形。

【性味】味苦，性寒，无毒。

【功效】可调节血压，降低血脂，调节血糖，促进尿酸排泄。用于血脂、血压、血糖、血尿酸过高、高或异常者。

【采制】于8~9月开花前采收，晒干备用或鲜用。

【鉴别】叶横切面：叶的上下表皮由1层长方形细胞组成，外被角质层。叶肉组织异面型，栅栏组织由1~2层细胞组成，不通过主脉；海绵组织由3~4层细胞组成。主脉均向上下表皮突出，内侧有2~3层厚角细胞，维管束外韧型。

叶表面：上表皮垂周壁近平直，下表皮垂周壁微波状弯曲，气孔为不定式。上下表皮均有非腺毛和腺毛；非腺毛由5~14个细胞组成，表面有明显的线状角质纵纹，长120~360毫米。

茎横切面：呈多角形，表皮由1列扁平的细胞组成，外壁角质增厚，着生单细胞和多细胞非腺毛，角隅处有厚角组织，由4~6列细胞组成；皮层内方有围绕于韧皮部外缘的半月形纤维束，内方有9~10个大小不等的双韧维管束，放射排列；两韧皮射线间有石细胞群；髓部薄壁细胞内含有直径12~28毫米的淀粉粒。

附方精选

第一方

〔方剂〕鲜绞股蓝头部嫩叶30~90克。

〔用法〕放于双手掌中揉搓出汁液为止，再用布包上反复擦患处。每日3~5次，7天即愈。

〔主治〕手足癣。

第二方

〔方剂〕绞股蓝30克，山楂、决明子各15克。

〔用法〕水煎服。

〔主治〕高脂血症，动脉硬化症。

第三方

〔方剂〕绞股蓝15克。

〔用法〕用沸水冲泡，闷10分钟后饮用，一般可冲泡3~5次，当天饮完，每日1次。

〔主治〕疲劳乏力，高脂血症，心脑血管疾病等。

第四方

〔方剂〕绞股蓝2.5~3克。

〔用法〕煎水，每日1次，分3次服。

〔主治〕老年性气管炎。

第五方

〔方剂〕绞股蓝、黄精、地骨皮、太子参、天花粉各15克，山茱萸、玄参10克。

〔用法〕水煎服。

〔主治〕糖尿病。

第六方

〔方剂〕绞股蓝10~15克。

〔用法〕煎水，每日1次，15天为1个疗程，能改善症状。

〔主治〕恶性肿瘤。

第七方

〔方剂〕绞股蓝15克。

〔用法〕水煎当茶饮。

〔主治〕急慢性气管炎。

第八方

〔方剂〕绞股蓝9~10克。

〔用法〕煎水或冲开水当茶饮，能使转氨酶降低。

〔主治〕慢性肝炎。

络石藤

【别名】白花络、石藤、爬墙虎、络石。

【形态】为夹竹桃科植物络石藤的茎叶。我国大部分省、区有分布。常绿缠绕性藤本。嫩枝被灰褐色柔毛,老枝上有气生根。叶对生,革质,椭圆形或卵状披针形。4~6月开花,花冠白色,高脚蝶状,花冠筒中部膨大。9~10月结蓇葖果,圆柱形,叉生,褐色,无毛,种子多数,顶端有白色光亮的种毛。

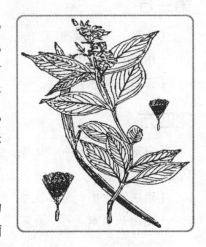

【性味】味甘苦,性微寒。

【功效】具有祛风通络、凉血消痈的功效。用治风湿痹痛、筋脉拘挛、咽喉肿痛、痈疽疮疡、血热吐血等。

现代常用于风湿性关节炎、急性扁桃体炎、急性咽喉炎、痈疽等。

【采制】秋末冬初,叶子尚未脱落时,割取地上茎藤部分,收集晒干,扎成小把。

【鉴别】茎枝圆柱形,长短不一,直径1.5~5毫米,多分枝,弯曲,表面赤褐色或棕褐色,有纵细纹,散生攀缘根或点状突起的根痕,以节部为多,茎节略膨大,质坚韧,折断面淡黄白色,叶片多数已脱落,有时稍卷折,淡绿色或暗绿色,厚纸质。气弱,味微苦。

附方精选

第一方

〔方剂〕络石藤、川牛膝各12克,威灵仙、木瓜各9克,薏苡仁15克,独活6克。

〔用法〕水煎服。

〔主治〕风湿痹痛。

第二方

〔方剂〕络石藤30克,兰花参、

大蓟根各20克，地念25克，猪肺120克。

〔用法〕加水共炖烂，喝汤吃肺（猪肺可加作料吃，也可不吃）。

〔主治〕肺结核。

第三方

〔方剂〕络石藤30克。

〔用法〕煎水当茶服。

〔主治〕咽喉肿痛。

第四方

〔方剂〕络石藤叶30克，荠苧、乌韭各15克。

〔用法〕水煎，分2次服。

〔主治〕吐血。

第五方

〔方剂〕络石藤30克，土牛膝10克。

〔用法〕水煎去渣，加黄酒适量，分2次服。

〔主治〕跌打损伤。

第六方

〔方剂〕络石藤50克，白酒500毫升。

〔用法〕将络石藤切碎，浸泡于酒中，密封15天，每次服10~30毫升。

〔主治〕筋骨酸痛。

第七方

〔方剂〕络石藤、瓜蒌、皂角刺、制乳没各9克，甘草6克。

〔用法〕水煎服。

〔主治〕痈肿疮毒。

第八方

〔方剂〕络石藤适量。

〔用法〕晒干，研细末，瓶装备用，临用时取适量，干掺伤口，加压止血。也可临时取鲜叶，洗净，捣烂，外敷伤口。

〔主治〕外伤出血。

鸦胆子

【别名】羊不食、老鸦胆、苦胆子。

【形态】为苦木科植物鸦胆子的干燥成熟果实。云南、广西、广东、海南有分布。常绿灌木或小乔木，高1~3米，全株有黄色柔毛。茎、枝有灰白色凸起的小圆点。叶互生，单数羽状复叶，通常7片，对生；小叶片卵形或卵状披针形，长4~8厘米，宽1.5~4厘米，先端尖，基部宽楔形而偏斜，边缘有锯齿。3~8月开花，花暗紫色，雌雄异株。圆锥花序生于叶腋，4~9月结果，果实卵形或椭圆形，成熟时黑色，干后表面有隆起的网状皱纹，网眼呈不规则的多角形，两侧有明显的棱线。

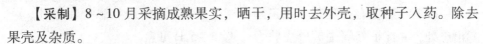

【性味】味苦，性寒，有毒。

【功效】清热解毒，截疟，止痢，腐蚀赘疣。用于痢疾，疟疾；外治赘疣，鸡眼。

【采制】8~10月采摘成熟果实，晒干，用时去外壳，取种子入药。除去果壳及杂质。

【鉴别】本品果皮粉末棕褐色。表皮细胞多角形，含棕色物。薄壁细胞多角形，含草酸钙簇晶及方晶，簇晶直径约至30微米。石细胞类圆形或多角形，直径14~38微米。种子粉末黄白色。种皮细胞略呈多角形，稍延长。胚乳和子叶细胞含糊粉粒。

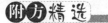

第一方

〔方剂〕鸦胆子仁5~7粒。

〔用法〕研细，塞患处，再用药棉塞住，隔1~3日有微痛感，流出脓水，取去，用冷盐水洗净即可。

〔主治〕耳痔（外耳道乳头状瘤）。

第二方

〔方剂〕鸦胆子仁20粒。

〔用法〕纱布包，水煎取20~40毫升，用消毒大注射器将药液注入阴道内。

〔主治〕滴虫性阴道炎。

第三方

〔方剂〕鸦胆子仁12粒。

〔用法〕打碎装入空心胶囊内用开水送服，每日服1~2次。

〔主治〕阿米巴痢疾。

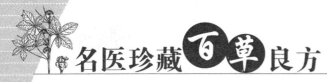

第四方

〔方剂〕鸦胆子仁20克。

〔用法〕用龙眼肉包裹吞服或放入空心胶囊吞服。

〔主治〕早期血吸虫病，间日疟，阿米巴痢疾。

第五方

〔方剂〕鸦胆子仁适量。

〔用法〕研成糊状，敷患处，用时局部先用酒精消毒，煎破或刺破患处表层硬皮，贴上有孔胶布（以正好露出患处，并保护好周围健康皮肤为宜），然后将药糊上，隔3~4日换药。如疣肉已脱，不再上药，改敷凡士林收口。

〔主治〕皮肤赘疣，足底鸡眼。

第六方

〔方剂〕鸦胆子仁5~7粒。

〔用法〕用龙眼肉包裹吞服或放入空心胶囊吞服。每日服3次，饭后服，连服5~10日。

〔主治〕间日疟，阿米巴痢疾。

第七方

〔方剂〕鸦胆子仁适量。

〔用法〕捣烂敷患处后包扎，一般3~5日可愈。

〔主治〕鸡眼。

枸杞子

【别名】枸杞、枸杞果、枸杞豆。

【形态】为茄科植物宁夏枸杞的干燥成熟果实。我国北方有栽培，现在中部和南方一些省份已引种栽培。小灌木，约1厘米多高，枝条细长；叶片披针形或长椭圆状披针形，互生或丛生，叶腋有锐刺；7~8月开淡紫红色或粉红色的花；花萼通常2裂至中部；花冠5裂，裂片边缘无毛，雄蕊5枚；9~10月结果，成熟时红色，卵形或长椭圆形，长6~21毫米，直径3~10毫米，味甜；种子多数。

【性味】味甘，性平。

【功效】具有滋补肝肾、益精明目的功效。主要用于虚劳精亏、腰膝酸痛、眩晕耳鸣、内热消渴、血虚萎黄、目昏不明等。本品为药食兼用，既能补肾以生精，又能养肝血而明目，为补益肝肾要药。无论肾阴亏虚或肾阳不足，以及精亏血虚之证，皆可应用，又可养阴润肺、疗虚劳咳嗽。自古为服食滋补强壮佳品，有延年益寿之功。

现代临床上还用于男性不育症、慢性萎缩性胃炎、高脂血症、糖尿病、链霉素副反应、脑动脉硬化、肥胖症等。

【采制】通常于6～9月间，于果实成熟时，采摘成熟果实。采摘后有晒干和烘干两种方法。晒干法先晾2天至皮皱后，再暴晒至干；烘干法则用低温小火烘干即可。

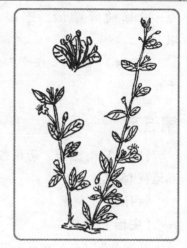

【鉴别】枸杞子呈纺锤形或椭圆形，长1.5～2厘米，直径4～8毫米。表面鲜红色或暗红色，陈久者紫红色，具不规则皱纹，略有光泽，一端有白色的果柄痕，另一端有小凸块状花柱痕迹。质柔软而滋润。内藏种子多数，黄色，扁平似肾脏形。气微，味甜、微酸苦。嚼之唾液呈红黄色。

附方精选

第一方

〔方剂〕枸杞子30克，猪腰子（猪肾）1～2个。

〔用法〕将猪肾加入枸杞子炖汤，稍加食盐、味精调味，吃猪腰子喝汤。

〔主治〕神经衰弱，阳痿。

第二方

〔方剂〕枸杞子适量。

〔用法〕每天用枸杞子30克，当茶冲服，早晚各1次，连续服用4个月。用药期间没有禁忌。

〔主治〕降脂减肥。

第三方

〔方剂〕枸杞子、黄精各15克。

〔用法〕水煎服。

〔主治〕头晕目眩，神疲无力，视物不清。

第四方

〔方剂〕枸杞子500克。

〔用法〕取上药，用清水洗净，烘干，装瓶备用。每晚临睡前取30

克，徐徐嚼碎咽服，连服半个月以上。

〔主治〕老年人经常性夜间口干症。

第五方

〔方剂〕枸杞子、菊花各10克，熟地黄15克。

〔用法〕水煎服。

〔主治〕肝肾不足，头晕眼花。此方对高血压、糖尿病有一定疗效。

第六方

〔方剂〕枸杞子10粒。

〔用法〕用清水洗净后放入口中含化，约半小时后嚼烂咽下，每日3～4次。

〔主治〕年老体衰。

第七方

〔方剂〕宁夏枸杞子1200克。

〔用法〕晒干粉成粗末，每次空腹嚼服10克，2个月为1个疗程。

〔主治〕慢性萎缩性胃炎，属肝胃阴虚型。

第八方

〔方剂〕枸杞子1000克。

〔用法〕烘干，每晚取15克，嚼服，2个月为1个疗程。一般精液常规正常后，再服1个疗程。

〔主治〕补肾益精，生精嗣育。

牵牛子

【别名】二丑、黑白丑、丑牛子、黑丑、白丑。

【形态】为旋花科植物裂叶牵牛或圆叶牵牛的干燥成熟种子。全国各地均有分布。一年生攀援草木。茎缠绕，长2～3米。叶互生，心脏形，叶片3深裂，基部心形或戟形，中裂片卵圆形，先端突尖，侧裂片斜卵形，先端突尖或渐尖，全缘，两面均被毛。腋生2～3朵花，淡紫色或蓝色，朝开午闭，花冠漏斗状。蒴果球形，3室，每室含种子2枚。

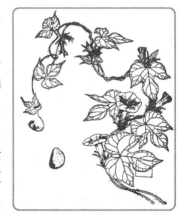

【性味】味苦，性寒，有毒。

【功效】泻水通便，消痰涤饮，杀虫攻积。用于水肿胀满，二便不通，痰饮积聚，气逆喘咳，虫积腹痛蛔虫、绦虫病。

【采制】秋末果实成熟、果壳未开裂时采割植株，晒干，打下种子，除去杂质。

【鉴别】取本品，加水浸泡后种皮呈龟裂状，手捻有明显的黏滑感。

附方精选

第一方

〔方剂〕生牵牛子、炒牵牛子各45克。

〔用法〕取上药，兑在一起粉碎，分成2份。晚上睡前及早饭前用温开水各冲服1份。

〔主治〕急、慢性腰扭伤。

第二方

〔方剂〕黑丑30克。

〔用法〕将黑丑烘干，研细末，每晚临睡前取适量，鸡蛋白调匀，涂擦面部有雀斑处，翌晨以温水洗去。连用5～7周。

〔主治〕雀斑。

第三方

〔方剂〕黑白丑适量，鸡蛋1个。

〔用法〕黑白丑炒熟，研成粉末，鸡蛋加油煎至将成块。把药粉撒在蛋上。于早上空腹服用，成人每次服3～4.5克，小儿酌减，每隔3日服1次，严重者可服3次。

〔主治〕蛲虫病。

第四方

〔方剂〕牵牛子40克，小茴香（炒）10克，制香附20克。

〔用法〕共研细末，每服3克（重症可用至6克），生姜汤调匀，晚间睡前服。

〔主治〕腹水，水肿。

第五方

〔方剂〕牵牛子6克。

〔用法〕烘干，研细末，每次1克，温开水送服，每日3次。如药后大便仍不通，可加大剂量至每次2～3克，大便已通则停止服药。

〔主治〕大便秘结（体质虚弱者慎用）。

第六方

〔方剂〕黑白丑、大黄各20克。

〔用法〕共烘干，研细末。每日

3次，6个月以下者，每次0.1克；6个月～1岁，每次1.5克；1～3岁，每次0.3克；3～6岁，每次0.45克；6～12岁，每次1～1.5克。均以泻下为度。随后用山药、莲子等调理脾胃。

〔主治〕小儿内伤乳食，积滞化火。

第七方

〔方剂〕牵牛子10克。

〔用法〕取上药，研成细粉，加入面粉100克（二者比例为1∶10），烙成薄饼。空腹1次食尽，半月后重复1次。儿童用量减半。

〔主治〕蛲虫病。

浮 萍

【别名】水萍、萍子草、水藓、水帘、水白。

【形态】为浮萍科草本植物紫萍的干燥全草。全国各地均有分布。多年生漂浮植物。叶状茎扁平，倒卵形或椭圆形，先端圆，上面绿色，有光泽，下面紫红色，常3～4片相连，自中央下垂，纤维状须根，中心有明显的维管束一条，束端有根帽。苞短小，唇形。4～6月开花，花序由2个雄花及1个雌花组成，白色或淡绿色。花期夏季。青萍形态与上种相似而较小，叶状茎倒卵形或矩圆形，两面均呈绿色或暗绿色。根单生下垂于水中，不具维管束，先端有钝头的根帽。花细小白色。

【性味】性寒，味辛，无毒。

【功效】风热感冒、麻疹不透、风疹瘙痒、水肿、癃闭、疮癣、丹毒、烫伤。

【采制】6～9月捞取全草、晒干。

【鉴别】浮萍为浮水小草，干燥后多重叠成片成块，水浸后，展开叶背面紫色为正品紫浮萍，青者为混淆品青萍。叶状直径3～6毫米，多单一，或2～5片集生，上表面淡绿色至灰绿色，下表面紫色至紫棕色，边缘整齐或微卷曲，上表面偏侧有一小凹陷，下表面该处有数条须根。质轻松，手捻易碎。气微，味淡。

附方精选

第一方

〔方剂〕浮萍、牛蒡子、薄荷各10克。

〔用法〕水煎服。

〔主治〕风热瘾疹。

第二方

〔方剂〕浮萍10克。

〔用法〕研细粉，白糖调服。

〔主治〕急性肾炎。

第三方

〔方剂〕浮萍、黄芩各3克,当归、生地、千里光各15克,白芍10克。

〔用法〕水煎服。

〔主治〕血虚皮肤瘙痒。

第四方

〔方剂〕鲜浮萍、鲜败酱、鲜红薯茎叶、鲜辣蓼叶各等分。

〔用法〕洗净,共捣烂,加冷开水搅匀,挤汁频频饮之。

〔主治〕蛇咬毒气入腹,腹部肿胀。

第五方

〔方剂〕浮萍、芝麻、皂角刺、蒺藜、海桐皮、偏湿加土茯苓、偏热加连翘、牛蒡子各10克。

〔用法〕水煎服。

〔主治〕荨麻疹。

第六方

〔方剂〕浮萍适量。

〔用法〕曝干,研末,每次6克,开水送服,每日服3次。

〔主治〕小便不利,身半以下水肿。

第七方

〔方剂〕鲜浮萍适量。

〔用法〕煎汤洗患处或湿敷患处。

〔主治〕急性湿疹,皮炎,丹毒,腮腺炎,汗斑。

第八方

〔方剂〕浮萍研细粉,每服6克。

〔用法〕用酒调服。

〔主治〕久年白带。

莲 子

【别名】藕实、水芝丹、莲实、莲蓬子。

【形态】为睡莲科植物的干燥成熟种子。分布于我国大部地区。多年生水生草本。根茎肥厚横走,外皮黄白色,节部缢缩,生有鳞叶与不定根,节间膨大,内白色,中空而有许多条纵行的管。叶片圆盾形,上面暗绿色,下面淡绿色;叶柄着生于叶背中央,圆柱形,中空,表面散生刺毛。7~8月开花;花大,单一,顶生,粉红色或白色,芳香;萼片4个或5个,绿色,早落;

花瓣多数，长圆状椭圆形至倒卵形，雄蕊多数，花药线形，黄色，9~10月结果，坚果椭圆形或卵形，果皮坚硬、革质；内有种子1枚，俗称"莲子"。

【性味】味甘涩，性平，无毒。

【功效】莲子长于养心安神。用于虚烦，惊悸，失眠。炒莲子固涩作用增强，长于健脾止泻，补肾固涩。用于脾虚腹泻和肾虚遗精，带下。抗衰老、降压、抗心律失常、抗心肌缺血、抑制心肌收缩力等。

【采制】秋末、冬初割取莲房，取出果实，晒干。

【鉴别】表面浅黄棕色至红棕色，有细纵纹和较宽的脉纹。一端中心呈乳头状突起，深棕色，多有裂口，其周边略下陷。质硬，种皮薄，不易剥离。子叶2，黄白色，肥厚，中有空隙，具绿色莲子心。无臭，味甘、微涩；莲子心味苦。

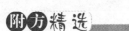

第一方

〔方剂〕莲子肉，冰糖各100克，香油10毫升。

〔用法〕放入砂锅内焖3小时至透烂，加入冰糖、香油，作点心食用。

〔主治〕体虚多梦，遗精。

第二方

〔方剂〕莲子、粳米各120克（同炒），茯苓60克。

〔用法〕共研细末，每次服6克，开水送服。

〔主治〕病后胃弱，不消水谷。

第三方

〔方剂〕莲子、益智仁、龙骨各等分。

〔用法〕空腹米汤送服。

〔主治〕小便白浊，梦遗泄精。

第四方

〔方剂〕莲子（去心）、百合各30克，瘦猪肉100克。

〔用法〕将莲子、百合和猪肉一起煮汤,煮沸改小文火煮2小时后喝汤吃肉。

〔主治〕慢性内伤咳嗽。

第五方

〔方剂〕莲子适量。

〔用法〕磨成粉。将适量大米煮至五成熟时加入莲子粉,再继续煮至熟。佐餐食。

〔主治〕脾肾虚所致遗精。

第六方

〔方剂〕莲子(连心)180克,炙甘草30克。

〔用法〕研细末,每次6克,灯芯草煎汤调下。

〔主治〕心经虚热,小便赤浊。

第七方

〔方剂〕老莲子(去心)60克。

〔用法〕研细末,每次3克。米汤送服。

〔主治〕久痢不止。

第八方

〔方剂〕莲子90克,猪肚200克,食盐、味精各适量。

〔用法〕劈开去莲子心,将猪肚切成小块,与莲子一起煲汤,加少许食盐、味精调味服用。

〔主治〕脾虚所致遗精。

栗 子

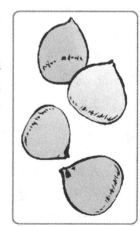

【别名】板栗、栗果、大栗、瑰栗、毛板栗、家栗、风栗。

【形态】为壳斗科植物栗子的种仁。全国大部分地区有分布。落叶小乔木,高8～15米。叶互生,薄革质,卵状椭圆形至椭圆状披针形,边缘有疏锯齿,下面密被白色绒毛。花黄褐色,单性同株,雄花序穗状,生于新枝下部叶腋;雌花生于雄花序下部。总苞球形,外生尖锐毛刺,内藏深褐色坚果2～3枚。

【性味】味甘,性温。

【功效】益气健脾,补肾强筋,活血消肿,止血,

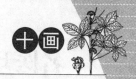

主脾虚泄泻，反胃呕吐，脚膝酸软，筋骨折伤肿痛，瘰疬，吐血，衄血，便血。

【采制】秋采果，风干或晒干。

【鉴别】种仁呈半球形或扁圆形，先端短尖，直径2～3厘米。外表面黄白色，光滑，有时具浅纵沟纹。质实稍重，碎断后内部富粉质。气微，味微甜。

附方精选

第一方

〔方剂〕栗花、贝母各等分。

〔用法〕烘干，共研末，每次3克，水酒送服，每日1～2次。

〔主治〕淋巴结核。

第二方

〔方剂〕栗壳（外果皮）150克。

〔用法〕炒炭存性，研细末，每服6克，米汤送服。

〔主治〕鼻衄。

第三方

〔方剂〕栗树皮250克。

〔用法〕水煎，冲铁锈，外洗患处。

〔主治〕漆疮。

第四方

〔方剂〕板栗10克，枸杞12克，猪排骨100克，盐或糖各适量。

〔用法〕加水共炖烂，加盐或糖食之。

〔主治〕小儿瘦弱，行走乏力。

第五方

〔方剂〕板栗、麦芽各50克，山药100克，鸡内金20克。

〔用法〕共烘干，研细末，每次20～30克，蒸熟，加糖少许食之。每日1次，连服7天。

〔主治〕小儿脾虚泄泻。

第六方

〔方剂〕板栗500克，猪肾粥1碗。

〔用法〕将板栗风干，每用7枚，空腹细嚼咽下，随即吃猪肾粥。每日1次，连服15～20天。

〔主治〕肾虚腰膝无力。

桔 梗

【别名】白药、利如、梗草、苦梗、苦桔梗。

【形态】为桔梗科植物桔梗的干燥根。我国大部分地区均有分布。多年生草本，高30～90厘米，全株光滑无毛。根肉质，圆柱形，或有分枝。茎直立，单一或分枝。叶近于无柄，生于茎中、下部的叶对生或3～4片轮生，茎上部的叶有时为互生；叶片卵状披针形，先端尖，基部楔形或近圆形，边缘有锯齿。7～8月开花，花单生于茎顶，或数朵成疏生于茎顶，或数朵成疏生的总状花序；花萼钟状，先端5裂；花冠钟状，蓝紫色，裂片三角形；雄蕊5，花丝短，基部扩大，花药围绕花柱四周；子房半下位，5室，柱头5裂，反卷，被白柔毛。8～10月结果，蒴果倒卵形，熟时顶部5瓣裂。种子卵形。

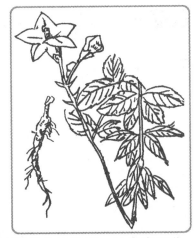

【性味】性平，味苦辛。

【功效】具有开宣肺气、祛痰排脓的功效。现代药理研究表明，具有祛痰、降血糖、抑真菌、降血脂作用。用于外感咳嗽、咽喉肿痛、支气管炎以及肺痈吐脓、胸满胁痛、痢疾腹痛。

【采制】桔梗于春、秋两季（以秋产质佳）采收生长2年以上的植株，鲜品用木棱、瓷片等刮去栓皮，洗净，晒干即可（亦有不去外皮直接晒干者）。

【鉴别】南桔梗：呈圆柱形或长纺锤形，略扭曲，偶有分枝，长6～25厘米，直径0.5～2.5厘米，顶端有根茎（芦头），其上有数个半月形的茎痕。表面白色或淡黄白色，全体有不规则纵皱及沟纹，并有横向皮孔样的瘢痕。质硬脆，易折断，折断面略不平坦，可见放射状裂隙，皮部类白色，形成层环明显，木质部淡黄色，俗称"金井玉栏"。气微，味微甜后稍苦。南桔梗过去以野生品为主，现有较多栽培品，栽培品与野生品性状区别点在于：由于

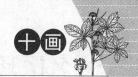

载培品多仅生长 2~3 年，故芦头较短，呈短圆柱形，一般无芦碗（茎痕），甜味较重，苦味较少，质地不及野生品坚实，存放时间稍长后易变深色。

北桔梗：与南桔梗相比，其形多细长，分枝常见，体质较轻，北桔梗多为野生品。

附方精选

第一方

〔方剂〕桔梗 15 克，山豆根（或北豆根）9 克。

〔用法〕水煎服。

〔主治〕肺脓疡，咳吐脓血。

第二方

〔方剂〕桔梗、防风、天冬各 10 克，白芷 6 克。

〔用法〕水煎服。

〔主治〕感冒咳嗽。

第三方

〔方剂〕广木香 5 克，当归 15 克，桔梗、陈皮、香附各 10 克。

〔用法〕水煎服。

〔主治〕老伤胸痛。

第四方

〔方剂〕桔梗 10 克，鱼腥草 30 克。

〔用法〕水煎服。

〔主治〕支气管哮喘。

第五方

〔方剂〕桔梗、甘草各 6 克。

〔用法〕水煎服。

〔主治〕外感咳嗽，咳痰不爽。

第六方

〔方剂〕黄芩 10 克，远志、杏仁、知母各 6 克。

〔用法〕水煎服。

〔主治〕急、慢性气管炎。

第七方

〔方剂〕桔梗、蒲公英、连翘、紫花地丁（或犁头草）各 12 克。

〔用法〕水煎服。

〔主治〕肺痈，疮毒。

第八方

〔方剂〕桔梗、白前、荆芥各 10 克，甘草 5 克。

〔用法〕水煎服。

〔主治〕感冒咳嗽痰多。

党 参

【别名】 上党人参、黄参、中灵草。

【形态】 为桔梗科多年生草本植物党参、素花党参、川党参及其同属多种植物的根。分布于河南、河北、山西、陕西、青海等地。多年生草本。根长圆柱形,直径1~1.7厘米,顶端有一膨大的根头,外皮乳黄色至淡灰棕色,有纵横皱纹。茎缠绕,长而多分枝,下部疏生白色粗糙硬毛,上部光滑,叶对生、互生或假轮生。被疏柔毛;叶片卵形或广卵形,先端钝或尖,基部截形或浅心形,全缘或微波状,上面绿色,下面粉绿色,花单生,具细花梗;花萼绿色,圆状披针形,先端钝,光滑或有稍被茸毛;蒴果圆锥形,3室,有宿存花萼。种子小,褐色有光泽。

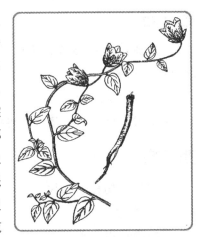

【性味】 性平,味甘。

【功效】 具有补中益气、健脾益肺的功效。主要用于脾肺虚弱、气短心悸、食少便溏、虚喘咳嗽、内热消渴等症。本品与人参补气功能相近,一般补气健脾,多用党参代替人参用,气虚欲脱的危急重症只能用人参,不能用本品代替。

现代临床上还用于功能性子宫出血、低血压、神经官能症、脏器下垂等症。

【采制】 党参秋末采挖,西党栽培品栽培年限较长(4~5年),西党(防党)常挖采后不经水洗,去净茎叶及须根细尾后烘焙搓直至八九成干,喷酒后再蒸熟扎把烘干。纹党去净杂质后洗净,沸水撩过,边晒边搓直,用木板压扁(亦可烘干)。条党种植3~4年后采挖洗净,沸水撩过,边晒边搓直,晒干。潞党参亦为边晒边捏直。东党参、白党参则直接采挖,洗净,晒干。

【鉴别】 表面黄棕色至灰棕色,根头部有多数疣状突起的茎痕及芽,每个茎痕的顶端呈凹下的圆点状;根头下有致密的环状横纹,向下渐稀疏,有的

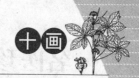

达全长的一半，栽培品环状横纹少或无；全体有纵皱纹及散在的横长皮孔，支根断落处常有黑褐色胶状物。质稍硬或略带韧性，断面稍平坦，有裂隙或放射状纹理，皮部淡黄白色至淡棕色，木部淡黄色，有特殊香气，味微甜。

附方精选

第一方

〔方剂〕党参30~60克。

〔用法〕水煎2次。早晚分服，每日1次。于月经期或行经第一天开始连续服药5天。

〔主治〕功能性子宫出血。

第二方

〔方剂〕党参、黄芪、当归、制何首乌、白术、酸枣仁、白芍、茜草、蒲黄各10克。

〔用法〕水煎服。

〔主治〕血小板减少性紫癜（阳虚气弱）。

第三方

〔方剂〕党参、茯苓、白术各10克，炙甘草3克。

〔用法〕水煎服。

〔主治〕脾胃虚弱，食少便溏。

第四方

〔方剂〕党参30克，升麻10克，甘草6克。

〔用法〕水煎服；另取芒硝30克，甘草10克，加水2000~300毫升，加热至沸5分钟，待温坐浴洗肛部，早晚各洗1次。

〔主治〕脱肛。

第五方

〔方剂〕党参、当归各10克，熟地黄15克，远志3克。

〔用法〕水煎服。

〔主治〕血虚心悸，健忘失眠。

第六方

〔方剂〕党参、茯苓、白术、炙甘草、山药、莲肉、诃子各10克，赤石脂15克。

〔用法〕水煎服。

〔主治〕慢性腹泻（脾胃虚型）。

第七方

〔方剂〕潞党参花粉16克。

〔用法〕分2次用温开水冲服，每日1次，连服30天为1个疗程。

〔主治〕放疗和化疗过程中出现白细胞、红细胞和血小板下降等造血功能障碍。

柴 胡

【别名】北柴胡、竹叶柴胡、黑柴胡。

【形态】为伞形科植物北柴胡和狭叶柴胡的根或全草。分布在山东、浙江、湖北、四川、山西、西藏、吉林、辽宁、河南等地。多年生草本,高40～80厘米。主根粗壮,长圆锥形或圆柱形,表面黑褐色或棕褐色,质坚硬。茎直立,单生或丛生,实心,表面有细纵棱,叶互生,单叶;叶片倒披针形或条状宽披针形,长3～11厘米,顶端渐尖,有短芒尖头,基部收缩成叶鞘抱茎,叶边缘全缘,有纵向平行叶脉7～9条,叶面绿色,叶背淡绿色,常有白霜;无叶柄;茎顶部叶同形,但较小。9月开花,花鲜黄色8～10月结果。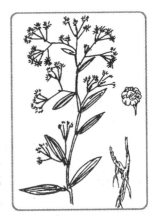

【性味】味苦,性凉。

【功效】具有疏散退热、舒肝升阳的功效。现代药理研究表明,具有解热、抗病毒、抗炎、降血压、保护肝脏缺血性损伤、增强淋巴细胞活性、抑制肝癌细胞、抗肝纤维化、抗惊厥、抗内毒素活性的作用。用于感冒发热、寒热往来、疟疾、胸胁胀痛、月经不调、子宫脱垂、脱肛等。

【采制】多于春、秋两季采挖,先割去茎杆,挖出根部,除去泥土及杂质,晒干或烘干(华东地区将春季采收的柴胡称为"春柴胡""芽胡""草柴胡"等)。

生用:拣去本品内杂物,筛尽灰屑,清水洗净泥沙后再用清水稍加浸泡。取出,晾干余水。摊开,去芦。切成1厘米长的筒片。晒干或用文火烘干,筛尽灰碎。

麸炒:取制麦麸放入锅中炒热,加入柴胡片炒至呈黄色,筛去麦麸即成。

酒炒:取柴胡入锅炒热,按每500克柴胡用白酒30克,拌炒均匀,至炒干呈黄色为限。

酒润麸炒:按每500克柴胡用白酒30～50克,将酒喷在柴胡上润1夜。

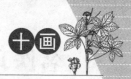

再取制麦麸，放入锅中炒热，加入柴胡拌炒，至黄色为限。筛去麸即成。

蜜炒：按每500克柴胡用蜜120克的比例，先将蜜放入锅中溶化，再加入柴胡拌炒至干。

鳖血炒：按每500克柴胡用新鲜鳖血120克，炒至呈黄色为度。此法古籍中有记述，实际应用不多。

醋炒柴胡：取柴胡片用醋拌匀，置锅内用文火炒至醋干，取出晒干。醋与柴胡的比例，每100千克柴胡用醋6千克。

【鉴别】**北柴胡**：为柴胡的根，呈圆锥形，常有分枝，长6~15厘米，直径0.3~0.8厘米。顶端多常有残留的茎基，或短纤维状的叶基。表面黑褐色或浅棕色，具纵皱纹、支根痕及皮孔。质硬而韧，不易折断，断面呈片状纤维性；皮部浅棕色，木部黄白色。气微香，味微苦。

南柴胡：为狭叶柴胡的根，又名红柴胡、香柴胡、软柴胡，根较细，多不分枝，根头顶端密被纤维状叶基残余。表面红棕色或黑棕色，靠近根头处多具明显的横向疣状突起。质稍软，易折断，断面略平坦，具败油气。

附方精选

第一方

〔方剂〕柴胡、当归、白芍、香附、川楝子各10克。

〔用法〕水煎服。

〔主治〕月经不调，经来胸腹胀痛。

第二方

〔方剂〕柴胡12克，姜制半夏6克，党参、黄芩、生姜、甘草各10克，大枣5枚。

〔用法〕水煎服。

〔主治〕寒热往来，胸胁胀满，心烦呕吐。

第三方

〔方剂〕柴胡6克，党参12克，黄芪15克，升麻5克。

〔用法〕水煎服。

〔主治〕子宫下垂，脱肛。

第四方

〔方剂〕柴胡、当归、白芍、郁金、栀子各10克，板蓝根、夏枯草各15克，枳壳6克。

〔用法〕水煎服。

〔主治〕无黄疸型肝炎（气滞型）。

第五方

〔方剂〕白芍12克,柴胡、当归、枳壳、青皮各10克。

〔用法〕水煎服。

〔主治〕肝郁胸肋,脐腹胀痛。

第六方

〔方剂〕柴胡6克,龙骨、牡蛎各15克。

〔用法〕水煎服。

〔主治〕神经衰弱,烦躁,心悸。

射 干

【别名】乌扇、金锁匙、铁扁担、老君扇、鱼翅草、金蝴蝶、冷水丹、开喉箭。

【形态】为鸢尾科植物射干的根茎。全国各地均有分布。多年生草本,高50~120厘米。根茎鲜黄色,须根多而粗壮。茎直立,茎生叶2列,扁平,剑形,基部抱茎,叶脉平行。夏季抽出长约1米的花茎,总状花序顶生,二叉分歧,花橘黄色而带有暗红色斑点。蒴果椭圆形,有3条纵棱,3瓣裂。种子黑色,近球形。

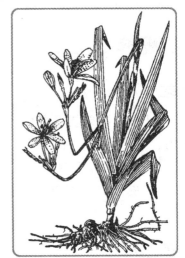

【性味】味苦,性寒。

【功效】具有解毒利咽、祛痰止咳的功效。用治咽喉肿痛、痰多咳喘、痈肿疮疡等。

现代常用于咽喉炎、扁桃体炎、支气管炎等。

【采制】栽后2~3年收获,春、秋季挖掘根茎,洗净泥土、晒干,搓去须根再晒至全干;或除去杂质,洗净,浸泡2~4小时,捞出,沥干,润透,切1~2毫米斜片,干燥。置通风干燥处,防蛀。

【鉴别】为类圆形或不规则薄片。外皮黄褐色、棕褐色或黑褐色。切面黄色或土黄色,颗粒性。有筋脉点,质硬。气微,味苦、微辛。以粗壮、质硬、断面色黄者为佳。

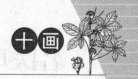

附方精选

第一方

〔方剂〕鲜射干30克。

〔用法〕水煎服；另取鲜射干、鲜茜草叶各适量，捣烂敷患处。

〔主治〕腮腺炎，乳腺炎。

第二方

〔方剂〕射干适量。

〔用法〕病程长及体质壮实者用20～25克，病程短及体弱者用12～15克，加水煎汤。分3次服，每日1次。

〔主治〕乳糜尿。

第三方

〔方剂〕射干150克，猪油300毫升。

〔用法〕将射干加入猪油中，文火煎至射干焦黄，去渣冷却成膏。每次1匙，每日4～5次，含服，连用1个月。

〔主治〕慢性单纯性咽喉炎。

第四方

〔方剂〕射干450克，食盐120克。

〔用法〕加水六七升，煎煮1小时后，过滤加食盐，擦洗患处。

〔主治〕水田皮炎。

第五方

〔方剂〕鲜射干10克，土茯苓、葛花各6克。

〔用法〕水煎服。

〔主治〕肺热咳嗽多痰。

第六方

〔方剂〕射干15克，白茅根10克。

〔用法〕酒、水各半煎服。

〔主治〕跌打损伤。

莪术

【别名】蓬莪术、文术、蓬述、述药、山姜黄、绿姜。

【形态】为姜科植物莪术的根。主产于广东、广西、浙江、台湾、云南、四川、辽宁等地。多年生草本，高约1米。根茎粗壮，肉质，外皮淡黄色或白色，内部黄色，有樟脑般香味。根细长，末端常膨大成纺锤形或长卵形的块根（莪苓）。叶直立基生；叶片椭圆状长圆形，先端尖，基部狭，叶面绿色，中部有紫斑，两面光滑无毛；春季开花，花序由根茎单独抽出，常先叶而生，穗状花序阔椭圆形，苞片卵形或倒卵形，下部的绿色，顶端红色，上部的较长而紫色；花萼白色；花冠管长约2.5厘米，裂片3片，黄色；唇瓣黄色，5~6月结果，果实卵状三角形，光滑。

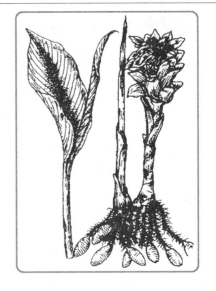

【性味】辛、苦，温。

【功效】具有破血行气、消积止痛的功效。用治血瘀气滞之癥瘕积聚、经闭、痛经、心腹刺痛、跌打损伤、饮食积滞、脘腹胀痛等。

现代常用于血瘀经闭、肝脾肿大、跌打损伤、冠状动脉粥样硬化性心脏病、心绞痛、子宫肌瘤等。

【采制】根茎和块根于冬季茎叶枯萎后采挖为佳，洗净，除去须根，将根茎与块根分开蒸或煮至透心。晒干备用。

莪术有2种炮制方法：

生莪术：先筛去灰屑，拣去杂质，再入清水中洗净，稍加浸泡，取出润2~4天，每天翻动1~2次，淋水1~2次。至润透后切3~6毫米厚的圆片，也可采用洗净之后放入蒸锅内稍加蒸软，然后取出切片，放烤箱中烤干或晒干，筛去灰屑即成。

醋莪术：按每100千克莪术片用醋10~20千克，放入锅内，再加水，使其浸没，用文火煮至透心，捞出，切片，晒干。有的用生莪术片，煮后取出不晒，阴干。

【鉴别】表面灰黄色至灰棕色，上部环节凸起，有圆形微凹的须根痕或有残留的须根，有的两侧各有1列下陷的芽痕和类圆形的侧生根茎痕，有的可见刀削痕，体重，质坚实，断面灰褐色至蓝褐色，蜡样，常附有灰棕色粉末，皮层与中柱易分离，内皮层环纹棕褐色。气微香，味微苦而辛。

莪术以个大、质坚实、断面色发绿、气香者佳，我国以广西贵县所产为佳。

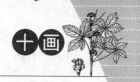

附方精选

第一方

〔方剂〕三棱、丹参、莪术各 9 克，皂角刺 3 克。

〔用法〕水煎服。

〔主治〕腹中包块。

第二方

〔方剂〕当归、川芎、芍药、桂心、莪术、牡丹皮各 2.5 克，人参、甘草、牛膝各 3.5 克。

〔用法〕水煎服。

〔主治〕经血不通，血凝不行。

第三方

〔方剂〕贯众、莪术适量。

〔用法〕水煎洗。

〔主治〕漆疮。

第四方

〔方剂〕附子、莪术各 30 克，胡椒、枳实（麸炒）各 15 克。

〔用法〕每次 15 克，热酒调下。

〔主治〕胸痹，郁结不散。

桃 仁

【别名】核桃仁。

【形态】为蔷薇科植物山毛桃的干燥成熟种子。全国各地均栽培。桃又名白桃、红桃、毛桃。为落叶小乔木，高达 8 米。小枝绿色或半边红褐色，无毛，冬芽有细柔毛。叶互生，在短枝上呈簇生状；叶片椭圆状披针形，中部最阔，先端长尖，基部阔楔形，边缘具细锯齿，两面无毛；叶柄长 7～12 毫米，具腺点。花通常单生，具短梗；萼片 5 个，基部合生成短萼筒，红色，外面有绒毛；花瓣 5 片，倒卵形，粉红色；雄蕊多数，着生于萼筒边缘；子房 1 室，花柱细长，柱头小，圆头状。核果近球形，有短绒毛；果肉白色或黄色；核极硬，有棱及深沟。种子 1 枚，扁卵状心形。花期 4 月，先叶开放。果熟期 6～7 月。

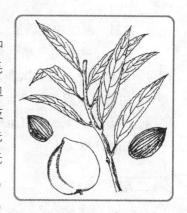

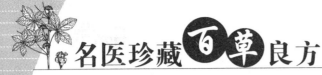

【性味】味苦、甘、辛，性平。

【功效】具有活血祛瘀、消痈排脓、润肠通便、止咳平喘的功效。用治瘀血阻滞之经闭、痛经、产后瘀痛、跌打损伤、癥瘕痞块、肺痈、肠痈、肠燥便秘、咳嗽气喘等。

现代常用于月经不调、痛经、冠状动脉粥样硬化性心脏病、软组织扭伤、肺脓疡、急性阑尾炎、习惯性便秘等。

【采制】秋季桃子成熟时，收集桃核，敲破，取出种仁，晒干。通常以秋桃仁较饱满，质佳；夏桃仁多瘦瘪无肉，不堪入药。

【鉴别】桃仁种子长卵形，扁平，长1.2~1.8厘米，宽0.8~1.2厘米，厚2~4毫米。顶端尖，中部膨大，基部钝圆而偏斜，边缘薄。种皮黄棕色至红棕色，有纵皱，密布颗粒状突起，自基部合点处分出多数脉纹。尖端一侧有1棱线痕（种脐）。种皮薄，易剥去。内有富于油质的子叶2片。气微，味微苦，略具杏仁香味。

山桃仁呈类卵圆形，较小而肥厚，长约0.9厘米，宽约0.7厘米，厚约0.5厘米。余与桃仁同。

附方精选

第一方

〔方剂〕鲜桃树叶适量。

〔用法〕桃叶用口嚼烂敷于伤口即可。未化脓者一般1次即愈；化脓者切不可将伤口敷盖，只宜敷于伤口周围，每日换药1次，直至痊愈。

〔主治〕狗咬伤。

第二方

〔方剂〕桃胶30~60克，食盐适量。

〔用法〕洗净，加水煮，加食盐食之。

〔主治〕糖尿病。

第三方

〔方剂〕新鲜桃树尖叶1~2支。

〔用法〕用手揉成棉球状。塞入鼻内10~20分钟，至分泌大量清鼻涕，不能忍受时取出弃去，每日4次，连用7天。

〔主治〕萎缩性鼻炎。

第四方

〔方剂〕桃仁、芝麻、胡桃仁各等分，白糖适量。

〔用法〕共炒黄，研碎，加白糖拌

匀，每次10克，嚼食，或开水送服。

〔主治〕血虚，产后，老人便秘。

第五方

〔方剂〕桃仁、杏仁各12克，栀子3克，胡椒7粒，糯米14粒，鸡蛋清1个。

〔用法〕共捣烂，加鸡蛋清适量调成糊，每晚睡前敷一足的涌泉穴（足心），每日1次，左右足交替使用，6次为1个疗程。

〔主治〕高血压病。

第六方

〔方剂〕桃仁20~30克，熟猪油适量。

〔用法〕捣烂如泥，再以熟猪油和之，涂于患处，每日3~4次，一般3~4天即愈。

〔主治〕冬春之季风寒燥气所致的唇裂。

第七方

〔方剂〕桃仁20克，雄黄（研细末）1克，新鲜鸡肝1具。

〔用法〕将桃仁捣烂，加雄黄末调成膏。取新鲜鸡肝，切成连刀片，将药膏涂肝上，塞入阴道内，每天换药1次，7天为1个疗程。

〔主治〕女阴瘙痒。

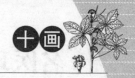

桑　叶

【别名】铁扇子、桑、家桑、冬霜叶、霜桑叶。

【形态】为桑科植物桑的干燥叶。全国各地均有栽培。落叶乔木，高3~6米或更高，通常灌木状，植物体乳液。树皮黄褐色，枝灰白色或灰黄色，细长疏生，嫩时稍有柔毛。叶互生；卵形或椭圆形。花期4~5月。果期6~7月。

【性味】味苦甘，性寒。

【功效】具有疏散风热、清润肺燥、清肝明目、平抑肝阳等。用治风热感冒、肺热燥咳、肝热目赤、视物模糊等。

现代常用于上呼吸道感染、肺炎、百日咳、急性结膜炎、角膜溃疡、高血压等。

【采制】叶初霜后采摘为佳。嫩枝于春末夏初采收为佳，去叶，趁鲜切片,晒干备用。根皮于秋季叶落时至春季发芽前采挖,刮去外面黄棕色或橙黄色粗皮,纵向剖开,剥取根皮,晒干或趁鲜切丝晒干备用。果穗于4～6月变红时采收;晒干或略蒸后晒干备用。

【鉴别】霜桑叶多卷缩破碎;完整者有柄,呈卵形或宽卵形,长8～13厘米,宽7～11厘米,先端尖,边缘有锯齿,有时作不规则分裂,基部楔形、圆形或心脏形,上面黄绿色,略有光泽,叶脉处有细小毛茸,下面色稍浅,叶脉突起。小叶脉交织成网状,密生细毛,质脆易碎。气微,味淡,微苦涩。

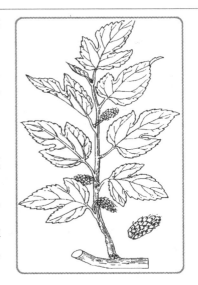

附方精选

第一方

〔方剂〕桑叶、菊花、生地黄、蒺藜各10克,蝉蜕6克。

〔用法〕水煎服。

〔主治〕风热眼红肿痛(急性眼结膜炎)。

第二方

〔方剂〕桑叶、枸杞子、决明子、菊花各10克。

〔用法〕水煎服。

〔主治〕头目眩晕。

第三方

〔方剂〕桑叶、黑芝麻各100克。

〔用法〕将桑叶烘干,黑芝麻炒香,共研细末,每次15克,开水送服,每日2次,连服5～7天。

〔主治〕产后、病后血虚头痛、头晕。

第四方

〔方剂〕桑叶适量。

〔用法〕研成极细粉。每次9克,用米汤送下,每日1次,连服3～5剂。

〔主治〕盗汗。

第五方

〔方剂〕桑叶10克,野菊花9克,夏枯草15克。

〔用法〕水煎服。

〔主治〕高血压病。

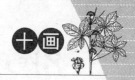

第六方

〔方剂〕桑叶、黑芝麻各等分。

〔用法〕分别研细粉,和匀,炼蜜为丸,每丸重10克,每次服1丸,日服3次,开水送服,10日为1个疗程。

〔主治〕神经衰弱。

第七方

〔方剂〕鲜桑叶适量。

〔用法〕捣烂取汁。每次滴耳1~2滴,每日3次。

〔主治〕化脓性中耳炎。

第八方

〔方剂〕冬桑叶12克,白菊花9克。

〔用法〕水煎服,每日1次。同时用桑叶适量,煎水洗眼。

〔主治〕眼结膜炎、角膜炎、虹膜炎所引起的目赤涩痛或目赤流泪。

桑寄生

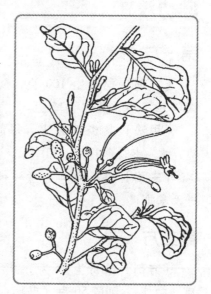

【别名】茑木、桑屑。

【形态】为桑寄生植物槲寄生、寄生草、桑寄生或毛叶桑寄生的干燥枝叶。主产于河北、河南、辽宁、吉林、安徽、内蒙古、湖南、浙江、河南、广东、广西等地。常绿寄生小灌木。老枝无毛,有多数细小的突点,嫩枝略有暗灰色短毛。叶互生或近对生,单叶,叶片卵形或长圆状卵形,幼叶有毛,老叶无毛,叶柄长0.5~1.5厘米,无毛或幼时有极短锈色毛。8~10月开花,花红褐色,排成聚伞花序生于叶腋,有花1~3朵。9~10月结果,果实椭圆形,表面有小瘤体,摸之有粗糙感。

【性味】味甘、苦,性平。

【功效】具有补肝肾、强筋骨、祛风湿、安胎、下乳、降压等功效。主治

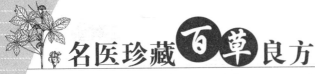

腰痛、关节痛、扁桃体炎、胎动不安、栓塞性脉管炎、筋骨无力等。

【采制】槲寄生四季可采，以冬、春两季采的最好。去粗茎，切段，晒干或蒸后晒干。桑寄生冬季至次年春采收，去粗茎，切段晒干或蒸后晒干。

炮制先去掉本品粗枝，用清水洗净后放入缸内，加入清水。夏季浸泡1天，冬季浸泡2天，体质变软的，不宜久泡，只要微泡。取出，再润一下。润透后，铡1厘米左右长。晒干，簸去叶与灰。处方上开酒炒时，按桑寄生每50克用白酒10克的比例，先将桑寄生入锅炒热，再喷入白酒，拌少至干后，取出，冷却。

【鉴别】茎枝呈圆柱形，2～5叉状分枝。表面黄绿色、黄棕色或金黄色，光滑无毛，有明显纵皱纹。节膨大，常由节处断落。质轻脆，易折断，折时有粉状物飞扬，断面不平坦，皮部黄色，木部色浅，有放射状纹理，髓部常偏向一边。叶多已脱落，叶片呈长椭圆状披针形，长2～7厘米，宽0.5～1.5厘米，可见3条明显的弧形脉，稍厚而有光泽，似革质而略柔，黄棕色，皱纹明显。药材常带花果。花小形，单生或数朵簇生于枝梢两叶间，果椭圆形，黄棕色或暗红色，无臭，味微苦，嚼之发黏。

附方精选

第一方

〔方剂〕桑寄生100克，防风、大芎12.5克，炙甘草15克。

〔用法〕共炙细为末。每服10克，水一盏，煎八分，和滓服。

〔主治〕毒痢脓血，六脉微小，并无寒热。

第二方

〔方剂〕桑寄生75克，艾叶25克（微炒），阿胶50克（捣碎）。

〔用法〕炒令黄燥，上药锉，以水一大盏半，煎至二盏，去滓。食前分温三服。

〔主治〕妊娠胎动不安，心腹刺痛。

第三方

〔方剂〕生桑寄生。

〔用法〕捣汁一盏，服之。

〔主治〕膈气。

第四方

〔方剂〕桑寄生、菟丝子各12克，续断、阿胶、熟地、白芍、党参、白术、山药、陈皮各10克。

〔用法〕水煎服。

〔主治〕先兆流产。

第五方

〔方剂〕桑寄生 15 克，独活 10 克，蜈蚣 2 条，乌梢蛇 12 克。
〔用法〕水煎服。
〔主治〕坐骨神经痛。

铁线草

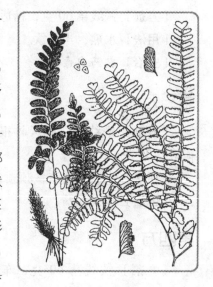

【别名】铺地草、马根子草、狗牙根、牛马根。

【形态】为禾本科狗牙根属植物狗牙根，以全草及根状茎。分布于黄河以南各地。多年生草本，具根茎，须根细韧。秆匍匐地面，长达 1 米，向上直立部分高 10～30 厘米。叶鞘具脊，鞘口通常具柔毛；叶片线形，下部者因节间缩短似为对一，5～10 月开花，穗状花序长 1.5～5 厘米，3～6 枚呈指状簇生于茎顶，小穗灰绿色或带紫色；颖具一中脉以形成背脊，两侧膜质；外稃草质，与小穗同长，具三脉，脊上有毛；内稃约与外稃等长，具二脊，花药黄色或紫色，长 1～1.5 毫米。

【性味】性平，味苦微甘。

【功效】清热利尿，散瘀止血，舒筋活络。用于上呼吸道感染，肝炎，痢疾，泌尿道感染，鼻衄，咯血，呕血，便血，脚气水肿，风湿骨痛，荨麻疹，半身不遂，手脚麻木，跌打损伤；外用治外伤出血，骨折，疮痈，小腿溃疡。

【采制】秋季采挖，除去地上部分及泥土，晒干备用。

【鉴别】茎表皮下有厚壁组织成环，有限外韧型维管束排列为内外两环。叶上表皮分布有大型泡状细胞、气孔、乳状突起及单细胞非腺毛，叶肉细胞中形成花环状结构；粉末特征相符于组织特征。

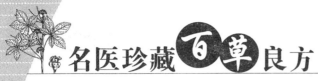

附方精选

第一方

〔方剂〕铁线草60克,大金香炉30克,白糖适量。

〔用法〕水煎冲糖服。

〔主治〕菌痢。

第二方

〔方剂〕铁线草60克,糖适量。

〔用法〕水煎,当茶饮。

〔主治〕农药中毒。

第三方

〔方剂〕铁线草、南天竹根、岗梅根各30克。

〔用法〕水煎,去渣,频频含咽。

〔主治〕风火牙痛。

第四方

〔方剂〕铁线草60克,车前草30克。

〔用法〕水煎服。

〔主治〕肠炎。

第五方

〔方剂〕铁线草、救必应各10克,凤尾草15克。

〔用法〕水煎服。

〔主治〕胃热痛。

第六方

〔方剂〕鲜铁线草30克,西瓜翠衣50克,冬瓜皮15克,天花粉12克。

〔用法〕水煎服,每日1次,连服5~7天。

〔主治〕糖尿病。

第七方

〔方剂〕铁线草、凤尾草、大叶桉叶、番石榴叶各60克。

〔用法〕水煎服。

〔主治〕菌痢,急性胃肠炎。

第八方

〔方剂〕铁线草30克,五加皮50克,杜仲20克,大血藤25克,白酒1000毫升。

〔用法〕将上列各药浸泡于白酒中,密封半个月,每服10~30毫升,每日2次。

〔主治〕风湿筋骨痛。

第九方

〔方剂〕鲜铁线草50~100克。

〔用法〕水煎服。

〔主治〕蛔虫。

益母草

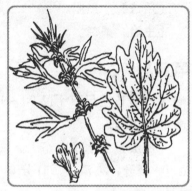

【别名】益母、苦低草、野天麻、扒骨风、红花益母草、月母草、野油麻。

【形态】为唇形科植物益母草的干燥地上部分。我国大部分地区均有分布。一年或二年生草本。茎直立，方形，单一或分枝，被微毛。叶对生；叶形多种，一年根生叶有长柄，叶片略呈圆形，基部心形；最上部的叶不分裂，线形，近无柄，上面绿色，下面浅绿色，两面均被短柔毛。6～8月开花，花多数，生于叶腋，呈轮伞状；苞片针刺状；花萼钟形，花冠唇形，淡红色或紫红色，上下唇几等长，上唇长圆形，全缘，下唇3裂，中央裂片较大，倒心脏形，花冠外被长绒毛，尤以上唇为甚；7～9月结果。小坚果褐色，三棱状（茺蔚子），长约2毫米。

【性味】味辛、苦，性凉，无毒。

【功效】具有兴奋子宫、降压、抑菌、活血化瘀、抑制微小血管血栓形成、防治急性肾功能衰竭等作用。用于瘀血腹痛、崩中漏下、胎漏难产、胞衣不下、产后血晕、恶露不尽及月经不调、痛经、闭经、急性肾炎水肿尿少、痢疾、肠炎、痔疮、疮疖痈疽、毒虫咬伤等。

【采制】一般于5～8月间当叶生长茂盛而花未全开时，割取地上部分，晒干，捆把。

【鉴别】茎呈方柱形，上部多分枝，四面凹下成纵沟，长30～60厘米，直径约0.5厘米，表面灰绿色或黄绿色，体轻，质韧，断面中部有髓，叶片灰绿色，多皱缩，破碎，易脱落，完整者下部叶掌状3裂，上部叶羽状深裂或深浅裂成3片，再分裂成小裂片，宽3～6毫米，裂片全缘或具少数锯齿，轮伞花序腋生，小花淡紫色，花萼筒状，花冠呈唇形较小。切段长者长约2厘米，气微，味微苦。

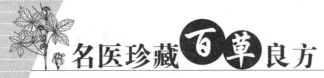

附方精选

第一方

〔方剂〕益母草15克,延胡索8克。

〔用法〕水煎服。

〔主治〕痛经。

第二方

〔方剂〕益母草干品90~120克(鲜品加倍)。

〔用法〕加水700毫升,文火煎至300毫升,去渣。每日分2~3次温服。

〔主治〕急性肾炎。

第三方

〔方剂〕益母草120克(干品)。

〔用法〕加水1000毫升,暴火煎30分钟后取头汁,药渣再加水500~700毫升,煎30分钟,将2次煎液混合。分早晚2次空腹服用,通常15天即可。

〔主治〕中心性视网膜脉络膜炎。

第四方

〔方剂〕即将下蛋的黄母鸡1只,益母草干品15克(或鲜品30克),盐、姜、米酒各适量。

〔用法〕鸡杀后去其内脏,将药、盐、姜、米酒放入鸡腹内,将鸡放入大碗内加少量清水,于锅内文火炖熟烂。晚上吃1~2次。一般吃2个即可孕。

〔主治〕妇女不孕症。

第五方

〔方剂〕茺蔚子12克,青葙子10克,桑叶9克,白菊花6克。

〔用法〕水煎服。

〔主治〕眼睛红肿疼痛。

第六方

〔方剂〕童子益母草叶柄7根,人乳适量。

〔用法〕加水少量,陋水蒸,去渣服。

〔主治〕小儿惊悸、抽搐。

第七方

〔方剂〕益母草15克、红糖30克。

〔用法〕取上药,加红糖,水煎。每日1次,连服2~4次。

〔主治〕闭经。

第八方

〔方剂〕益母草15~20克。

〔用法〕取上药,水煎。每日1次,连服7天。

〔主治〕月经不调,产后子宫出血、子宫复旧不全、月经过多等。

夏枯草

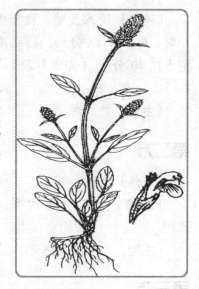

【别名】夕句、麦夏枯、铁色草、大头花、灯笼头、白花草、胀饱草、地枯牛、六月干。

【形态】为唇形科植物夏枯草或长冠夏枯草的果穗。我国大部分地区均有分布。多年生草本。茎方形，基部匍匐，高约30厘米，全株密生细毛。叶对生；近基部的叶有柄，上部叶无柄；叶片椭圆状披针形，全缘，或略有锯齿。轮伞花序顶生，呈穗状；小坚果褐色，长椭圆形，具3棱。花期5~6月，果期6~7月。

【性味】味苦、辛，性寒。

【功效】具有清肝明目、平肝潜阳、散结解毒的功效。用治肝热目赤、肝虚目昏、肝阳眩晕、瘰疬、瘿瘤、乳痈肿痛、痈肿疮毒等。

现代常用于急性结膜炎、高血压病、慢性淋巴结炎、淋巴结核、单纯性甲状腺、急性乳腺炎、乳腺增生症等。

【采制】果穗于夏季呈棕红色时采收为佳，除去杂质，晒干备用。全草于夏至后采收为佳，洗净，除去杂晒干备用。

【鉴别】夏枯草呈圆棒状，略压扁，长1.5~8厘米，直径0.8~1.4厘米，淡棕色或棕红色，少数基部带有短茎。全穗由4~13轮宿存苞片和花萼组成，每轮有对生苞片2枚，呈横肾形，长约8毫米，宽约1.2厘米，膜质，先端尖尾状，脉纹明显，外有白色粗毛。每1苞片内有花2~3朵，花冠多已脱落，宿萼2唇形，上唇3齿裂，下唇2裂，闭合，内有小坚果4枚。果实卵圆形，尖端有白色突起，坚果遇水后，表面能形成白色黏液层。体轻、柔，不易破裂。气微清香，味淡。

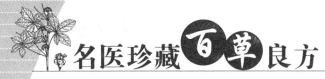

附方精选

第一方

〔方剂〕夏枯草50克,食醋1000毫升。

〔用法〕浸入食醋,食醋内2～4小时,再煮沸15分钟。待稍凉后浸泡患处20分钟(先熏后洗),每日2～3次,连续2～4天。

〔主治〕足跟痛。

第二方

〔方剂〕夏枯草90克。

〔用法〕水煎分3次服,连续服用。

〔主治〕渗出性胸膜炎。

第三方

〔方剂〕夏枯草500克。

〔用法〕加水2000毫升,煎至1000～1200毫升。每次30～50毫升,每日3次,口服。

〔主治〕渗出性胸膜炎。

第四方

〔方剂〕夏枯草1000克,红糖适量。

〔用法〕加水2500毫升,煎煮去渣取汁,再浓缩至500毫升左右,加红糖制成膏。每日3次,每次15毫升,口服。

〔主治〕肺结核。

第五方

〔方剂〕夏枯草、葎草各30克。

〔用法〕水煎服。

〔主治〕肺结核(渗出型、混合型)。

第六方

〔方剂〕夏枯草50克。

〔用法〕用沸水浸泡当茶频服,可加适量白糖,每日1次。

〔主治〕颈部淋巴结结核。

第七方

〔方剂〕夏枯草300克,青蒿30克,鳖甲15克。

〔用法〕先将夏枯草、青蒿煎水去渣,浓缩成膏,晒干或烘干,再将鳖甲研细末,混合拌匀,分成20份,每日早晚各服1份,开水送服。

〔主治〕肺结核。

第八方

〔方剂〕夏枯草150克。

〔用法〕每日1次,水煎服,连续服用1个月。

〔主治〕淋巴结核。

积雪草

【别名】地钱草、马蹄草、地棠草、牛浴菜、铜钱草、野荠菜、葫瓜草、雷公根。

【形态】为伞形科植物积雪草的全草或带根全草。分布于江苏、安徽及长江以南广大地区。多年生匍匐草本。茎光滑或稍被疏，节上生根。单叶互生，叶片圆形或肾形，边缘有钝齿，上面光滑，下面有细毛；叶有长柄，伞形花序单生，伞梗生一吉腋，短于叶柄；每一花梗的顶端有花3～6朵，通常聚生成头状花序，花序又为2枚卵形苞片所包围；花萼截头形；花瓣5片，红紫色，卵形；雄蕊5个，短小，与花瓣互生；子房下位，花柱2个，较短，花柱基不甚明显。双悬果扁圆形，光滑，主棱和次棱同等明显，主棱间有网状纹相连。花期夏季。

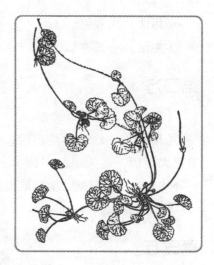

【性味】性寒，味苦、辛。

【功效】清热利湿，解毒消肿。用于湿热黄疸，中暑腹泻，砂淋血淋，痈肿疮毒，跌扑损伤。

【采制】夏、秋采收，去净泥杂，切段，晒干。

【鉴别】常卷缩成团状。根圆柱形，长2～4厘米，直径1～1.5毫米，表面浅黄色或灰黄色。茎细长弯曲，黄棕色，有细纵皱纹，节上常着生须状根。叶片多皱缩、破碎，完整者展平后呈近圆形或肾形，直径1～4厘米，灰绿色，边缘有粗钝齿；叶柄长3～6厘米，扭曲。伞形花序腋生，短小。双悬果扁圆形，有明显隆起的纵棱及细网纹，果梗甚短。气微，味淡。

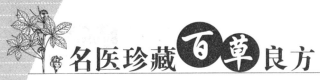

附方精选

第一方

〔方剂〕积雪草、地耳草、白花蛇舌草各15克。

〔用法〕水煎服。

〔主治〕急性扁桃腺炎。

第二方

〔方剂〕鲜积雪草适量。

〔用法〕洗净，揉烂出汁，搓成蚕豆大药团，塞入患乳对侧鼻孔中，静卧休息，保留过夜，次早取出。

〔主治〕乳头皲裂。

第三方

〔方剂〕积雪草240克。

〔用法〕水煎当茶饮。

〔主治〕泌尿系结石。

第四方

〔方剂〕积雪草、蕹菜根各250克。

〔用法〕榨汁，冲开水服。

〔主治〕食物中毒或木薯中毒。

第五方

〔方剂〕积雪草30克，酢浆草6克，车前草10克。

〔用法〕水煎服；另用田螺4只，蝼蛄3只，车前草60克，共捣烂敷脐下3寸处。

〔主治〕急性肾炎。

第六方

〔方剂〕鲜积雪草120克，糖50克。

〔用法〕水煎，去渣，加糖调匀服。

〔主治〕毒草中毒。

第七方

〔方剂〕鲜积雪草60克，白颈蚯蚓4条。

〔用法〕共捣烂，水煎30~60分钟后取汁服。

〔主治〕外感风热，烦渴谵语。

第八方

〔方剂〕积雪草、小野鸡尾（小叶金花草）、地桃花根各30克，糖适量。

〔用法〕水煎当茶饮。

〔主治〕农药中毒。

莱菔子

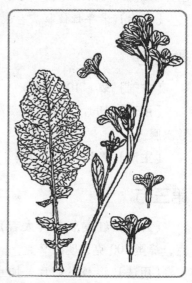

【别名】萝卜、萝白、萝卜子、卜子、白萝卜。

【形态】为十字花科植物萝卜的成熟种子。全国各地普遍栽培。呈椭圆形或近卵圆形而稍扁,表面红棕色,一侧有数条纵沟,一端有种脐。

【性味】味辛、甘、性凉。

【功效】具有止咳平喘、下气消食的功效。现代药理研究表明,具有抗菌、抗真菌、促进胃肠蠕动、降压作用。用于慢性气管炎、支气管哮喘、风寒咳嗽、食积气滞、胸闷腹胀、下痢后重。

【采制】种子于夏季果实成熟时采割植株,晒干,搓出种子,除去杂质,再晒干备用。结实后老根于种子成熟后采挖,除去地上部分,洗净,晒干备用。基生叶于冬季或早春采收,风干或晒干备用。鲜根汁随采随用。

炮制分生用与炒用2种方法:

生用: 将莱菔子放入箩筐中后,将箩筐放入清水缸中,反复淘洗干净后取出,晒干。

炒莱菔子: 取净莱菔子置锅中用文火炒至微鼓起并有香气时为度,取出,放凉后入药。

【鉴别】莱菔子长径2.5~4毫米,短径2~3毫米。表面淡红棕色或黄白色,一侧有时可见3~5条凸起的棱线,顶端有1褐色小点(种脐),皮薄易碎,破开后种仁分2片,黄白色或黄色,有油性。无臭,味甘,有萝卜味。

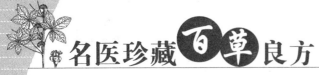

附方精选

第一方

〔方剂〕莱菔子30~40克。

〔用法〕微火炒黄。分2~3次用温开水送服,每日1次。

〔主治〕老年性便秘。

第二方

〔方剂〕萝卜1000克。

〔用法〕切片,捣烂,绞汁,分数次服。

〔主治〕胃热口臭,口渴。

第三方

〔方剂〕红皮萝卜(大者)1000克,蜂蜜100克,明矾9克。

〔用法〕将萝卜切片,加水煮烂至100毫升时,去渣,加入明矾、蜂蜜,煮沸。分4次早晚空腹服。

〔主治〕肺结核咯血。

第四方

〔方剂〕白萝卜500克。

〔用法〕切片,加水1000毫升,煮至500毫升,去渣顿服。每日1次。

〔主治〕结核性、粘连性、机械性肠梗阻。

第五方

〔方剂〕莱菔子500克。

〔用法〕炒黄去皮,研细末,每次25克,开水送服,每日2次,连服7~10天。

〔主治〕高血压病。

第六方

〔方剂〕莱菔子30克,生姜10克。

〔用法〕将莱菔子炒黄去皮,研细末,分2次,生姜煎水送服。

〔主治〕咳嗽气喘,痰涎壅盛。

第七方

〔方剂〕萝卜500克,米酒10毫升。

〔用法〕将萝卜刨丝,绞汁,加米酒调匀,煮沸后服。

〔主治〕鼻衄。

第八方

〔方剂〕莱菔子120~150克。

〔用法〕水煎。分3次服,每日1次,连服1~2次。

〔主治〕功能失调性子宫出血(崩漏)。

黄 精

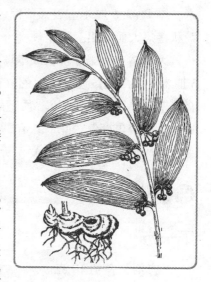

【别名】 黄姜、老虎姜、鸡头参、节节高。

【形态】 为百合科植物黄精的根茎。分布于全国各地。多年生草本，高 50～120 厘米。全株无毛。根状茎黄白色，肥厚，横走，直径 3 厘米左右，由多个形如鸡头的部分连接而成，节明显，节部有少数须根。茎单一，圆柱形。叶 4～7 片轮生（白及黄精叶互生），无柄，叶片条状披针形，长 8～12 厘米，宽 5～12 毫米，先端卷曲，下面有灰粉，主脉平行。夏开绿白色花，腋生，下垂，总花梗长 1～2 厘米，顶端 2 分叉，各生花 1 朵；花被筒状，6 裂；雄蕊 6 个。浆果球形，熟时黑色。

【性味】 味甘，性平。

【功效】 具有补气养阴、健脾、润肺、益肾的功效。主要用于脾胃虚弱、体倦乏力、口干食少、肺虚燥咳、精血不足、内热消渴等。因其滋补强壮作用，也用于病后体弱、营养不良，为药膳食疗养生的佳品。还能和颜悦色、乌须发，可作美容用。

现代临床上还用于治疗肺结核、低血压、高脂血症、中毒性耳聋、手足癣、蛲虫病等。

【采制】 黄精春、秋采收均可，以秋末冬初所采质佳。采挖后去掉茎叶、须根、泥沙杂质，长大者可分成 2～3 段，置蒸笼或木甑中蒸约 12 小时，至呈现油润时取出晒干或烘干（要求无烟、微火）；或置水中煮沸后，捞出晒干或烘干。但以蒸法加工者为佳（蒸后为熟黄精，沸水煮后晒干为生黄精）。

【鉴别】 根据其外形不同分为 3 种：

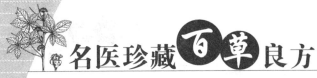

鸡头黄精：呈不规则的圆锥形，常有1至数个粗短的突起或分枝，头大尾细，形似鸡头，长3～10厘米，直径0.5～1.5厘米。表面黄白色至黄棕色，半透明，全体有细纵皱纹及稍隆起呈波状的环节，地上茎痕呈圆盘状，中心常凹陷，根痕多呈点状突起。质坚脆，断面淡棕色，稍带角质，并有多数黄白色点状筋脉（维管束）。气微，味甜，有黏性。

姜形黄精：呈结节状，分枝粗短，形似生姜，长2～18厘米，宽2～4厘米，厚1～2.5厘米。表面黄棕色，较粗糙，有明显突起的须根痕。凹陷的圆盘状茎痕大而突出。质坚硬。

大黄精：呈肥厚块状或串珠状，长至10厘米以上，宽3～6厘米，厚2～3厘米。表面淡黄色至黄棕色，有不规则皱纹及须根痕，每个结节有凹陷的圆盘状茎基，习称"鸡眼"。质坚硬而韧，不易折断。断面淡黄色至黄棕色，半透明。微带焦糖气，味甜，有黏性。

均以块大、肥润、色黄、断面透明者为佳。

附方精选

第一方

〔方剂〕黄精10克。

〔用法〕取上药，水煎服，每日1剂，连续用药2个月以上。可同时口服黄精片。

〔主治〕药物中毒性耳聋。

第二方

〔方剂〕黄精、杜仲、伸筋草各15克。

〔用法〕水煎服。

〔主治〕肾虚腰痛。

第三方

〔方剂〕黄精100克，米醋150毫升。

〔用法〕黄精入酒精中密闭浸泡半个月，过滤取汁，与米醋和匀，涂擦患处，每天3次。

〔主治〕手足癣。

第四方

〔方剂〕黄精、冰糖各30克。

〔用法〕水煎2次，得药液约100毫升，加入冰糖。每日1剂，分3次服，连服2天。

〔主治〕小儿蛲虫病。

第五方

〔方剂〕黄精、百合各20克，陈皮3克。

〔用法〕水煎服。

〔主治〕肺虚咳嗽。

第六方

〔方剂〕黄精干品15克，大米50克，水500毫升，陈皮末2克，冰糖适量。

〔用法〕黄精切细，与大米、水、冰糖同煮，用小火煮至油，调入陈皮末，再煮片刻即可。每天早晚温热服之。

〔主治〕动脉粥样硬化，脂肪肝。

第七方

〔方剂〕黄精30克，猪瘦肉120克。

〔用法〕水炖。

〔主治〕骨蒸痨热。

黄　连

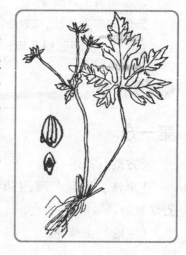

【别名】王连、支连。

【形态】为毛茛科植物黄连三角叶黄连或云连的干燥根茎。陕西、湖北、四川、贵州等地栽培或野生。多年生草本，高15～25厘米。根茎黄色，常分枝，密生须根。叶基生，叶柄无毛；叶片稍带革质，卵状三角形，3全裂；花茎1～2个，与叶等长或更长；二歧或多歧聚伞花序，苞片披针形，萼片5个，黄绿色，长椭圆状卵形至披针形，2～4月开花，花瓣线形或线状披针形，先端尖，中央有蜜槽；雄蕊多数，外轮雄蕊比花瓣略短或近等长，花药椭圆形，黄色；蓇葖6～12个，具柄，长6～7毫米。3～6月结果，种子椭圆形，褐色。

【性味】味苦，性寒。

【功效】具有抗菌、降压及扩血管、舒张平滑肌、降血糖、抑制鼻咽癌细胞、保护胃黏膜及镇吐、促进大鼠胃溃疡愈合、保护中枢神经细胞等作用。适用于治疗伤寒、菌痢、肺结核、热病心烦、百日咳、湿疹、痈疽疮毒、口疮、吐血、鼻衄、下血、疳积、蛔虫病、纤毛虫病等。

【采制】 黄连一般移栽5年后采收,秋末冬初雪前采挖,采挖后不能用水洗,抖去泥土,烘干至一折就断时,趁热置于竹制槽笼中冲撞去泥沙、根须及残余叶柄。

雅连一般栽培4~5年后采收,一般于立冬前后采收,抖去泥后,烘炕至皮干心湿,筛簸去部分杂质再烘至全干,然后在竹槽笼中撞去根须、泥沙,剪去残余的连秆和过长的"过桥"即可。

云连种植4年以上收获,抽挖出根茎粗壮者,抖去泥土,晒干或烘干再撞去根须、泥沙即可。

【鉴别】 黄连:多分枝,集聚成簇,形如鸡爪,单枝长3~6厘米,直径3~7毫米。表面黄褐色,有不规则结节状隆起及须根或须根痕,部分节间平滑,习称"过桥",上部残留棕色鳞叶或叶柄残基。质坚硬,折断面不整齐,皮部暗棕色,木部金黄色,有放射状纹理,中央髓部红棕色,有时空心。气微,味极苦。

雅连:多单枝,略呈圆柱形,长4~8厘米,直径0.5~1厘米。"过桥"较长,顶端有少许残茎。

云连:多为单枝,较细小,长2~4厘米,直径2~4毫米。表面棕黄色。有"过桥",折断面较平坦,黄棕色。

附方精选

第一方

〔方剂〕黄连15克。

〔用法〕用乳汁浸泡药物1天,点涂患处,每日3~4次。

〔主治〕麦粒肿。

第二方

〔方剂〕黄连粉0.6克。

〔用法〕每日4~6次,口服、并用1%黄连液漱口。

〔主治〕白喉。

第三方

〔方剂〕黄连素适量。

〔用法〕每次口服300毫克,每日3次,3个月为1个疗程。

〔主治〕肺结核。

第四方

〔方剂〕黄连素适量。

〔用法〕每次口服0.4克,每日3次,连服1~3月为1个疗程。

〔主治〕Ⅱ型糖尿病。

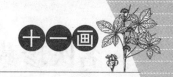

第五方

〔方剂〕黄连10克。

〔用法〕用250毫升开水浸泡,冷却后,每日早晚洗患脚。

〔主治〕脚湿气。

第六方

〔方剂〕黄连、白糖各500克,食醋500毫升,山楂片1000克,加开水4000毫升。

〔用法〕混合浸泡约7天,即可服用。每日3次,每次50毫升,饭后服。

〔主治〕萎缩性胃炎。

第七方

〔方剂〕黄连6克,菖蒲3克。

〔用法〕水煎服。

〔主治〕鹅口疮。

第八方

〔方剂〕黄连适量。

〔用法〕磨成黄连粉口服,每次0.6克,每日4~6次。

〔主治〕大叶性肺炎。

黄 芩

【别名】经芩、腐肠、元芩、空肠。

【形态】为唇形科植物黄芩的干燥根。分布于东北、华北、西南及山西、陕西、甘肃等地。多年生草本,主根长大,略呈圆锥状,外皮褐色。茎方形,高20~55厘米,基部多分歧,光滑或被短毛。叶对生,卵状披针形、披针形或线状披针形,先端钝或急尖,基部圆形,全缘,具睫毛,上面光滑或被短毛,下面有腺点,光滑或仅在中肋有短毛;无柄或有短柄。7~8月开花,总状花序腋生,萼钟形,被白色长柔毛,花冠唇形,筒状,上部膨大,基部甚细,紫色,表面初白色短柔毛;雄蕊4个,雌蕊1个,子房4深裂,花柱基底着生。8~9月结果,小坚果,近圆形,黑色。

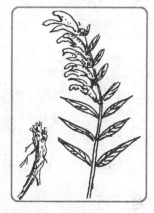

【性味】味苦,性寒。

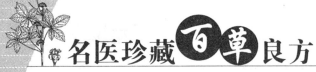

【功效】 具有清热解毒、止血安胎的功效。现代药理研究表明，具有抗菌、镇静、降压、降血脂、降血糖、利尿、抑制线粒体氧化损伤、抗炎、解热、镇痛、平喘、抗肿瘤、抑制子宫平滑肌收缩、放射损伤保护、保肝、抗内毒素休克、保护脑组织缺氧、提高耐缺氧、提高免疫力、抗心律失常、防治急慢性前列腺炎、抑制回肠胆盐吸收、促进牙周细胞增殖等作用。适用于治疗肺热咳嗽、湿热泻痢、目赤肿痛、吐血、鼻衄、崩漏、胎动不安等。

【药理炮制】 多于春秋二季采收，生长3～4年（生长年限太短质次，过长则空心较大）者。挖出后去掉杂质及泥土，堆闷1～2天，至外层粗皮稍干，即可撞皮（将黄芩与碎瓷片混于荆条筐中，吊起后摇荡，使粗皮脱落），撞皮后晒干即可。

【鉴别】 表面棕黄色或深黄色，有稀疏的疣状细根痕，顶有茎痕或残留的茎基，上部较粗糙，有扭曲的纵皱或不规则的网纹，下部有顺纹和细皱。质硬而脆，易折断，断面黄色，中间红棕色。老根中间呈暗棕色或棕黑色，枯朽状或已成空洞者称为"枯芩"；新根则色鲜黄，内部充实无枯心，称为"子芩"。气弱，味苦。

附方精选

第一方

〔方剂〕黄芩适量。

〔用法〕选子芩去皮，用米泔水浸泡1夜，次日炙干。如此浸炙7次，然后研为细末，用醋糊为丸如绿豆大，晾干。每日70丸，早晚温开水各服1次。

〔主治〕妇女更年期月经紊乱。

第二方

〔方剂〕黄芩12克，白芍10克，甘草6克，大枣5枚。

〔用法〕水煎服。

〔主治〕急性痢疾，急性肠炎。

第三方

〔方剂〕黄芩3～5克。

〔用法〕加水煎服，每日1次。

〔主治〕小儿急性呼吸道感染。

第四方

〔方剂〕黄芩适量。

〔用法〕每天取上药9克，水煎后分2～3次服，连服3天。

〔主治〕猩红热。

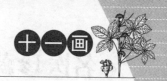

第五方

〔方剂〕黄芩10克。
〔用法〕水煎服。
〔主治〕预防猩红热。

第六方

〔方剂〕黄芩30~40克。
〔用法〕加水煎成200~400毫升。分次频服。
〔主治〕妊娠呕吐。

第七方

〔方剂〕黄芩、白术各10克。
〔用法〕水煎服。
〔主治〕孕妇内热,胎动不安。

第八方

〔方剂〕黄芩10克,夏枯草15克。
〔用法〕水煎服。
〔主治〕高血压。

黄 芪

【别名】东北黄芪、北芪、白芪、膜荚黄芪。

【形态】为豆科草本植物黄芪的根。全国大部分省区有栽培。多年生草本,高50~100厘米。主根肥厚圆柱形,外皮土黄色或棕红色,稍带木质,不易折断。嫩枝有细棱,有柔毛。叶互生,单数羽状复叶,小叶片椭圆形或长圆状卵形,顶端钝圆或微凹,叶面绿色,无毛,叶背有伏贴的白色柔毛;托叶离生,卵形;无小托叶。6~8月开花,花黄色或淡黄色,组成总状花序生于枝顶或叶腋;萼筒顶端有5齿,花冠蝶形,雄蕊10枚,其中9枚花丝合生。7~9月结果,果为荚果,半椭圆形,稍扁,半透明膀胱状鼓起,长20~30毫米,宽8~12毫米,顶端有刺尖,内有几粒黑色种子。

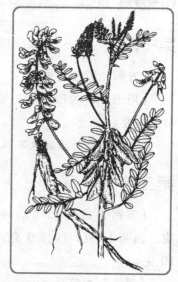

【性味】味甘,性温。

【功效】具有补气固表、利尿托毒、排脓、敛疮生肌的功效。主要用于气

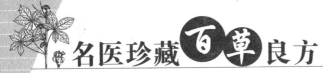

虚乏力、食少便溏、中气下陷、久泻脱肛、便血崩漏、表虚自汗、气虚水肿、痈疽难溃、久溃不敛、血虚萎黄、内热消渴、慢性肾炎蛋白尿、糖尿病等。蜜炙黄芪益气补中。用于气虚乏力、食少便溏。

现代临床上还用于治疗心、脑血管疾病、十二指肠溃疡、慢性肝脏疾病、肾脏疾病、白细胞减少症、流行性出血热、前列腺肥大症、银屑病、红斑狼疮等。还能用于预防感冒。

【采制】一般生长3年以上即可收获，多于秋季地上部分枯萎时收获，去净泥土、杂质、须根、芦头，晒至七八成干时，捆成小捆，晒干即可，山西浑源栽培上常选匀条皮嫩者用沸水撩过，搓至顺直，斩去芦头制成"炮台芪"（分正副二种）；又选条粗大、皮细嫩者用沸水撩过，搓直后，以当地所产乌青叶煎汁，加青矾及五倍子染黑外皮，斩去芦头，称为"冲正芪"。

【鉴别】黄芪多呈圆柱形，极少有分枝，上粗下细，长10~90厘米，直径1~3.5厘米。表面灰黄色或淡棕褐色，有纵皱纹及横向皮孔。质硬略韧，断面纤维性，并显粉性，皮部黄白色，木部淡黄色，有菊花心，显放射状纹理及裂隙。气微，味微甜。

附方精选

第一方

〔方剂〕黄芪适量。

〔用法〕研为极细粉。取适量外敷溃疡处。

〔主治〕慢性溃疡久不收口者。

第二方

〔方剂〕黄芪15克，糯稻根30克，白芍12克，桂枝6克，柏子仁10克。

〔用法〕水煎服。

〔主治〕体虚自汗，盗汗。

第三方

〔方剂〕黄芪30~90克。

〔用法〕水煎服，连服2~12个月。

〔主治〕系统性红斑狼疮。

第四方

〔方剂〕黄芪15克，防己、白术各10克，甘草3克。

〔用法〕水煎服。

〔主治〕面目四肢水肿，小便不利。

第五方

〔**方剂**〕黄芪30克。

〔**用法**〕水煎服,每日3次,连服60天。

〔**主治**〕病毒性心肌炎并发室性早搏。

第六方

〔**方剂**〕黄芪15克。

〔**用法**〕水煎服,隔天1次,10天为1个疗程,停药5天后再行第2个疗程。

〔**主治**〕体虚自汗,平日经常容易感冒。

第七方

〔**方剂**〕黄芪30克,当归15克,王不留行、丝瓜络、路路通(枫香树果实)、炮山甲各6克。

〔**用法**〕水煎服。

〔**主治**〕产妇乳汁缺乏。

第八方

〔**方剂**〕黄芪100克。

〔**用法**〕加水3000毫升,煎至1000毫升,取上清液加适量防腐剂。每侧鼻孔滴3~4滴,揉鼻使药液分布均匀,每日2次。

〔**主治**〕平日经常容易感冒者。

菊 花

【**别名**】黄菊花、北野菊、岩香菊,为菊科植物野菊、北野菊或岩香菊的头状花序。主产江苏、四川、广西、山东等地。

【**形态**】多年生草本,高60~150厘米。茎直立,有纵棱和短柔毛,叶互生,单叶,有短叶柄;叶片卵形或卵状三角形披针形,羽状浅裂或半裂,裂片顶端圆或钝,边缘有粗锯齿,叶背面有短柔毛。秋季开花,组成头状花序生于枝顶或叶腋,头状花序直径2.5~5厘米。药菊有的直径达20厘米。边缘的舌状花多层,舌片白色或其他颜色,中央的管状花多数,黄色,气味清香。秋季结果,果实柱状,无毛。

【**性味**】苦、辛,微寒。

【**功效**】具有散风清热、平肝明目的功效。主要用于风热感冒、头痛眩晕、目赤肿痛、眼目昏花等。本品又能清热解毒,用于疔痈肿毒。本品尚有白、黄之分。亳菊、滁菊、贡菊、怀菊、祁菊、川菊、杭白菊等均属白菊花，长于平肝潜阳、明目，主治肝阳上亢证和各种目疾；黄杭菊为黄菊花类，疏散风热效力胜过白菊，主治风热外感和热毒疮肿。

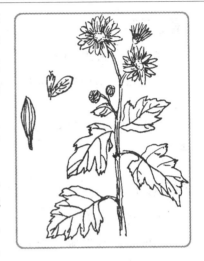

现代临床上还用于治疗冠心病、高血压、高脂血症、神经官能症等。

【采制】菊花按产地可分为亳菊、贡菊、杭菊、怀菊等。亳菊多于11月中、下旬分2次采收，在枝条分叉处折断花枝，扎成小把，倒挂于屋檐下或室内通风处，阴干八成时，（约需20天）用硫黄熏白，再摊开晒干即可。滁菊多于10月下旬至11月中旬根据开花顺序逐朵分3次采摘，先经1~2小时摊晒后，再经硫黄熏制，再摊晒4~5天后，置于室内1~2天，再晒至干即可。贡菊多于11月份分数次采收后在烘房内经60~70℃的温度烘烤2~3小时干燥即可。杭菊多于10月下旬至11月份分3次采摘（有头水花、二水花、三水花之分：头水花占总量的50%；隔6~7天采二水花，约占30%；三水花大小全摘），采摘后先暴晒2小时，上笼蒸3~5分钟（蒸过熟则香味减弱，蒸烂黏结且不易晒干，蒸过生则花色发白），蒸好的花置于竹匾上暴晒2天，翻1次，再晒3~4天后置于室内，数日后再晒1~2天至花完全变硬时即可。怀菊则多于10月下旬至11月上旬择晴天露水干后采摘，鲜花置于搭好的架子上经1~2个月阴干，再用水喷洒湿润后，经硫黄熏后晒干即可。

【鉴别】亳菊：呈圆盘或扁扇形（经加工倒挂、包装压扁形成），松散。花平摊直径1.5~3厘米；舌状花花瓣4~5层，花瓣长1~2厘米，宽约0.3厘米，类白色，基部略带红色，挺直而不卷曲；管状花不典型，花心多隐藏。基部总苞3~4层，黄绿色或褐绿色，外面被柔毛，体轻质柔润（每10克约100朵花），香气淡，有干草样气味，味甘、微苦。其主要特征为花较大，舌状花瓣较长宽且直，不露花心。

滁菊：呈扁球形或长扁圆形，呈绒球状，中心约见黄色花心，平摊直径1.5~2.5厘米；舌状花花瓣，约4~6层，白色或类白色，不规则扭曲；管状花略外露或被舌状花掩盖；质较重（每10克约60朵花）；总苞淡褐色。气芳

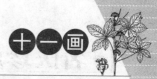

香(浓磁),具艾蒿样气,味甘、微苦。其主要特征为气味芬芳,花瓣细长浓密呈绒球状,色白。

贡菊:呈扁球形或不规则球状,平摊直径2~3.5厘米,舌状花长1~1.5厘米,宽约0.2厘米,5~8层排列,类白色,舌状花(花心)金黄色偶有外露或不见;基部为翠绿色总苞,体亦较轻(每10克约95朵);气芳香,味甘、微苦,其特点常称为"金心玉瓣""翠蒂名香"。

杭菊:常数朵至数十朵粘连成压缩片状。单一花朵直径2.5~4厘米。舌状花瓣3~4层,常粘连,长1厘米,宽0.5厘米,类白色或淡黄白色;花心深黄色,外露较大;总苞灰绿色。质柔润较重(每10克约65朵),气清香,味甘、微苦。

怀菊:外形似亳菊,呈圆盘或扁扇形,摊平直径1.5~2.5厘米,舌状花6~7层,类白色,间有浅红色、浅紫色,长约1厘米,宽0.2~0.3厘米,花心较小多隐藏;总苞绿色或黄绿色。质松而柔软,气香,味淡、微苦,其特点为花瓣小紧密,色不均(夹杂),浅红,浅紫,花心小。

附方精选

第一方

〔**方剂**〕菊花15克,大青叶20克,白糖适量。

〔**用法**〕水煎去渣,加白糖调匀,代茶饮。

〔**主治**〕流行性腮腺炎。

第二方

〔**方剂**〕菊花、山楂、葛根各30克,甘草10克。

〔**用法**〕水煎去渣,分3次服。

〔**主治**〕酒精中毒。

第三方

〔**方剂**〕菊花、金银花各10克,玄参15克,甘草3克。

〔**用法**〕开水泡当茶饮。

〔**主治**〕睡眠不足,虚火上炎。

第四方

〔**方剂**〕菊花、土茯苓各30克,大青叶20克。

〔**用法**〕冷水浸泡20分钟,煎2次,去渣。合并2次药液,分2次服。

〔**主治**〕丹毒。

第五方

〔方剂〕菊花、紫花地丁各15克,甘草3克。

〔用法〕水煎服,每日1次。

〔主治〕急性结膜炎(火眼)。

第六方

〔方剂〕菊花、鲜荷花各30克,五味子3克。

〔用法〕水煎分3次服,每日1次。

〔主治〕肺脓肿。

第七方

〔方剂〕菊花、金银花叶、白茅根各30克。

〔用法〕水煎服。

〔主治〕大叶性肺炎。

第八方

〔方剂〕菊花15克,青木香6克。

〔用法〕水煎服,每日1次。

〔主治〕高血压病。

续 断

【别名】川断、山萝卜、接骨。

【形态】为川续断科植物川续断的根。四川、西藏、贵州、云南、广西、湖南、湖北、江西等省区有出产。多年生草本,高60~130厘米。根圆柱形,表面黄褐色。茎直立,中空,有6~8条纵棱,棱上疏生下弯粗短硬刺和细柔毛。基生叶丛生,叶片琴状羽裂,顶端裂片大,卵形,两侧裂片3~4对,叶面密生白色刺毛或乳头状刺毛,叶背沿叶脉密生刺毛;茎生叶在茎之中下部为羽状深裂,中裂片披针形,边缘有粗锯齿,上部叶披针形,不裂或基部3裂。7~9月开花,花白色或淡黄色,组成头状花序球形,生于枝顶,基部有叶状总苞片;花萼4裂;花冠管长9~11毫米,基部狭缩成细管,顶

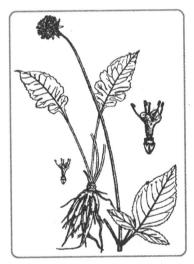

端4裂；雄蕊4枚。9～11月结果，果实倒卵柱状，包藏在小总苞内。

【性味】味苦、辛，性微温。

【功效】具有补肝肾、强筋骨、续折伤、利关节、安胎、止崩漏的功效。主治腰肌劳损、坐骨神经痛、习惯性流产、跌打损伤、筋断骨折、肝肾不足等。

【采制】多于秋季采挖，除去根头及须根，用微火烘至半干，堆置"发汗"至内心变绿色时，再烘干。加工时不宜日晒，否则易于变硬，色发白，质次。贵州、广东、广西等地用晒干法。

【鉴别】续断多呈长圆柱形，略扁，微弯曲，长5～15厘米，直径0.5～2厘米。外表灰褐色或棕褐色，全体有明显扭曲的纵皱及沟纹，可见到横裂的皮孔及少数须根痕。质软，久置干燥后变硬，易折断，断面不平坦，皮部外缘呈褐色，内呈墨绿色或棕色，木部黄色呈放射状花纹。气微香，味苦、微甜而后涩。

湖北所产续断多头尾截平，根条较均匀而顺直，表面灰褐或黄褐色，质柔糯而韧，断面灰褐或灰绿。

贵州、广东、广西所产续断顶端常带芦头，表面常呈土灰色或土黄色，质较硬，断面类白色。

附方精选

第一方

〔方剂〕续断10克，白背叶根30克。

〔用法〕水煎服。

〔主治〕带下病。

第二方

〔方剂〕续断、女贞子各12克，桑寄生15克。

〔用法〕水煎服。

〔主治〕先兆流产。

第三方

〔方剂〕鲜续断30克。

〔用法〕水煎服；另取鲜续断适量捣烂敷患处。

〔主治〕筋骨痛，跌打损伤。

第四方

〔方剂〕续断30克，猪腰1对。

〔用法〕炖服。

〔主治〕水肿。

麻 黄

【别名】 草麻黄、川麻黄、哲里根。

【形态】 为麻黄科小灌木草麻黄、木贼麻黄的茎枝。辽宁、吉林、内蒙古、宁夏、山西、河北、河南等省区有分布。多年生草本，高20~40厘米。老株木质化，呈小灌木。根茎常根卧于地。小枝圆状，对生或轮生，干后截面髓部呈棕红色。叶对生，叶片退化成膜质鞘状，下部合生，上部2裂，裂片呈三角形。5~6月开花，雄球花多成复穗状；雄蕊7~8枚。8~9月种子成熟，肉质红色，卵圆形或半圆形，直径6~7毫米。

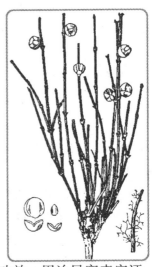

【性味】 味甘，性平。

【功效】 具有发汗解表、宣肺平喘、利水消肿的功效。用治风寒表实证、咳喘实证、风水水肿、风寒痹证。

现代常用于感冒、流行性感冒（简称流感）、支气管炎、支气管哮喘、肺炎、急性肾炎、风湿性关节炎、荨麻疹等。

【采制】 8~9月份割取地上绿色草质茎（以茎心充实、髓内呈黄棕色或棕红色、有黄色粉状物者为佳），除去杂质，置于通风处晾干（不宜日晒或长期堆放）。

本品的炮制方法，常用的有3种：

麻黄： 拣去本品杂质，用清水洗净后，铡成约6毫米~1厘米的长筒片。晒干或烘干，筛去灰屑。

蜜炙麻黄： 取麻黄入锅炒热后，按每千克麻黄用蜜75克或100千克麻黄用蜜10~15千克的比例计算，将炒热的麻黄取出，再放蜜于锅中，加水少许溶解后，加入麻黄，拌炒至不粘手为度。

麻绒： 取已切碎的麻黄放入碾槽里研至纤维疏松成绒状后取出。

【鉴别】 草麻黄：茎呈细长圆柱形而微扁，少分枝，直径1~2毫米，通常切成长2~3厘米的小段。表面淡绿至黄绿色，有细纵走棱线，手触之微有粗糙感，节明显，节间长2.5~4.6厘米，节上有膜质鳞片约2片，上部灰白色，锐长，三角形，尖端反卷，基部棕红色，连合成筒状。茎质脆，易折断，断面略纤维性，外圈为绿黄色，中央髓部呈暗红棕色，习称"朱芯麻黄"。气微香，味微苦涩。

中麻黄： 呈细长圆柱形，直径为1.5~3毫米，全草呈黄绿色，节上的膜质鳞叶分3片轮生，长2~3毫米，灰白色，节间长2~6厘米，手触之有粗糙感。

木贼麻黄： 茎呈细长圆柱形，多分枝，较草麻黄稍细。表面草绿色至黄绿色，有纵走棱线，手触之无粗糙感，节间长1.5~3厘米，节上有2片膜质鳞叶，长1~2毫米，上部为短三角形，灰白色，尖端多不反曲，基部棕红，连合成筒状，其他与草麻黄相似。

附方精选

第一方

〔方剂〕麻黄15克。

〔用法〕加清水1小碗，武火煮沸5分钟。温服，每天2次。

〔主治〕顽癣。

第二方

〔方剂〕麻黄子3克，牛蒡子、防风、荆芥各10克，甘草6克，生姜3克。

〔用法〕水煎服。

〔主治〕感冒风寒，头痛鼻塞。

第三方

〔方剂〕生麻黄适量。

〔用法〕水煎1次睡前顿服，5~7岁儿童每次用3克，8~15岁每次用5克，15岁以上每次用10克，连服1个月。

〔主治〕遗尿。

第四方

〔方剂〕麻黄根10克，浮小麦12克，牡蛎15克。

〔用法〕水煎服。

〔主治〕自汗，盗汗。

第五方

〔方剂〕杏仁6克，桂枝、麻黄、炙甘草各3克。

〔用法〕水煎服。

〔主治〕感冒风寒，咳喘无汗。

第六方

〔方剂〕麻黄、杏仁各6克,生石膏12克,炙甘草3克。

〔用法〕水煎服。

〔主治〕肺热喘咳。

第七方

〔方剂〕姜制半夏10克,细辛、麻黄、干姜各3克。

〔用法〕水煎服。

〔主治〕慢性气管炎及支气管炎。

第八方

〔方剂〕麻黄2~4克,前胡4~8克。

〔用法〕水煎成300毫升左右,稍加白糖。频频口服,每日1次。

〔主治〕小儿腹泻。

鹿 茸

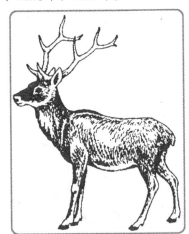

【别名】斑龙珠、花鹿茸、马鹿茸、锯鹿茸、关鹿茸、酉鹿茸。

【形态】为鹿科动物梅花鹿或马鹿的公鹿未成骨化而密生茸毛的幼角。主产于我国的北方,其他地区也有出产。体长约1.5米,体重约100千克,尾短,长约9厘米。耳大直立。颈细长。臀部有明显的白色块斑。仅雄鹿有角,雌鹿无角。角实心,起初是瘤状,紫褐色,布满茸毛,富有血管,成长后分枝,生长完全的共有4个枝叉。冬毛厚密栗棕色,白色斑点不明显。腹毛淡棕色。夏毛薄,无绒毛,全身红棕色,白色斑点显著,腹毛淡黄白色。四肢细长,行动敏捷,嗅觉、听觉发达,容易受惊,喜群居。

【性味】性温,味甘、咸。

【功效】具有温肾壮阳、强筋健骨、行血消肿的功效。主要用于阳痿遗精、腰脊冷痛、阴疽疮疡、乳痈初起、瘀血肿痛等症。是冬季常用的补药。

现代临床上还用于治疗乳腺增生、房室传导阻滞、风湿性心脏病引起心力衰竭、白细胞减少症、再生障碍性贫血、创伤性骨折、小儿筋骨萎软、行迟、齿迟、囟门不合等。

【采制】鹿茸分锯茸和砍茸2种。雄鹿第1次长出的圆柱形茸，锯下称"初生茸"，3~4岁梅花鹿进入产茸期，以收取"二杠茸"为主。5岁以上收取"三岔茸"。1年中第2次采收茸为"再生茸"（又名"二茬茸"）。马鹿一般收取"三岔茸"和"四岔茸"。砍头收取带脑骨皮鹿茸为"砍茸"。采茸时期及采茸种类要视鹿茸生长情况等综合考虑。

锯茸：一般从第3年的鹿开始锯茸，二杠茸每年可采收2次，第1次在清明后45~50天（头茬茸），采后50~60天采第2次（二茬茸）；三岔茸则采1次，约在7月下旬。锯时应迅速将茸锯下，伤口敷上止血药。将锯下的茸立即进行烫炸等加工，阴干或烘干。

砍茸：将鹿头砍下，再将茸连脑盖骨锯下，刮净残肉，绷紧脑皮，进行烫炸等加工，阴干。

以上为排血茸的大致加工方法，梅花鹿茸多加工为排血茸。

带血茸加工：收茸后迅速将锯口向上立放，不要使茸内血液流失，马上封闭锯口进行加工处理，经过多次连续水煮和烘烤，通过茸皮渗透作用，散掉茸内水分，把茸血中的色素及干物质保留在茸体内，主要是马锯茸加工，其产品多供应出口。

【鉴别】花鹿茸：①锯茸呈圆柱形，多具1~2个分枝。具1个侧枝习称"二杠茸"，主枝长17~20厘米，侧枝长9~15厘米，锯口直径4~5厘米，枝顶钝圆，系加工而成，俗称"回头"，较尖者为"捻尖"，侧枝较主枝略细。外皮红棕色或棕色，布有红黄色或棕黄色细茸毛，上部毛密，下部较疏。锯口面黄白色，有蜂窝状细孔，外围无骨质。体轻。具2个侧枝者习称"三岔茸"，主枝长23~33厘米，略呈弓形而微扁，分枝较长，先端略尖，下部有纵棱线及突起小疙瘩，皮红黄色，茸毛较稀而粗。二茬茸（再生茸）和头茬茸近似，但主枝不圆或下粗上细，下部有纵棱筋，毛较粗糙，锯口外围多已骨化，体较重。气微腥，味微咸。②砍茸为带头骨的茸，茸形与锯茸同，二茸相距约7厘米，脑骨前端平齐，后端有1对弧形骨分列两旁，习称"虎牙"。外附脑皮，皮上密生茸毛。③初生茸呈圆锥形或圆柱形，无分岔，长25~30厘米，直径2~3厘米。外皮红棕色至棕色，密生黄棕色或浅灰色细毛茸。茸部锯口略圆形，黄白色有蜂窝状细孔，全枝显骨化，仅中上部切面呈

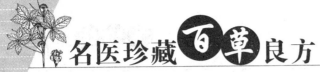

海绵状孔隙,气微腥,味微咸。

马鹿茸: 亦有锯茸和砍茸2种。形状与花鹿茸近似,但较粗大,分枝较多,侧枝1个者习称"单门",2个者习称"莲花",3个、4个以上者习称"三岔""四岔"等。其中以莲花、三岔为主。马鹿茸有东马鹿茸和西马鹿茸之分,东马鹿茸系主产于东北地区者,亦称"关马茸";产于西北者则为"西马鹿茸"。东马鹿茸主枝长25～33厘米,外皮灰黑色,毛青灰色或灰黄色,下部有纵棱。西马鹿茸主枝长30～100厘米,表面有棱,多抽缩干瘪,分枝较长且弯曲,茸毛粗长,灰色或黑灰色,锯口色较深(因其多为血茸),常见骨质。稍有腥气,味微咸。

在砍茸的鉴定中,主要观察两枝茸形态是否对称(不相同对称则为"鸳鸯"),将茸倒放平稳者为"四平头";用3个指头放在"二扛"茸枝间的脑骨上,适合3指距离,称为"正三指"。

梅花鹿茸又名黄毛茸,有人形容其"黄毛红地"、(因其皮红毛黄);马鹿茸又名青毛茸,有人形容其"青毛灰地"(因其皮灰毛青)。

鹿茸鉴定中常以是否有明显骨钉及纵棱线(俗称起筋)、茸毛的软硬程度、二杠茸"回头"是否明显(若已加工为"捻尖"则茸质较老)等来判断茸质的老嫩。

【贮藏】本品易生虫,应密闭保存。可在存放鹿茸的密闭容器中放入适量的樟脑丸,也可直接用烟叶包裹茸体存放。若发现虫蛀,应及时曝晒或烘烤杀虫。茸片用密封铁盒装,茸粉用密封瓶装,置阴凉干燥处或直接放入冰箱。

附方精选

第一方

〔方剂〕鹿茸粉适量。

〔用法〕内服,每日1次。

〔主治〕小儿发育不良。

第二方

〔方剂〕鹿茸片6克,山药30克,白酒500克。

〔用法〕共泡7天后服,每次1小杯,每日2次。

〔主治〕肾虚阳痿,小便频数。

第三方

〔方剂〕鹿茸3克,淫羊藿100克,食盐5克。

〔用法〕先将鹿茸研为细末,其余2味水煎取汁冲服鹿茸粉,每日1

剂，每周服1~2次。

〔主治〕遗精。

第四方

〔方剂〕鹿茸6克，红参20克，白酒1000克。

〔用法〕先将红参、鹿茸蒸软后，放入白酒中，加盖密封，浸泡15天后饮用。

〔主治〕老人冬季阳虚，畏寒，肢体不温。

第五方

〔方剂〕鹿茸5克，黄芪50克，当归、阿胶珠、白术、茜草、艾叶各15克。

〔用法〕每周服1~2次，水煎分3次服。

〔主治〕紫癜。

第六方

〔方剂〕鹿茸片5克，菟丝子15克，小茴香9克，羊肾1对，食盐适量。

〔用法〕共炖，加食盐调味，饮汤食肉。

〔主治〕肾虚腰痛，劳累则甚。

猕猴桃

【别名】山洋桃、阳桃、藤梨、猕猴梨、狐狸桃。

【形态】为猕猴桃科植物猕猴桃的果实。分布于河南、江苏、安徽、浙江、湖北、湖南、陕西、福建、广东、广西、西南等地。藤本。叶互生，花枝上的近圆形，先端短突尖，圆或截形，边缘有纤毛状细尖，上面常仅叶

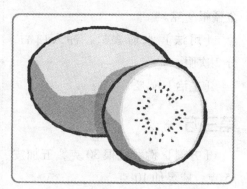

脉上被疏毛，下面灰白色，密被星状绒毛；4~6月开花，初开时乳白色，后变为橙黄色，芳香；浆果卵状或近球形，密生棕黄色长硬毛，果皮黄褐绿色。种子细小多数，黑色。果期8~10月，可采摘果子。

【性味】味甘酸，性寒。

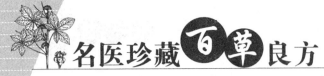

【功效】消化不良，食欲不振，呕吐，烧烫伤。清热解毒，活血消肿，祛风利湿。跌打损伤，丝虫病，肝炎，痢疾，淋巴结结核，痈疖肿毒，癌症等。

【采制】秋季采果，秋冬采根鲜用或晒干。

【鉴别】浆果近球形、圆柱形、倒卵形或椭圆形，长4~6厘米。表面黄褐色或绿色，被茸毛、长硬毛或刺毛状长硬毛，有的秃净，具小而多的淡褐色斑点，先端喙不明显，微尖，基部果柄长1.2~4厘米，宿存萼反折；果肉外部绿色，内部黄色。种子细小，长2.5毫米。气微，酸、甘、微涩。

附方精选

第一方

〔方剂〕鲜猕猴桃叶适量，红糖、酒糟少许。

〔用法〕共捣烂，加热外敷患处（保持乳汁通畅）。

〔主治〕急性乳腺炎。

第二方

〔方剂〕猕猴桃、白酒各30克，金橘根9克。

〔用法〕水煎去渣，冲入白酒，分2次服。

〔主治〕偏坠。

第三方

〔方剂〕猕猴桃根30克，五加皮15克，威灵仙10克。

〔用法〕水煎，分2~3次服，每日1次，连服3~5天。

〔主治〕风湿关节痛。

第四方

〔方剂〕猕猴桃根60~90克。

〔用法〕水煎，分2~3次服。

〔主治〕乳汁不足。

第五方

〔方剂〕猕猴桃干果60克。

〔用法〕水煎服。

〔主治〕食欲不振，消化不良。

第六方

〔方剂〕鲜猕猴桃根80克，鲜水杨梅根60克，鲜野葡萄根50克，半枝莲、白花蛇舌草、白茅根各30克。

〔用法〕水煎服，每日1次，连服15天为1个疗程，停药3天再服。

〔主治〕食管癌，胃癌，乳腺癌。

菟丝子

【别名】 赤网、兔丘、金钱草、缠豆藤、盘死豆、豆寄生、无根草、兔儿须。

【形态】 为旋花科植物菟丝子及南方菟丝子等的成熟种子。全国大部分地区均有分布。一年生寄生草本。茎细柔呈线状，左旋缠绕，多分枝，黄色，随处生吸器，侵入寄主组织内。无绿色叶，而有三角状卵形的鳞片叶。花期7~9月。花白色，簇生；小花梗缺或极短；苞片及小苞片鳞状，卵圆形；花萼环状，裂片卵形或椭圆形；花冠短钟形，5浅裂，裂片三角形；雄蕊5个，花药长卵圆形，花丝几无；雌蕊短，子房2室，每室有2胚珠，花柱柱头头状。8~9月结果，蒴果扁球形，褐色，有宿存花柱；种子2~4粒，卵圆形或扁球形，黄褐色。

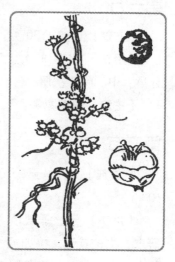

【性味】 味甘、苦，性平。

【功效】 具有滋补肝肾、固精缩尿、安胎、明目、止泻的功效等。主要用于阳痿遗精、尿有余沥、遗尿尿频、腰膝酸软、目昏耳鸣、虚漏胎、胎动不安、脾肾虚泻、外治白癜风等。本品取其汁可用于美容祛斑。

现代临床上还用于防止小儿呼吸道反复感染、神经衰弱、男子不育症、女子黄体不健的不孕症、乳腺增生症、前列腺增生、前列腺炎等。

【采制】 秋季种子成熟时连寄主一起割下，晒干，打下种子，簸去杂质，筛去泥土即可。

炮制时将菟丝子筛尽灰屑，放入箩筐内，再将箩筐放入缸内，加入清水淘洗，反复多次。洗净后取出，沥干余水，再晒干或烘干，簸去灰屑与未成熟的种子，即可生用。如开盐炒，取菟丝子入锅炒热，按每50克菟丝子用盐2克的比例，将盐加开水溶解后，分次洒入锅内，边洒边炒，至盐水干取出。

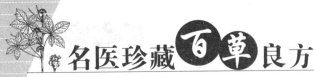

【鉴别】呈类圆形或卵圆形，直径 1～1.5 毫米。表面灰棕色或黄棕色，微粗糙。放大镜观察表面有细密的深色小点，一端有微凹的线形种脐。质坚硬，不易被指甲压碎。用开水浸泡，表面有黏性，加热煮至种皮破裂时露出白色卷旋状的胚，形如吐丝。气微，味淡。

附方精选

第一方

〔方剂〕菟丝子30克。

〔用法〕水煎3次。每日1次，分早、中、晚3次服。

〔主治〕尿路感染。

第二方

〔方剂〕菟丝子250克，枸杞100克。

〔用法〕菟丝子酒渍3日，晒干研末，枸杞煮烂，捣如泥，拌匀。鸡蛋白为丸，每日早晚各服10克。

〔主治〕劳伤肝气，视物模糊。

第三方

〔方剂〕菟丝子9克。

〔用法〕菟丝子入酒精，浸2～3天。取汁，外涂患处，每日2～3次。

〔主治〕白癜风。

第四方

〔方剂〕菟丝子（酒浸后晒干）、杜仲（盐水炒）各等分，山药末适量。

〔用法〕共研细末，用山药末煮糊，与药末拌匀制丸，烘干，每日早晚各服10克，淡盐开水送服。

〔主治〕肾虚腰痛。

第五方

〔方剂〕菟丝子10克，桑寄生15克，续断12克，阿胶（烊化）适量。

〔用法〕水煎服。

〔主治〕孕妇体弱腰酸，易流产，习惯性流产。

第六方

〔方剂〕菟丝子30克。

〔用法〕加水500毫升，煎取300毫升。取汁外洗或外敷患处均可，每日1～2次，7天为1个疗程。酌用1～2个疗程。

〔主治〕痤疮。

第七方

〔方剂〕菟丝子50～100克，麻油适量。

〔用法〕焙干后研成粉末，加麻油调成膏状。每日早晚各涂患处1次。

〔主治〕带状疱疹。

蛇床子

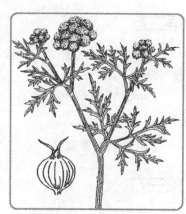

【别名】蛇床仁、野胡萝卜子、蛇床实。

【形态】为伞形科植物蛇床子的成熟果实。东北、华北、西北、华东、中南、西南各省区有出产。一年生草本。根圆锥状细长。茎直立，高10~50厘米，中空，表面有纵细棱。叶互生，二至三回羽状全裂，末回裂片线形或线状披针形，边缘及叶脉粗糙，两面无毛。4~7月开花，花白色，排成复伞形花序生于枝顶或侧生；总苞片6~10片，线形，边缘有细睫毛；小总苞片多数，线形，边缘有细睫毛；萼齿不明显；花瓣5片；雄蕊5枚。6~10月结果，果实长圆形，长约3毫米，宽约2毫米，有5棱，果棱翅状。

【性味】味辛、苦，性温，有小毒。

【功效】具有温肾壮阳、燥湿杀虫的功效。用治肾虚阳痿、宫冷不孕、皮肤瘙痒、疥癣、湿疹、阴痒等。

现代常用于性功能减退、阴痒、湿疹瘙痒等。

【采制】多于夏秋两季果实成熟时，割取全草或果穗，晒干，打落种子，除去杂质晒干。

【鉴别】蛇床子呈椭圆形，由2个分果合成，长约2毫米，直径1毫米。黄绿色或灰黄色，顶端有2枚向外弯曲的宿存花柱基，外形似胡萝卜子状，分果背面略隆起，有突起的纵线，其中有1条浅色的线状物，果皮松脆，种子细小，灰棕色，有油性。气香，味辛凉而有麻舌感。

附方精选

第一方

〔方剂〕蛇床子100克，五味子、雄黄各60克，枯矾、海螵蛸各30克。

〔用法〕共研细粉，每次3克，

用消毒纱布包裹成小球状或条状，塞入阴道，3日更换1次，连用2~3次见效；另取艾叶适量煎水，每晚洗1次，连洗7晚。

〔主治〕妇女白带病。

第二方

〔方剂〕蛇床子、大叶桉叶、马缨丹叶各30克。

〔用法〕水煎温洗患处，每晚洗1次。

〔主治〕阴囊湿疹。

第三方

〔方剂〕蛇床子15克。

〔用法〕水煎，灌洗阴道。

〔主治〕滴虫性阴道炎，湿疹。

第四方

〔方剂〕蛇床子、铁冬青、石仙桃各等分。

〔用法〕水煎洗患处。

〔主治〕湿疹，外阴瘙痒。

第五方

〔方剂〕蛇床子、大叶桉叶、苦楝树皮、鸭脚木、地肤子、苦参各等分。

〔用法〕煎水泡洗患处，每日2次。

〔主治〕漆树过敏，过敏性皮炎，湿疹，手足癣。

第六方

〔方剂〕蛇床子60克，乌梅3枚。

〔用法〕水煎熏洗脱出的子宫，每日洗数次。

〔主治〕子宫脱垂。

第七方

〔方剂〕蛇床子12克，菟丝子15克，五味子10克。

〔用法〕水煎服。

〔主治〕肾虚阳痿，遗精，尿频。

淫羊藿

【别名】铁菱角、三枝九叶草、铜丝草、刚前、仙灵脾、千两金。

【形态】为小檗科草本植物淫羊藿的地上部分。山西、陕西、甘肃、青海、广西、湖南、安徽有分布。淫羊藿为多年生草本，根茎长，横走，质硬，须根多数。叶为2回3出复叶，小叶9片，有长柄，小叶片薄草质，卵形至长

卵形，先端尖，边缘有刺毛状细齿，侧生叶，外侧呈箭形，叶面无毛，叶背面有短伏毛。3月开花，花白色，组成圆锥形花序生于枝顶；花瓣4片；雄蕊4片。秋季结果，果卵圆形，长约1厘米，内有多数黑色种子。

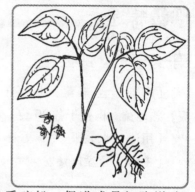

【性味】味辛、甘，性温。

【功效】具有补肾壮阳、祛风除湿的功效。现代药理研究表明，具有抗病毒、抗菌、兴奋性欲、镇咳、祛痰与平喘、降压、防治骨质疏松、促进成骨细胞增殖、促进骨折愈合、提高免疫力、抗肿瘤、保护肾损伤、提高耐缺氧能力、抗辐射损伤、抗衰老、抗炎、抗心律失常等作用。适用于治疗阳痿不举、筋骨挛急、腰膝无力以及半身不遂、风湿痹痛、四肢不仁、小儿麻痹症。

【采制】夏、秋季割取地上部分，除去杂质，晒或晾至半干扎成小捆，再晒或晾至干。

分生用、酒炒、炙用3种炮制方法：

生用： 拣去本品草屑，用清水洗净，去苑。铡约3毫米长。晒干或烘干，筛尽灰屑。

酒炒： 将淫羊藿入锅炒热，按每50克淫羊藿用白酒2克的比例，将酒喷入锅内拌炒至干，取出冷却。

炙用： 取羊脂油置锅内加热熔化后，去渣，加入淫羊藿微炒，至羊脂油基本吸尽，淫羊藿呈微黄色时，取出，放凉。每100千克淫羊藿用羊脂油（炼油）20～25千克。

【鉴别】多扎成小把，全草长30～40厘米。茎细长，具有数条细纵纹，中空，呈黄绿色或淡黄色，具光泽。小叶片卵圆形，长3～5厘米，宽2～4厘米，先端微尖或钝圆，顶端小叶基部心形，两侧小叶较小，偏心形，外侧较大，呈耳状。边缘具黄色刺毛状细锯齿，表面黄绿色，略具光泽，背面灰绿色，主脉7～9条，放大镜下可见茎部有稀疏长柔毛，细脉两面突起，网脉突出不甚明显，均具有细而长的小叶柄。叶片薄革质，较易破碎。气微，味微苦。

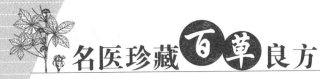

附方精选

第一方
〔方剂〕淫羊藿、韭菜子各15克，熟地黄、枸杞子各30克。
〔用法〕水煎服。
〔主治〕肾虚阳痿。

第二方
〔方剂〕连钱草12克，柏子仁（炒）、淫羊藿各10克，白茅根3克。
〔用法〕水煎服。
〔主治〕风湿性心脏病。

第三方
〔方剂〕淫羊藿30克，猪瘦肉60克。
〔用法〕水炖，服汤食肉。
〔主治〕夜尿多。

第四方
〔方剂〕淫羊藿15克，紫金牛5克。
〔用法〕水煎服。
〔主治〕慢性气管炎。

第五方
〔方剂〕淫羊藿、补骨脂各10克，巴戟天、枸杞子、黄精各15克，菟丝子6克。
〔用法〕煎服。
〔主治〕男子精少不育。

第六方
〔方剂〕淫羊藿、九龙藤各10克，威灵仙6克。
〔用法〕水煎服。
〔主治〕手足麻木。

第七方
〔方剂〕巴戟天15克，淫羊藿、当归、仙茅、知母、黄柏各10克。
〔用法〕水煎服。
〔主治〕更年期高血压病。

第八方
〔方剂〕淫羊藿30克，大血藤15克，茜草6克。下肢伤加牛膝10克。
〔用法〕水煎服。
〔主治〕跌打损伤，关节痛。

第九方
〔方剂〕淫羊藿适量。
〔用法〕为粗末，煎汤漱牙齿。
〔主治〕牙疼。

旋覆花

【别名】金沸花、六月菊、金沸草。

【形态】为菊科植物旋覆花的干燥头状花序。全国大部分省区有分布。多年生草本，高30～70厘米。茎直立，有细纵棱和长伏毛，根茎粗状。单叶，互生，无叶柄；叶片长圆形或长圆状披针形，长4～10厘米，顶端尖，基部渐狭，边缘有疏齿或全缘，叶面有疏毛或近无毛，叶背有伏毛和腺点。6～10月开花，花小，组成头状花序生枝顶，排成伞房状；总苞半球形；边缘为舌状花，舌片黄色，线形，长约13毫米；中央为管状花，黄色。9～11月结果，果实圆柱形，长约1毫米，顶端有短柔毛。

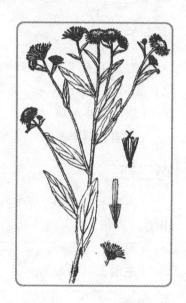

【性味】味苦、辛、咸，性微温。

【功效】具有消痰行水、降气止呕的功效。用治咳喘痰多、胸中满闷、呕吐噫气等。

现代常用于急慢性支气管炎、胃神经官能症、慢性胃炎等。

【采制】多于夏、秋季当花将开足时采摘花头，去掉茎叶杂质，先晒至半干，再晾干（晾时平铺于席上，不可铺厚以防霉变，翻动时宜轻，以免破碎）。

炮制时将本品拣去梗屑，虫串，筛尽灰碎。在炮制过程中应注意此花的绒毛容易飞扬，故应带口罩，在避风处进行，以免绒毛吸入引起咳嗽。配方时，应装入布袋中煎。开蜜炙时，按每500克用蜜125克的比例，将蜜入锅溶解后加旋覆花拌炒均匀，至蜜干为止。取出，冷却至不粘手入药。

【鉴别】呈扁球形或类球形，直径1～1.5厘米，总苞苞片多数，覆瓦状排列，苞片披针形或条形，长4～11毫米，灰黄色，总苞基部有时残留花梗，苞片及花梗表面被白色茸毛。舌状花1列，黄色，长约1厘米，花瓣多卷曲，常脱落，先端3齿裂；管状花多数，棕黄色，长约5毫米，先端5齿裂；子房顶端有多数白色冠毛，长约5毫米。有时可见椭圆形小瘦果。体轻，质脆易散碎。气微，味微苦。

附方精选

第一方

〔方剂〕旋覆花、制半夏各10克，前胡、荆芥各6克，细辛1克。

〔用法〕水煎服。

〔主治〕咳嗽痰喘，发冷发热。

第二方

〔方剂〕旋覆花、青皮、郁金各10克，葱叶5克。

〔用法〕水煎服。

〔主治〕肝郁胁痛。

第三方

〔方剂〕旋覆花、桑白皮、紫苏子各10克，杏仁6克。

〔用法〕水煎服。

〔主治〕咳嗽痰喘，胸闷气急。

第四方

〔方剂〕旋覆花（或金沸草）、前胡、制半夏、枳壳各10克。

〔用法〕水煎服。

〔主治〕咳嗽痰喘胸闷。

第五方

〔方剂〕旋覆花12克，桑白皮15克，桔梗、盐肤木各10克。

〔用法〕水煎服。

〔主治〕慢性气管炎，咳嗽气喘痰多。

第六方

〔方剂〕旋覆花12克，白前6克，制半夏、杏仁各10克。

〔用法〕水煎服。

〔主治〕急慢性气管炎，咳嗽痰多气喘。

第七方

〔方剂〕旋覆花（或金沸草）、党参、制半夏、陈皮各10克，代赭石15克。

〔用法〕水煎服。

〔主治〕脾胃虚寒，嗳气呕逆。

第八方

〔方剂〕旋覆花、半夏、茯苓、青皮各适量。

〔用法〕水煎服。

〔主治〕痰饮在胸膈呕不止，心下痞者。

淡竹叶

【别名】山鸡米、竹叶。

【形态】为禾本科植物淡竹叶的干燥茎叶。浙江、安徽、江苏、江西、湖南、湖北、福建、台湾、广东、广西、海南、四川、贵州、云南等省区有出产。多年生草本，有木质缩短的根茎。须根细长，中部可膨大为纺锤形块根，黄白色，肉质。秆高40～90厘米，光滑无毛，丛生。叶互生，单叶；叶片披针形，长6～12厘米，宽2～3厘米，先端尖，基部狭缩成短柄，有明显的小横脉，与纵向平行脉形成长方形的网格状，边缘有多数短刚毛，两面无毛或有小刚毛。7～9月开花，圆锥花序；小穗条状披针形，有短柄。9～10月结果，果实椭圆形。

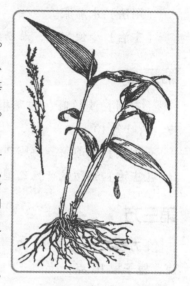

【性味】味甘、淡，性寒。

【功效】具有清心除烦、利尿通淋的功效。用治热病烦渴、小儿惊啼、口舌生疮、小便涩痛。

现代常用于急性感染性热病、病毒性心肌炎、尿路感染、急性口腔溃疡、急性咽炎等。

【采制】夏季未抽花穗前采收，洗净，除去杂质，晒干备用。

【鉴别】淡竹叶长25～75厘米。茎呈圆柱形，有节，表面淡黄绿色，断面中空。叶鞘开裂。叶片披针形，有的皱缩卷曲，长5～20厘米，宽1～3.5厘米；表面浅绿色或黄绿色。叶脉平行，具横行小脉，形成长方形的网状格，下表面尤为明显。体轻，质柔韧。气微弱，味淡。

附方精选

第一方

〔**方剂**〕淡竹叶30克,车前草、木通各15克。

〔**用法**〕水煎服。

〔**主治**〕小便不利,淋沥疼痛。

第二方

〔**方剂**〕淡竹叶、白茅根、冬瓜皮、荷叶各10克。

〔**用法**〕水煎服。每周2~3次。

〔**主治**〕预防流行性乙型脑炎。

第三方

〔**方剂**〕淡竹叶30克,茵陈15克,栀子根10克。

〔**用法**〕水煎服。

〔**主治**〕黄疸。

第四方

〔**方剂**〕淡竹叶15克。

〔**用法**〕加白糖煮豆腐适量吃。

〔**主治**〕火眼痛。

第五方

〔**方剂**〕淡竹叶30克,栀子根15克。

〔**用法**〕水煎服。

〔**主治**〕咽喉肿痛。

第六方

〔**方剂**〕淡竹叶30克,葛根、路边青各15克,岗梅根10克,薄荷6克。

〔**用法**〕水煎服。

〔**主治**〕感冒发热。

蛤 蚧

【别名】大壁虎、仙蟾、蛤蚧蛇。

【形态】为壁虎科动物蛤蚧除去内脏的全体。广西、广东、海南、福建、台湾、贵州、云南等省区有分布。动物全长约30厘米，头体长与尾长略相等或尾略长。头略呈三角形，吻端圆凸，鼻孔近吻端，眼大突出。口大，上下颌有许多细小牙齿。全身密生细小粒鳞，其间杂有较大疣鳞，缀成纵行；背面紫灰色，有砖红色和蓝色斑点，腹面灰色，散有粉红色或黄色斑点，尾部有白色环纹6～7条。四肢的指、趾膨大成扁平状，底部有单列皮肤褶襞，能吸附峭壁。

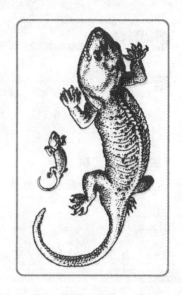

【性味】味咸，性平，有小毒。

【功效】具有补肺益肾、纳气定喘、助阳益精的功效。主要用于治疗虚证喘咳、包括肾阳虚和肺阴虚所致的慢性喘咳、支气管哮喘、心性喘息、肺气肿，特别是对肺结核引起的喘咳、痰中带血有较好的治疗作用；对肾阳虚引起的阳痿、遗精、性机能减退、五更泻、小便频数也有较好的治疗作用。此外，也用于治久病体虚、神经衰弱。

现代临床上还用于治疗支气管哮喘、心性喘息、肺气肿等。上症若属外邪所致者忌用。

【采制】通常于5～9月份捕捉，破开腹部，取出内脏，用布抹净血液（不可水洗），再以竹片撑开使身体扁平，四肢顺直，以微火焙干，将2只合成1对，扎好。

另有，炮制时除去鳞片、头脚，切成小块，放在铁丝网上烤热，每对蛤蚧用白酒30克，淋在上面，淬后再烤，再淋，再淬，反复2～3次，至边缘呈黄色，卷缩后摊冷，捣碎或制成粉用。也有采取将蛤蚧放在酒中浸泡后，

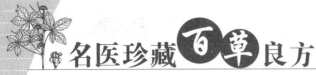

置干燥箱中烘干而成。但就其效果来说,不及人工淬制,应按习惯应用之。

【鉴别】 全体呈扁片状,头部及躯干部长9～18厘米,尾长6～14厘米。头稍扁,两眼多凹陷成窟窿,无眼睑,吻鳞不切鼻孔;口内角质齿密生于颚的边缘,无大牙。脊椎骨及两侧肋骨突起。四足均有5趾,除第1趾外,均具爪,趾底面具吸盘。尾细长而结实,扁圆形,有不甚明显的银灰色环带数条。全身密被类圆形微有光泽的细鳞。质坚韧,气腥,味微咸。

附方精选

第一方

〔方剂〕蛤蚧6对。

〔用法〕研成细末,口服,每次5克,每日3次。

〔主治〕功能性不射精。

第二方

〔方剂〕蛤蚧1对,海螵蛸250克。

〔用法〕研成细粉,混合调匀,每次服10克,每日服2次,早、晚用开水调白糖适量送服,连服30日为1个疗程。

〔主治〕急、慢性气管炎。

第三方

〔方剂〕蛤蚧6克,北沙参、桑白皮、知母、杏仁各10克。

〔用法〕水煎服。

〔主治〕虚劳咳嗽痰血,呼吸短速。

第四方

〔方剂〕蛤蚧1对,白及60克。

〔用法〕研细粉,每次服10克,每日服2次,开水送服。

〔主治〕咳嗽咯血。

第五方

〔方剂〕蛤蚧尾6克,人参3克。

〔用法〕研细粉吞服,开水送服。

〔主治〕肺弱肾亏,呼吸短速不能平卧,肢冷畏寒,脸白自汗。

第六方

〔方剂〕鲜蛤蚧1个,猪瘦肉30克。

〔用法〕蛤蚧去皮和内脏,切碎,同猪瘦肉共剁碎,放少量油、盐蒸熟吃。

〔主治〕小儿疳积,哮喘。

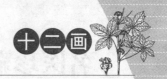

锁　阳

【别名】黄骨狼、琐阳、不老药、锈铁棒。

【形态】为锁阳科植物锁阳的肉质茎。新疆、青海、宁夏、甘肃、内蒙古、陕西等省区有分布。多年生寄生草本，高30～50厘米。茎肉质肥厚，圆柱形，直径3～6厘米，暗褐色或棕褐色，下部埋藏于土中。叶鳞片状，卵圆形、三角形或三角状卵形，长0.5～1厘米，宽不及1厘米，先端尖，密集于茎基部，覆瓦状排列，上部排列稍疏松，螺旋状排列。6～7月开花，花很小，暗紫色或紫红色，密集，排列成穗状花序棒状长圆形，长5～15厘米，直径2.5～6厘米；花被片5片；雄蕊1枚。7～8月结果，果实小，球形；有硬壳状果皮。

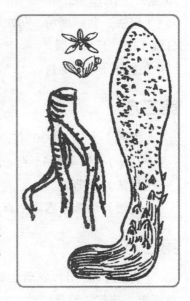

【性味】味甘，性温。

【功效】具有补肾阳、益精血、润肠通便的功效。主要用于腰膝酸软、阳痿滑精、肠燥便秘等。现代临床上还用于治疗各种瘫痪，如外周弛缓性瘫疾、周围神经炎、脊髓神经根炎、小儿麻痹后遗症等。

【采制】春、秋两季均可采挖，以春季为宜，3～5月间，当锁阳刚顶出或即将顶出沙土时采收质佳。除去花序，折断晒干；亦有置于沙漠中半埋半露，以日晒沙烫干燥或趁鲜切片晒干者。秋季采收者水分多而不易干燥，干后质地较硬。

【鉴别】呈扁圆柱形，一端略细而微弯曲，长2～20厘米，直径1.5～5厘米，表面棕色或棕褐色，极皱缩，具明显纵沟，有的残存黑棕色鳞片。质坚，难折断，断面红棕色或棕褐色，有的可见黄色三角状或不规则状的维管束，单个或2～5个成群。味微甘而后涩。

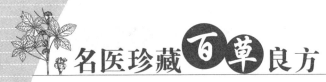

附方精选

第一方

〔方剂〕锁阳、茯苓、桑螵蛸各10克,龙骨15克。

〔用法〕共研细粉,每次服6克,日服3次,开水送服。

〔主治〕肾虚遗精。

第二方

〔方剂〕白茅根30克,忍冬藤(金银花藤)、锁阳各15克。

〔用法〕水煎服。

〔主治〕泌尿系感染尿血。

第三方

〔方剂〕锁阳、龙骨、肉苁蓉、桑螵蛸、茯苓各等分。

〔用法〕共研细粉,炼蜜为丸,每丸重10克,每日服2次,早晚各1次,每次服1丸,开水或淡盐开水送服。

〔主治〕肾虚遗精,阳痿。

第四方

〔方剂〕锁阳、韭菜子、菟丝子、肉苁蓉、鹿角霜、莲须、龙骨各30克。

〔用法〕共研细粉,炼蜜为丸,每丸重10克,每次服1丸,每日服3次,淡盐水或开水送服。

〔主治〕梦遗,滑泄。

第五方

〔方剂〕锁阳、桑椹各15克,蜜糖30克。

〔用法〕水煎取汁加蜜糖,分2次服。

〔主治〕老年气弱阴虚,大便燥结。

第六方

〔方剂〕锁阳、桑螵蛸各10克,龙骨30克,党参15克。

〔用法〕水煎服。

〔主治〕肾虚白带多,腰膝酸软。

葡 萄

【别名】草龙珠、蒲陶、山葫芦。

【形态】为葡萄科植物葡萄的果实。长江流域以北主产,全国各省区有栽培。落叶攀援木质藤本。藤茎粗壮，树皮成片状剥落。嫩枝无毛或有柔毛。卷须与叶对生，分枝。叶互生，单叶，叶片近圆形或卵圆形，基部心形，边缘有粗锯齿，两面均无毛或叶背有短柔毛。6月开花，花黄绿色，排成圆锥花序与叶对生；花萼5片；花瓣5片，上部合生成帽状，早落，雄蕊5枚，着生于花盘上，花盘由5个腺体组成。9～10月结果，果实球形或椭圆状球形，富含汁液，成熟时紫红色或绿色，有白色粉霜。

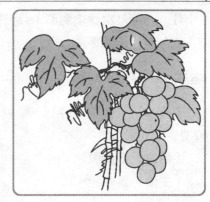

【性味】味甘、酸，性平。

【功效】补气血、强筋骨、利小便。主气血虚弱、肺虚咳嗽、心悸盗汗、烦渴、风湿痹痛、淋病、不肿、痘疹不透。

【采制】果实于夏末秋初成熟时采收，鲜用或阴干备用，根、茎于秋季采为佳，鲜用或晒干备用。

【鉴别】圆形或椭圆形，干品均皱缩，长3～7毫米，直径2～6毫米，表面淡黄绿色至暗红色。顶端有残存柱基，微凸尖，基部有果柄痕，有的残存果柄。质稍柔软，易被撕裂，富糖质，气微，味甜微酸。

附方精选

第一方

〔方剂〕葡萄根或鲜葡萄枝30克。

〔用法〕水煎服。

〔主治〕妊娠呕吐。

第二方

〔方剂〕白葡萄根60克，猪蹄1个。

〔用法〕酌加水炖，食肉喝汤。

〔主治〕筋骨关节痛。

第三方

〔方剂〕葡萄根100克，猪脚1只。

〔用法〕酒、水各半炖服。

〔主治〕风湿关节痛。

第四方

〔方剂〕葡萄干20～30粒。

〔用法〕分3次饭前嚼服。连服

1个月。亦可每次饮葡萄酒15毫升。

〔主治〕慢性胃炎。

第五方

〔方剂〕葡萄嫩叶、荷叶各60克。

〔用法〕水煎服。

〔主治〕胎热。

第六方

〔方剂〕鲜葡萄、鲜藕、生地黄各适量，蜂蜜150克。

〔用法〕先将前3味药，分别捣烂绞汁各1000毫升，与蜂蜜混匀，煎为稀糊。每日3次，每次100毫升，饭前半小时服。

〔主治〕热淋，小便涩少，尿血刺痛。

第七方

〔方剂〕葡萄汁、藕汁、生地黄汁各300克，蜂蜜150克。

〔用法〕混匀，煎为稀汤，于饭前服60克。

〔主治〕热淋，小便涩少，尿血。

第八方

〔方剂〕葡萄干适量。

〔用法〕每次15克，细嚼慢咽，每日2次，早晚温淡盐水送下，连服1个月。

〔主治〕肾虚腰痛，头昏。

萹 蓄

【别名】扁竹、百节草、路柳、扁蔓、白辣柳。

【形态】为蓼科植物萹蓄的全草。我国南北各地均有分布。一年生草本，高可达60厘米。茎绿色，平卧地上或向上斜升，表面具纵条纹。叶互生，柄极短，托鞘膜质，淡褐色，先端二裂；叶片椭圆形或披针形，全缘或略带波状起伏。茎、叶有时有白粉。花小，数个簇生于叶腋，绿白色，花蕾带红色；自茎基部直至顶端，均生有花。瘦果三角形，黑色。

【性味】味苦，性微寒。

【功效】具有利尿通淋、杀虫止痒的功效。用治热淋尿痛、小便不通、泻痢、黄疸、皮肤湿疹、疥癣、阴痒等。

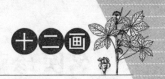

现代常用于泌尿系感染、结石、急性菌痢、肠炎、皮肤湿疹、阴道滴虫等。

【采制】5~7月间割取地上茎叶，当日晒干，扎成小捆。也有的地区趁湿切成10厘米长段，然后晒干。

【鉴别】茎呈圆柱形而略扁，有分枝，长15~40厘米，直径1.5~3厘米，表面灰绿色或棕红色，有细密微突起的纵纹，节部稍膨大，有浅棕色膜质的托叶鞘，节间长约3厘米，质硬，易折断，断面髓部白色。无臭，味微苦。

附方精选

第一方

〔方剂〕萹蓄30克。

〔用法〕水煎服，每日1次。

〔主治〕热淋，淋浊。

第二方

〔方剂〕萹蓄50~100克（鲜品不拘多少）。

〔用法〕水煎。分2次服，每日1次。

〔主治〕牙痛。

第三方

〔方剂〕萹蓄100克。

〔用法〕水煎去渣，乘温熏洗患处，可使用2~3次，下次加温再洗。

〔主治〕湿疹，阴道滴虫，妇女外阴部瘙痒。

第四方

〔方剂〕萹蓄100克。

〔用法〕水煎。2次分服，每日1次。

〔主治〕蛲虫病，驱虫止痒。

第五方

〔方剂〕鲜萹蓄30克。

〔用法〕捣烂，加入适量生石灰水，再调入鸡蛋清1个。涂敷患处。

〔主治〕流行性腮腺炎。

第六方

〔方剂〕萹蓄200克。

〔用法〕水煎。熏洗患处，每日2次。

〔主治〕肛门湿疹，利湿止痒。

第七方

〔方剂〕萹蓄50克（或鲜品250克）。

〔用法〕加水煎汁，每日服3次，4~7天为1个疗程。临床症状消失后继续治疗4天，17岁以下者用量根据年龄酌减。

〔主治〕细菌性痢疾。

第八方

〔方剂〕萹蓄、海金沙藤各15克，车前草30克。

〔用法〕水煎服。

〔主治〕尿道炎，小便不畅，尿道涩痛。

第九方

〔方剂〕萹蓄500克（干品）。

〔用法〕加水煎成1000毫升。1次服完，小儿酌减。

〔主治〕单纯性胆道蛔虫症。

葛　根

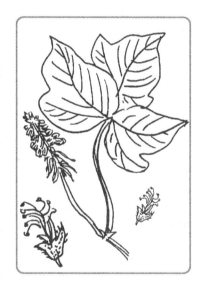

【别名】甘葛、葛条根、黄葛根、葛子根、粉葛。

【形态】为豆科植物野葛或甘葛藤萝的块根。分布于全国大部分省区（西藏、新疆外）。多年生藤本，长达10米。块根肥厚。叶互生；具长柄；3出复叶，顶端小叶的柄较长，叶片菱状圆形，先端急尖，基部圆形，两面均被白色伏短柔毛，侧生小叶较小。秋季开花，总状花序腋生；花密生；苞片狭线形，蝶形花蓝紫色或紫色；花萼5齿裂，萼齿披针形；旗瓣近圆形或卵圆形，先端微凹，基部有两短耳，翼瓣狭椭圆形，较旗瓣短，通常仅一边的基部有耳，龙骨瓣较翼瓣稍长；雄蕊10个，子房线形，花柱弯曲。荚果线形，扁平，密被黄褐色的长硬毛。

【性味】味甘、辛，性平。

【功效】具有解肌退热、发表透疹、生津止渴、升阳上泻。用治外感发热、头痛项强、麻疹不透、热病口渴、消渴、湿热泻痢、脾虚泄泻的功效。现代常用于感冒发热、糖尿病、急性细菌性痢疾与久泻、高血压病、高脂血症、冠心病、脑血栓、颈椎病、麻疹等。

【采制】块根、叶、花、种子分别入药。初春、晚秋采挖块根,洗净,刮去外皮,切片,晒干。花于秋季采收刚开的花,晒干备用。

本品的炮制分生用与煨用2种:

生用:用清水洗净葛根泥沙。晾干水后,细根切成筒,粗根切成长片,晒干后,筛去灰屑,拣去腐烂片、黑片即成。

煨用:先取制麦麸入锅炒至将要冒烟时,将葛根片倒入拌炒(每100千克葛根用制麦麸2.5千克),至葛根片呈深黄色后为度。取出,筛去麸,冷却,即成。

【鉴别】野葛根常为斜切或纵切的块片,类白色或淡棕色,表面有时可见残留的棕色栓皮。切面粗糙,纤维性强。质轻松。气微,味淡。

甘葛藤根纤维性较弱,有的呈绵毛状。质坚硬而重,富粉性。气微,味微甜。

附方精选

第一方

〔方剂〕葛花10克。
〔用法〕水煎服。
〔主治〕慢性酒精中毒。

第二方

〔方剂〕葛根50克,瓜姜壳20克,川芎6克,延胡索、郁金各15克。
〔用法〕水煎2次分服,每日1剂。
〔主治〕冠心病心绞痛。

第三方

〔方剂〕葛根30克,毛冬青30克,枸杞20克,菊花15克。
〔用法〕水煎2次分服,每日1次。
〔主治〕中央性视网膜炎。

第四方

〔方剂〕葛根100克。
〔用法〕加水浓煎。先热敷患处30分钟,后浸洗患处。
〔主治〕跌打损伤。

第五方

〔方剂〕葛根10~15克。
〔用法〕水煎,分2次口服,每日1次,连用2~8周为1个疗程。
〔主治〕高血压病。

第六方

〔方剂〕葛根30克。

〔用法〕水煎2次分服,每日1次,连服15日。

〔主治〕高血压病颈项强痛。

第七方

〔方剂〕葛根15克,鲜凤尾草30克。

〔用法〕水煎服。

〔主治〕痢疾。

第八方

〔方剂〕生葛根适量。

〔用法〕捣烂取汁,每次服30毫升,每日服2~3次。

〔主治〕鼻衄不止。

紫 草

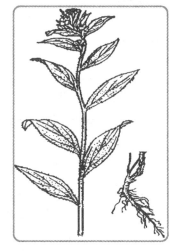

【别名】紫根、紫丹、硬紫草、东紫草。

【形态】为紫草科植物紫草、新藏假紫草或滇紫草的根。我国东北三省、西北地区、中原地区,以及贵州、四川、广西等省区有分布。多年生草本,高30~90厘米,全株密生硬粗毛。根肥厚粗壮,圆柱形,长7~14厘米,直径1~2厘米,外皮紫红色,表面粗糙。茎直立,有糙伏毛和开展的糙毛。叶互生,叶片披针形或长圆状披针形,先端尖,基部狭,边缘全缘,两面有短糙伏毛。7~8月开花,花小,白色,排成镰状聚伞花序,生于茎枝上部,花萼5深裂;花冠裂片宽卵形;雄蕊5枚。9~10月结果,果实卵形,长约4毫米,灰白色,光滑。

【性味】味甘、咸,性寒。

【功效】具有凉血活血、解毒透疹的功效。用治血热毒盛、斑疹紫黑、麻疹不透、血热吐衄、疮疡、湿疹、水火烫伤等。

现代常用于麻疹、过敏性紫癜、血小板减少性紫癜、黄疸型肝炎、水火烫伤、阴道炎、宫颈糜烂等。

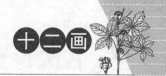

【采制】一般于4~5月份或9~10月份挖取根部（以春季苗刚出土或秋季果熟后采挖质量好），去掉泥土及地上部分，置阳光下晒干或微火烘干（忌用水洗，以免有效成分流失）。

按紫草的软硬程度分别进行炮制：

软紫草：这种紫草形如蒜皮。用筛筛去灰末后，拣去草屑，再洒上少许清水，至潮润后，切1厘米长的筒片，晒干或用文火烘干，筛去灰屑即成。

硬紫草：这种紫草较厚，形如红柴胡。应先筛去泥沙，拣净草屑。再用清水洗净，浸泡1~2小时，然后取出，切去芦。再将紫草切成1厘米长的筒片。晒干，筛去灰屑，即成。

【鉴别】**软紫草**：是现在紫草中主流品种，产量很大。软紫草呈不规则的长圆柱形，多扭曲，长7~12厘米，直径1~2.5厘米。顶端有时可见分歧的茎残基。表面紫红色或紫褐色，皮部疏松，呈条形片状，常10余层重叠，易剥落。体轻，质松软，易折断，断面呈同心环层，中心木质部较小，黄白色或黄色。气特异，味微苦、涩。软紫草来源于新疆紫草，过去基本不用，后因紫草资源不能满足需要而得以开发利用，成为主流。

硬紫草：为过去使用的正品紫草。硬紫草呈圆锥形，扭曲，有分枝，长7~14厘米，直径1~2厘米。表面紫红色或紫黑色，粗糙有纵纹，皮部薄易剥离。质硬而脆，易折断。断面皮部深紫色，木部较大，灰黄色。

附方精选

第一方

〔方剂〕紫草3克，香油40毫升。

〔用法〕香油煎炸，取紫色油液，用药前先将双氧水溶液滴入耳内，再用棉签将脓液沾干，而后滴入紫草油数滴，每日2~3次。

〔主治〕急慢性脓耳。

第二方

〔方剂〕紫草、金银花、连翘各10克，甘草3克。

〔用法〕水煎服。

〔主治〕热毒发斑，发疹。

第三方

〔方剂〕紫草200克，香油750毫升。

〔用法〕紫草放入香油，炸枯滤过，呈油浸剂，备用。用消毒棉签蘸紫草油涂搽宫颈及阴道上端，隔天1次，10次为1个疗程，连用1~2个疗程。

治疗期间禁止性生活，月经期间停药。

〔主治〕宫颈糜烂。

第四方

〔方剂〕紫草60克。

〔用法〕水煎分2次服，每日1次。

〔主治〕绒毛膜上皮癌。

第五方

〔方剂〕紫草、蒲黄各10克，蒲公英15克，甘草6克。

〔用法〕水煎服。

〔主治〕尿路感染。

第六方

〔方剂〕紫草30~60克。

〔用法〕取上药，水煎服，每日1次。

〔主治〕血小板减少性紫癜。

第七方

〔方剂〕紫草30克，黄柏15克，香油500毫升，冰片3克。

〔用法〕先将紫草、黄柏捣碎，放入香油中熬后去渣，待凉后加入冰片，用时涂患处或用纱布条敷患处。

〔主治〕水火烫伤，湿疹。

葎草

【别名】黑草、葛葎草、五爪龙、拉拉秧、涩萝蔓。

【形态】为桑科植物葎草的全草。我国大部分地区均有分布。一年生或多年生蔓性草本，有倒钩刺。叶对生，边缘有锯齿，上面生刚毛，下面有腺点，脉上有刚毛；7~8月开花，花单性，雌雄异株；花序腋生；雄花成圆锥状花序，黄绿色小花；萼片披针形；雄蕊5个，花药大，花丝甚短；雌花集成短穗，腋生，有白毛刺和黄色腺点的苞片，无花被，花柱2个。果穗呈绿色，鳞状苞花后成卵圆形，先端短尾尖，外侧有暗紫斑及长白毛。

【性味】味甘、苦，无毒，性寒。

【功效】肺结核潮热，胃肠炎，痢疾，感冒发热；小便不利，肾盂肾炎，急性肾炎，膀胱炎，泌尿系结石；外用治痈疖肿毒，湿疹，毒蛇咬伤。

【采制】夏、秋采收，晒干。

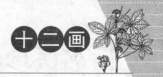

【鉴别】叶皱缩成团。完整叶片展平后为近肾形五角状，掌状深裂，裂片5～7，边缘有粗锯齿，两面均有毛茸，下面有黄色小腺点；叶柄长5～20厘米，有纵沟和倒刺。茎圆形，有倒刺和毛茸。质脆易碎，茎断面中空，不平坦，皮、木部易分离。有的可见花序或果穗。气微，味淡。

附方精选

第一方

〔方剂〕新鲜葎草150克。

〔用法〕加水15000毫升，煎至500～600毫升，分4～6次服完，每日1次。

〔主治〕胆石症，胆囊炎疼痛。

第二方

〔方剂〕鲜葎草茎250克。

〔用法〕捣烂，酌加开水擂汁服。

〔主治〕砂石淋。

第三方

〔方剂〕新鲜葎草500克。

〔用法〕加水煎30分钟，熏脚心，浸泡双足。每日3～4次。

〔主治〕小儿腹泻。

第四方

〔方剂〕鲜葎草60克，鲜满天星50克，车前草30克。

〔用法〕水煎服。每日1次，连服5～7天。

〔主治〕泌尿系结石。

第五方

〔方剂〕新鲜葎草500克。

〔用法〕加水煎，待温洗脚，早晚各洗1次，15天为1个疗程，间隔5天后再进行第2个疗程。

〔主治〕慢性结肠炎，清热解毒，利湿止泻。

第六方

〔方剂〕葎草100克，千里光50克。

〔用法〕煎水外洗患处。

〔主治〕湿疹，皮肤瘙痒。

第七方

〔方剂〕新鲜或干葎草500克。

〔用法〕加水煮。分4～6次服。

〔主治〕肺脓疡、大叶性肺炎、上呼吸道感染与扁桃体炎等呼吸道炎症。

葱 白

【别名】 葱茎白、葱白头。

【形态】 为百合科植物葱的鳞茎。全国各地均有栽植。多年生草本。全体具辛臭，折断后有辛味之黏液。须根丛生，白色。鳞茎圆柱形，鳞叶成层，白色，上具白色纵纹。叶基生，圆柱形，中空，先端尖，绿色，具纵纹；叶鞘绿色。7~9月开花，花茎自叶丛抽出，通常单一，中央部膨大，中空，绿色，亦有纵纹；伞形花序圆球状；总苞膜质，卵形或卵状披针形；花被6个，披针形，白色，花被片中央有一条纵脉；雄蕊6个，花丝伸出，花药黄色，丁字着生；子房3室。果期8~10月。蒴果三棱形。种子黑色，三角状半圆形。采挖后切去须根及叶，剥除外膜。

【性味】 味辛，性温。

【功效】 发表、通阳、解毒、杀虫。主感冒风寒、阴寒腹痛、二便不通、痢疾、疮痈肿痛、虫积腹痛。

【采制】 夏、秋季采挖，除去须根、叶及外膜，鲜用。

【鉴别】 鳞茎长圆柱形，基部稍膨大。直径约0.5~3.0厘米，由肉质鳞叶组成。折断具辛辣黏液。气特殊，具刺激性，味辛辣。

附方精选

第一方

〔方剂〕连须葱白20根。

〔用法〕水煎，置盆中待温坐泡之。

〔主治〕痔疮疼痛。

第二方

〔方剂〕葱白450克。

〔用法〕先取上药200克，煎汤熏洗乳房20分钟，再用上药250克，捣烂如泥敷患处，每日2次。

〔主治〕急性乳腺炎（淤乳期）。

第三方

〔方剂〕鲜葱白30克，香油30毫升。

〔用法〕洗净捣烂取汁，用香油

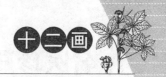

调和。空腹1次服完（小儿酌减），每日2次。

〔主治〕蛔虫性肠梗阻。

第四方

〔方剂〕葱白20根，大米、醋适量。

〔用法〕葱白和米共煮粥，加入醋少许。热时服用，出汗即可。

〔主治〕发热头痛者。

第五方

〔方剂〕鲜葱白20根，鸡蛋2个。

〔用法〕上2味共煎鸡蛋饼1块，用纱布包裹，乘热外敷神阙穴。

〔主治〕寒性呕吐，温胃止吐。

第六方

〔方剂〕葱白30克，食盐10克。

〔用法〕将葱白切碎，加食盐炒热，趁热熨敷脐上。

〔主治〕缩阳症（阴茎突然向腹内抽缩）。

第七方

〔方剂〕连须葱白1根，蜂蜜适量。

〔用法〕捣烂如泥，加入蜂蜜调匀，敷患处，先把患处温洗削去外老皮，外用纱布包扎固定，3天换药1次。

〔主治〕鸡眼。

第八方

〔方剂〕葱白3根，生姜15克，茴香粉9克。

〔用法〕将葱白、生姜同捣烂，加入茴香粉拌匀，炒热，纱布包敷于脐部，每日1~2次。

〔主治〕小儿消化不良。

黑芝麻

【别名】黑脂麻、脂麻、乌麻子、巨胜子。

【形态】为脂麻科（胡麻科）脂麻属植物脂麻的干燥成熟种子。全国各省均有栽培。一年生草本，高约1米，全株有短柔毛。茎直立，四棱形。叶对生或上部互生，单叶；叶片卵形，长圆形或披针形，长5~14厘米，先端尖，基部楔形，边缘近全缘或疏生锯齿，接近茎基的叶常掌状3裂，两面有柔毛，叶脉上的毛较密。6~8月开花，花白色，常杂有淡紫以或黄色，单朵或数朵生于叶腋；花萼5裂；花冠唇形。8～9月结果，呈四棱、六棱或八棱，长筒状。种子扁卵圆形，表面黑色，平滑或有网状皱纹，一端尖，另一端圆，富含油性。

【性味】味甘，性平。

【功效】具有滋补肝肾、养血益精、润肠通便的功效。用治肝肾虚弱、精血不足所致腰膝酸软、耳鸣耳聋、视物昏花、须发早白、肠燥便秘等。

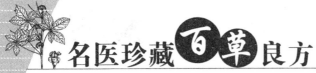

现代常用于更年期综合征、高血压病、高脂血症、动脉粥样硬化、老年性白内障、青少年白发、脱发、习惯性便秘等。

【采制】秋季果实成熟时，采割地上部分，晒干，打下种子，除去杂质，再晒干备用。

【鉴别】黑芝麻呈扁卵圆形，长约3毫米，宽约2毫米。表面黑色，平滑或有网状皱纹。一端尖，有棕色点状种脐，另端圆。种皮薄，种仁（子叶）白色，富油性。气微，味甘，有油香气。

第一方

〔方剂〕黑芝麻10克，冰糖适量。

〔用法〕微炒，研细粉，加入冰糖用开水冲服。

〔主治〕肺燥咳嗽。

第二方

〔方剂〕黑芝麻微炒，食盐少许。

〔用法〕研细粉，加入食盐拌匀，每日服1～2匙，开水冲服。

〔主治〕产妇乳汁不足，乳汁稀少。

第三方

〔方剂〕黑芝麻30克，白糖适量。

〔用法〕炒香，研烂，加白糖，热米汤冲服，每日1次，连服5～7天。

〔主治〕乳汁分泌不足。

第四方

〔方剂〕黑芝麻油适量。

〔用法〕每日50毫升，冲入菜汤或面条中服，连续服用。

〔主治〕白癜风。

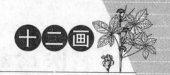

第五方

〔方剂〕黑芝麻、桑叶各10克,蜜糖适量。

〔用法〕研细粉,蜜糖调服。

〔主治〕肝肾亏虚,头昏,眼花,耳鸣。

第六方

〔方剂〕黑芝麻适量。

〔用法〕捣蓉涂患处。

〔主治〕诸虫叮咬,阴痒生疮。

落花生

【别名】花生、落花参、南京豆、长生果。

【形态】为豆科植物落花生的种子。全国各地均有栽培。一年生草本。根部有很多根瘤。茎匍匐或直立;茎、枝有棱被棕黄色长毛。双数羽状复叶互生,长圆形至倒卵圆形,先端钝或有突细尖,基部渐狭,全缘;叶柄,被棕色长毛;托叶大,

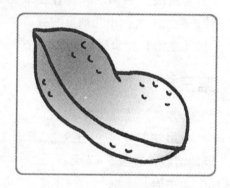

基部与叶柄基部连生,成披针形,脉纹明显。6~7月开花,花黄色,单生或簇生于叶腋,开花期几无花梗;萼管细长,花冠蝶形,花瓣近圆形,花柱细长,子房内胚珠受精后,子房柄伸长至地下,发育为荚果。荚果长椭圆形,种子间常隘缩,果皮厚,革质,具突起网脉,内含种子1~4颗。果期9~10月。

【性味】性平,味甘。

【功效】健脾养胃,润肺化痰。主脾虚不运,反胃不舒,乳妇奶少,脚气,肺燥咳嗽,大便燥结。

【采制】秋末挖取果实,剥去果壳,取种子晒干,俗称"花生米"。

【鉴别】果荚呈土黄色或白色,果仁呈各不同品种所特有的颜色。色泽分布均匀一致的,为良质花生。

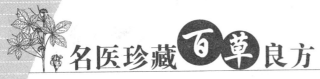

附方精选

第一方

〔方剂〕花生米、醋各适量。

〔用法〕加醋泡7天,每晚睡前嚼服7粒。

〔主治〕高血压病。

第二方

〔方剂〕熟花生油80毫升。

〔用法〕顿服。6小时后未见好转,再服1次。小儿剂量酌减。

〔主治〕蛔虫性肠梗阻。

第三方

〔方剂〕落花生叶30克。

〔用法〕水煎,分2次于下午、晚睡前服,连服5~7天。

〔主治〕失眠。

第四方

〔方剂〕花生米90克,猪前脚1只。

〔用法〕加水炖烂,分2次服。隔日1次,连服3~5次。

〔主治〕乳汁不足。

第五方

〔方剂〕花生米、大枣各30克,芝麻15克,蜂蜜适量。

〔用法〕加水共炖烂,加蜂蜜调服,每日1次,连服3~5天。

〔主治〕燥咳。

第六方

〔方剂〕花生米50克,大枣30克,白糖10克。

〔用法〕先将花生米、大枣炖烂,加白糖调服。

〔主治〕血小板减少性紫癜,血友病。

第七方

〔方剂〕生花生米50克,鲜牛奶250毫升,炼蜂蜜30毫升。

〔用法〕先将花生米加水泡30分钟,捣烂,加牛奶煮几分钟,加入蜂蜜,调匀,晚上临睡时服之,每日1次,可长期服用。

〔主治〕胃、十二指肠溃疡,胃纳不佳,大便秘结者。

第八方

〔方剂〕花生米60克,鲫鱼1条,酒、水适量。

〔用法〕同炖烂,吃花生米、鲫鱼,喝汤。

〔主治〕营养性浮肿。

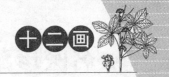

鹅不食草

【别名】 球子草、地胡椒、食胡荽、猪屎草。

【形态】 为菊科植物石胡荽的干燥全草。东北、华北、华中、华东、华南、西南各省区有出产。一年生草本。茎基部多分枝,铺地生长,有蛛丝状微毛或无毛。叶互生,单叶;叶片小,楔状倒披针形或匙形,长7～18毫米,先端钝,基部楔形,边缘有3～5个锯齿,无毛或叶背有蛛丝状微毛,无叶柄,新鲜时揉之有辛辣味。6～10月开花,花小,淡黄绿色或淡紫红色,组成头状花序扁球形,单个花序生于叶腋;花序梗极短或无;全部为管状花。6～10月结果,果实小,四棱形,长约1毫米,棱上有长毛。

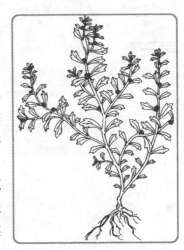

【性味】 味辛,性温。

【功效】 具有祛风除湿、行气活血、豁痰开窍、消肿解毒的功效。主治百日咳、感冒、跌打损伤、鼻炎、疟疾、头痛、小便不通、耳鸣、风湿痹痛、白癣、疔疮、蛇伤、食道肿瘤等。

【采制】 夏季采全草,洗净,鲜用或晒干备用。

【鉴别】 茎叶相互交错成团,灰绿色或棕褐色。茎细而盘曲,颜色较深,上有纵纹。质脆易折断,断面黄白色。叶多皱褶破碎不全,以水润湿展开,形似匙状,上宽下狭,近上端有3～5个锯齿。质脆易碎。花为小球形,黄色或黄褐色。久闻则刺激鼻黏膜,使人打喷嚏。嚼之味苦、微辛。

附方精选

第一方

〔方剂〕鹅不食草15克。

〔用法〕水煎,加冰糖或蜜糖适量调服。

〔主治〕百日咳。

第二方

〔方剂〕鹅不食草 50 克。

〔用法〕研末,每次 2 克,温酒冲服,每日 3 次(不喝酒者,用开水加酒少许冲服)。

〔主治〕软组织损伤。

第三方

〔方剂〕鹅不食草 10 克,野菊花 15 克。

〔用法〕水煎服,白糖为引。

〔主治〕目赤肿痛。

第四方

〔方剂〕鲜鹅不食草、鲜石韦各 60 克,枇杷叶 30 克。

〔用法〕水煎,冲糖服,每日 1 次,10 日为 1 个疗程。

〔主治〕慢性气管炎。

第五方

〔方剂〕鹅不食草 10 克(研细粉),猪肝 60 克(切碎)。

〔用法〕共拌匀蒸服。

〔主治〕小儿疳积。

第六方

〔方剂〕鹅不食草 30 克。

〔用法〕烘干,研细末,每用少许,用吹管吹入鼻腔,每日 2～3 次,连续使用。

〔主治〕萎缩性鼻炎。

第七方

〔方剂〕鲜鹅不食草 30 克,猪瘦肉 120 克,米酒适量。

〔用法〕水炖,服汤食肉。

〔主治〕关节炎,跌打损伤。

第八方

〔方剂〕鹅不食草、甘草各 6 克,两面针 9 克。

〔用法〕水煎服。

〔主治〕慢性胃炎。

蜂 蜜

【别名】白蜜、蜜糖、蜂糖。

【形态】为昆虫蜜蜂从开花植物的花中采得的花蜜在蜂巢中酿制而成。全国大部分地区都有以水分少、有油性、稠如凝脂、用木棍挑起时蜜汁下流如丝状不断，并且盘曲如折叠状、味甜不酸、气芳香、洁净无杂质为佳品。蜜于春至秋季采收，滤过备用。蜂蜡于采蜜后将蜂巢置水中加热，滤过，冷凝取蜡或再精制后备用。

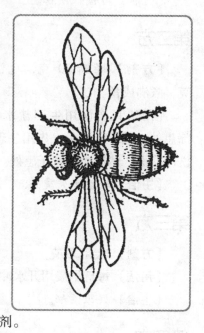

【性味】味甘，性平。

【功效】具有补中、润燥、止痛、解毒的功效。主要用于脘腹虚痛、肺燥干咳、肠燥便秘、外治疮疡不敛、水火烫伤等。另本品又有矫味和调和药性作用，可作膏丸赋型黏合剂。

现代临床上还用于解乌头类药物之毒，治烧伤。

【采制】通常春至秋季采收。将蜂巢割下置于布袋中，将蜜挤出或置离心机内将蜜摇出，过滤，除去杂质。

【鉴别】蜂蜜为稠厚液体，白色至淡黄色（白蜜），或橘黄色至琥珀色（黄蜜）。新鲜时半透明，贮放稍久即变成不透明，并有白色颗粒状结晶（葡萄糖）析出。气香，味极甜。

因产地、气候、潮湿度及蜜源植物的不同，蜂蜜的黏稠度（油性）、色泽和气味也随之而有差异。一般以春蜜中的洋槐花蜜、紫云英蜜、枣花蜜、油菜花蜜等蜜色浅、黏度大、气香、味甜、质量较佳。秋蜜如荞麦花蜜、棉花蜜等色深、气微臭、味稍酸，质量较次。

【贮藏】宜放罐内盖紧，置阴凉干燥处，防灰尘，防高热。

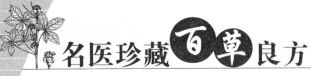

附方精选

第一方

〔方剂〕蜂蜜30克，食盐6克。
〔用法〕开水冲服。
〔主治〕习惯性便秘。

第二方

〔方剂〕蜂蜡30克，豆油290克，煮沸成膏。
〔用法〕伤面用生理盐水洗净，涂患处。或蜂蜜适量，先用生理盐水洗净伤面，然后涂蜂蜜于患处。
〔主治〕轻度水火烫伤。

第三方

〔方剂〕蜂蜜30克。
〔用法〕每日早晨用开水冲服。
〔主治〕妊娠便秘。

第四方

〔方剂〕蜂蜜30克，甘草15克。
〔用法〕水煎甘草，取汁冲蜂蜜服。
〔主治〕十二指肠溃疡。

第五方

〔方剂〕蜂蜜30克，沙参、茯苓各10克，生地黄15克。
〔用法〕后3味水煎冲蜂蜜服。
〔主治〕虚劳干咳。

第六方

〔方剂〕蜂蜜适量。
〔用法〕开水冲服，每日早、晚各1次。
〔主治〕肠燥便秘，干咳无痰。

第七方

〔方剂〕蜂蜜、葱白各适量。
〔用法〕捣烂敷患处。
〔主治〕疮痈肿毒。

蝉 蜕

【别名】蝉衣、蝉壳、蝉退壳。
【形态】为蝉科昆虫黑炸羽化后脱落的皮壳。全国各地均产，以河南一带较多。雌雄虫同形，体黑色，有光泽；雄虫体较长，长4.4～4.8厘米，雌虫

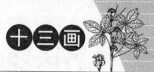

体稍短；头部宽；复眼2个，淡黄褐色，单眼3个，位于复眼中央，排列呈三角形；触角1对，短小；翅2对，膜质透明，翅脉明显，前翅大，后翅小，翅基部黑褐色；雄虫有鸣器，雌虫则无；足3对，腿节上的条纹、胫节基部及端部均黑色；腹部各节黑色。羽化时脱落的皮壳（蝉蜕）外形似蝉而中空，椭圆形而弯曲，长约3厘米，宽约2厘米，表面棕黄色，半透明；腹部有足3对，有黄棕色细毛。此物的成虫多栖息在平原或山区的阔叶树上，盛夏时雄蝉长鸣不休，交尾后即死去，雌蝉在树皮下产卵。蝉羽化时爬至树干上，蜕壳留在树枝上。

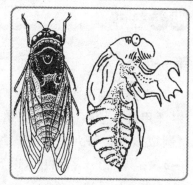

【性味】味甘，性寒。

【功效】具有疏散风热、利咽开音、透疹、明目退翳、熄风止痉的功效。用治风热外感、咽痛音哑、风疹瘙痒、麻疹不透、目赤翳障、小儿惊风抽搐、破伤风、小儿夜啼等。

现代常用于感冒、咽喉炎、小儿麻疹、荨麻疹、角膜混浊、破伤风、面神经麻痹等。

【采制】夏、秋季在树上、地面拾取，去净泥土，晒干。

【鉴别】蝉蜕按性状有土蝉蜕、金蝉蜕之分：

土蝉蜕：全形似蝉，中空，稍弯曲，长约3.5厘米，宽约2厘米，黄棕色，半透明，有光泽。头部触角多已脱落，复眼1对横生，略突出，透明。额部突出，上唇宽短，下唇延长呈管状。胸部背面呈十字形裂开，裂口向内卷曲，左右具小翅2对；腹面有足3对，前1对足粗壮具齿，后2对足稍细长，均被黄棕色细毛。腹部圆而丰满有曲纹，尾部钝尖，由腹部至尾端共9节。体轻，中空，易碎。无臭，味淡。

金蝉蜕：外形如蝉蜕，唯躯体比蝉蜕瘦长，棕红色至黄棕色，明净，背部纵向开裂，呈"一"字形，躯体狭长，有7个环节纹，尾端有分叉的尖刺。气无，味淡。

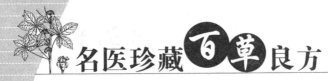

附方精选

第一方

〔方剂〕蝉蜕适量。

〔用法〕炒焦研末，过筛，加炼蜜制成蜜丸，每丸重9克。每天服2～3次，每次1丸，温开水送下。

〔主治〕慢性荨麻疹。

第二方

〔方剂〕蝉蜕50～100克，1%的白矾水，香油适量。

〔用法〕烘干，研成极细粉。先用白矾水将脱肛部分洗净，涂以香油，再涂蝉蜕粉，然后缓缓地将脱肛还纳。每日1次，直至痊愈。

〔主治〕小儿脱肛。

第三方

〔方剂〕蝉蜕25克，浮萍15克，白花蛇舌草20克，益母草30克。

〔用法〕水煎服，每日1次。

〔主治〕急性肾炎。

第四方

〔方剂〕蝉蜕适量。

〔用法〕去头足，每次用9克加水500～600毫升，煎至400毫升，去渣加适量红糖。1次服完，若5～6小时不能解小便，可重复再服1次。

〔主治〕产后尿潴留。

第五方

〔方剂〕蝉蜕15克。

〔用法〕煎水洗。

〔主治〕小儿阴部肿痛或阴茎肿大。

第六方

〔方剂〕蝉蜕300克，蜂蜜350克。

〔用法〕将蝉蜕洗净，晒干，炒焦，研细末，炼蜜为丸，每丸9克，每日早晚各服1丸，温开水送服。

〔主治〕慢性荨麻疹。

蜈 蚣

【别名】天龙、百脚。

【形态】为蜈蚣科动物少棘巨蜈蚣的干燥体。全国各地均有分布。体形扁平而长，全体由22个同型环节组成，最后1节略细小。长6～16厘米，宽

0.5~1.1厘米。栖居于潮湿阴暗处。头部红褐色，头板近圆形，有1对多节的长触角。步肢21对。

【性味】味辛、咸，性温；有毒。

【功效】具有息风镇痉、攻毒散结、通络止痛的功效。主要用于小儿惊风、抽搐痉挛、中风口㖞、半身不遂、破伤风、风湿顽痹、疮疡、瘰疬、毒蛇咬伤等症。

现代临床上还用于治疗结核病（结核性胸膜炎、结核性肋膜炎、肺结核、散发性结核、骨结核、乳腺结核及颈淋巴结核等）、癌症（食道癌、乳腺癌、皮肤癌、肺癌、子宫癌、唇腺癌等）。

【采制】通常于4~6月份，上山翻动石块较易捕捉。先用沸水烫死，将两头削尖的长竹片插入头尾两端，绷直后晒干或烘干。有些地区在冬季将鸡毛、鸡骨等物埋于土中，诱使蜈蚣繁殖，翌春捕捉。

【鉴别】背部棕绿色或墨绿色，有光泽，并有纵棱2条；腹部淡黄色或棕黄色，皱缩；自第2节起每体节有足1对，生于两侧，黄色或红褐色，变作钩形。质脆，断面有裂隙。气微腥，并有特异的刺鼻臭气，味辛而微咸。

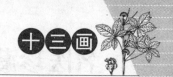

附方精选

第一方

〔方剂〕蜈蚣1条。

〔用法〕研末。冲服，每天3次。

〔主治〕偏头痛。

第二方

〔方剂〕蜈蚣270条。

〔用法〕去头足，烘干，研细末，每次3克，每日3次，开水送服，连服30天。如进行第2疗程，中间停药休息1周。

〔主治〕空洞型肺结核。

第三方

〔方剂〕蜈蚣1条，鸡蛋1个。

〔用法〕将蜈蚣放入鸡蛋中蒸熟。服食，每天2~3次。

〔主治〕坐骨神经痛。

第四方

〔方剂〕蜈蚣6条，白酒300毫升。

〔用法〕蜈蚣浸入白酒。每天喝药酒2~3次，每次10~20毫升。

〔主治〕雷诺氏病。

第五方

〔方剂〕蜈蚣适量。

〔用法〕研粉，每日服3次，每次1克。另取蜈蚣粉20克放入250克生桐油内浸泡10天后，外搽患处。

〔主治〕骨髓炎。

第六方

〔方剂〕蜈蚣3条，鸡蛋清适量。

〔用法〕置瓦片上焙干，研末，加鸡蛋清调匀。涂在皮损处，每天5~6次。

〔主治〕带状疱疹。

第七方

〔方剂〕蜈蚣15条。

〔用法〕焙干，研末，每次1条，每日3次，连服3~5天。如无副作用，可继续再服。

〔主治〕食管癌，乳腺癌，皮肤癌，子宫颈癌。

第八方

〔方剂〕蜈蚣，香油各适量。

〔用法〕置于瓦片上，用文火焙干，研为细末，加香油调成糊状。外搽患处，每天3~5次。

〔主治〕带状疱疹。

槐 花

【别名】槐米、豆槐、白槐、细叶槐、金药树。

【形态】为豆科植物落叶乔木槐树的花朵或花蕾。我国大部分地区有分布。落叶乔木。树皮粗糙纵裂，内皮鲜黄色，有臭气；幼枝绿色，皮孔明显。羽状复叶互生，长达25厘米，叶柄基部膨大；小叶7~17片，卵状长圆形或卵状披针形，表面深绿色，无毛，背面苍白色，贴生短细毛，主脉于下面显著隆起。花蝶形，黄白色。荚果（槐角）长而有节，呈连珠状，绿色，无毛，肉质，不开裂。种子肾形。

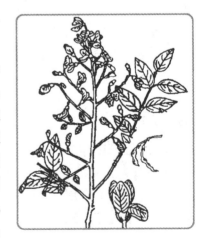

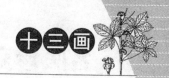

【性味】味苦，性微寒。

【功效】具有凉血止血、清肝泻火的功效。用治各种血热出血证、肝热目赤、眩晕头痛等。

现代常用于痔血、便血、功能性子宫出血、急性结膜炎、高血压、冠状动脉粥样硬化性心脏病等。

【采制】多于夏季花蕾临开放时采收，摘取花枝，打下花蕾，晒干，除去枝梗，杂质，即得"槐米"。如花已开放者，称为"槐花"。

本品的炮制分生用、炒用、炒炭3种方法：

生用：拣去本品梗屑，晒干或用文火烘干，筛尽灰屑。

炒用：取槐花入锅置文火上净炒，至老黄色取出。

炒炭：取槐花入锅置文火上净炒，至表面焦黑取出。

【鉴别】槐花又分为槐花、槐米、槐角3种：

槐花：多皱缩而卷曲，花瓣多散落。完整花萼钟状，黄绿色，先端5浅裂；花瓣5片，黄色或黄白色，1片较大，近圆形，先端微凹，其余4片长圆形。雄蕊10个，其中9个基部连合，花丝细长，雌蕊圆柱形，弯曲，体轻，无臭，味微苦。

槐米：呈卵形或椭圆形，长2~6毫米，直径约2毫米。花萼下部有数条纵纹。萼的上方为黄白色未开放的花瓣，花梗细小。体轻，手捻即碎。气香，味苦，浸水中，水被染成鲜黄色（北方所产者色黄带绿，南方所产色较黄且个略大）。

槐角：槐角为槐的成熟果实。多于9~11月间果实成熟时采收，晒干即可。呈连珠状，长1~6厘米，直径0.6~1厘米。表面黄绿色或黄棕色，皱缩而粗糙，背缝线一侧呈黄色。质柔润、干燥，易在收缩处折断，断面黄绿色，有黏性。种子1~6粒，肾形，长约8毫米，表面光滑，棕黑色，一侧有灰白色圆形种脐；质坚硬，子叶2片，黄绿色。果肉气微，味苦，种子嚼之有豆腥气。以身干肥大、角长、饱满、黄绿色、无杂质、有清香之气者为佳。

附方精选

第一方

〔方剂〕槐花适量。

〔用法〕炒黄，研为细末。每次3克，每日2次，饭后用温开水服用。

〔主治〕银屑病。

第二方

〔方剂〕鲜槐花、鲜白茅根、鲜小蓟根、鲜生地各 30 克，侧柏叶 15 克，牡丹皮 10 克，红枣 10 枚。

〔用法〕水煎服。

〔主治〕出血性紫癜。

第三方

〔方剂〕槐花、草决明各 12 克，菊花 15 克。

〔用法〕水煎服。

〔主治〕高血压，头晕目赤。

第四方

〔方剂〕槐花 12 克，白茅根 30 克，仙鹤草 15 克。

〔用法〕水煎服。

〔主治〕吐血，鼻衄，尿血，便血，子宫出血。

第五方

〔方剂〕槐花 15 克。

〔用法〕煎水当茶常饮。

〔主治〕预防和治疗血管硬化。

第六方

〔方剂〕槐角、地榆、黄芩、当归各 10 克，防风 5 克。

〔用法〕共研细粉，吞服。

〔主治〕大便出血，痔疮出血。

蒲公英

【别名】蒲公英、仆公罂、地丁、黄花郎、白鼓、狗乳草、鬼灯笼、茅萝卜。

【形态】为菊科植物蒲公英、碱地蒲公英或同属数种植物的干燥全草。全国大部分地区均有分布。多年生草本，含白色乳汁，根深长，单一或分枝。叶根生，排成莲座状；叶片矩圆状披针形、倒披针形或倒卵形，先端尖或钝，基部狭窄，下延成叶柄状，边缘浅裂或作不规则羽状分裂，裂片齿牙状或三角状，全缘或具疏齿，绿色，或在边缘带淡紫色斑，被白色丝状毛。花茎上

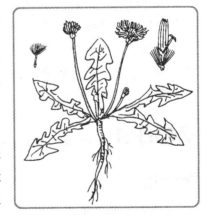

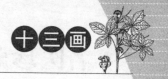

部密被白色丝状毛；4～5月开花，全部为舌状花。

【性味】味苦、甘，性寒。

【功效】具有清热解毒、利尿散结的功效。现代药理研究表明，具有抗菌、利胆利尿、保护心肌细胞、保护肝细胞、抑制骨髓细胞突变、提高免疫力、保护胃黏膜等作用。适用于治疗急性乳腺炎、瘰疬、淋巴结炎、急性结膜炎、肝炎、急性支气管炎、尿路感染、小便不利、大便秘结等。

【采制】春、夏开花前或刚开花时连根挖取，除净泥土，晒干即可。

【鉴别】干燥的根略呈圆锥状，弯曲，长4～10厘米，表面棕褐色、皱缩，根头部有棕色或黄白色的毛茸，或已脱落。叶皱缩成团，或成卷曲的条片。外表面绿褐色或暗灰绿色，叶背主脉明显，有时有不完整的头状花序。气微，味微苦。

以叶多、色灰绿、根粗长者为佳。

附方精选

第一方

〔方剂〕蒲公英、甘油、75%酒精各适量。

〔用法〕研末。用甘油与75%酒精按1:3比例调成糊状敷于患处，每日换药1次。

〔主治〕痈疖疮疡、急性乳腺炎等。

第二方

〔方剂〕蒲公英根（或全草）15克，甜酒10毫升。

〔用法〕水煎2次去渣，混合后分3次饭后半小时服。

〔主治〕慢性胃炎。

第三方

〔方剂〕鲜蒲公英100～200克（干品50～100克）。

〔用法〕水煎服，每日1剂。有便血者，将蒲公英干品炒至微黄用。一般使用2～4剂即可止血消肿止痛。对内痔嵌顿、血栓外痔及炎性外痔，则配合水煎熏洗。

〔主治〕痔疮。

第四方

〔方剂〕蒲公英60克。

〔用法〕加水煎煮取汁2碗。温服1碗，剩下1碗趁热熏洗。

〔主治〕甲亢术后突眼加重症。

第五方

〔方剂〕鲜蒲公英、鲜乌蔹莓根各50克，鸭蛋2个（去壳及蛋黄取蛋清），墨汁50毫升。

〔用法〕将前2味捣烂，加入蛋清、墨汁拌匀，外敷患处。

〔主治〕深部脓肿。

第六方

〔方剂〕新鲜蒲公英适量。

〔用法〕捣烂榨汁，敷于痛处皮肤，外盖2层纱布，中间夹一层凡士林纱布，以减缓药汁蒸发。

〔主治〕肺癌性胸痛。

蓬子菜

【别名】月经草、黄牛尾、鸡肠草、疔毒蒿。

【形态】为茜草科猪殃殃属植物蓬子菜的全草及根。我国长江流域的大部分地区均有分布。多年生草本，高35厘米左右。根茎粗短，根粗长而弯曲，带木质。茎多数，丛生，直立，基部亦带有木质，四棱形，嫩时有柔毛。叶6~10枚轮生，狭线形，上面嫩时有毛疏生，边缘向外反卷，下面有柔毛，中脉隆起。6~7月开花，聚伞花序集成顶生的圆锥花丛，序梗有灰白色细毛。果期9月。双悬果，扁球形，无毛。

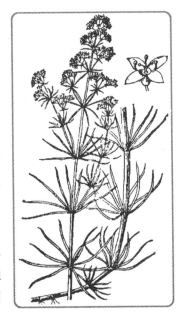

【性味】味微辛、苦，性寒。

【功效】清热解毒、活血通经、祛风止痒。主肝炎、腹水、咽喉肿痛、疮疖肿毒、跌打损伤、妇女经闭、带下、毒蛇咬伤、荨麻疹、稻田皮炎。

【采制】全草夏、秋采收。

【鉴别】主根不明显，支根多条丛生于根茎，长约15厘米，直径0.2~0.5厘米。表面灰褐色或浅棕褐色，有细皱纹，外皮剥落处显出橙黄色木部。质稍

硬。断面类白色或灰黄色,用扩大镜观察可见多数小孔,并有同心排列橙黄色环纹。气微,味淡。

附方精选

第一方

〔方剂〕蓬子菜、白茅根、茵陈各30克,大青叶20克。

〔用法〕水煎服,每日1次,连服5~7天。

〔主治〕湿热黄疸。

第二方

〔方剂〕蓬子菜30克,芦根15克,栀子9克,蒲公英20克。

〔用法〕水煎服,每日1次,连服5~7天。

〔主治〕胆囊炎。

第三方

〔方剂〕鲜蓬子菜1000克,黄柏15克(研末)。

〔用法〕将蓬子菜加水煎,煎成600毫升浓液,过滤,加入黄柏细末再熬成膏,外用适量,涂患处。

〔主治〕稻田皮炎。

第四方

〔方剂〕鲜蓬子菜适量。

〔用法〕洗净,捣烂,绞汁外涂患处,或连渣外敷患处。

〔主治〕疮疖疔毒。

第五方

〔方剂〕鲜蓬子菜100克。

〔用法〕洗净,捣烂,加冷开水适量,绞汁外涂患处。

〔主治〕急性荨麻疹。

蓖麻子

【别名】蓖麻仁、大麻子、金豆、红大麻厂、草麻、千斤吊、红蓖麻。

【形态】蓖麻子为大戟科植物蓖麻的种子。全国大部分地区有栽培。一年生草本(在湖南、广东等地可变为多年生),高2~3米。茎直立,中空,绿色或紫色,表面有白粉。单叶互生,叶片掌状5~11分裂,长可达50厘米,边缘有不规则锯齿。花单性,红色。蒴果球形;有刺,成熟时开裂,种子扁广卵形，平滑，有光泽，有淡红棕色的斑纹。

【性味】味甘、辛，性平，小毒。

【功效】具有消肿拔毒、通经导滞的功效。主治脱肛、风湿关节痛、肌肤麻痹、疥癣瘙痒、鸡眼、面神经麻痹、癫痫等。

【采制】秋季采收种子，晒干备用。

【鉴别】本植物有红、绿2种颜色之分，药用以红色者为佳。根、叶多为鲜用，随用随采。种子于秋季摘取成熟果实，晒干，除去果壳，收集种子备用。油（蓖麻油）是取成熟种子（蓖麻子）经榨取得到的植物油。

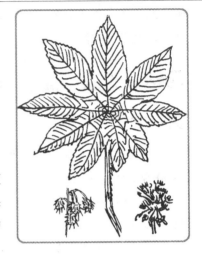

附方精选

第一方

〔方剂〕鲜蓖麻根60克，冰糖30克，豆腐1块。

〔用法〕开水炖服。药渣捣烂敷患处。

〔主治〕颈淋巴结核（瘰疬）。

第二方

〔方剂〕蓖麻子适量。

〔用法〕先用热水将鸡眼周围角质层浸软，用刀刮去。然后取上药，用铁丝将其串起置火上烧去外壳，待出油时趁热按在鸡眼上，包扎固定。

〔主治〕鸡眼。

第三方

〔方剂〕蓖麻子仁20粒，猪大肠250克。

〔用法〕用砂锅装好，加水炖2小时，去渣，分4次2日内服完。隔日再服1～2次。

〔主治〕脱肛。

第四方

〔方剂〕鲜蓖麻茎叶适量。

〔用法〕水煎，乘热熏洗患处。

〔主治〕风湿关节痛，肌肤麻痹，疥癣瘙痒。

第五方

〔方剂〕鲜蓖麻叶、鲜一点红、鲜酢浆草、鲜地胆草各适量，黄糖少许。

〔用法〕捣烂敷患处。

〔主治〕疖肿，无名肿毒。

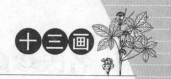

第六方

〔方剂〕蓖麻子适量。

〔用法〕去壳取仁，捣成泥状。敷于患侧下颌关节及口角部（厚约0.3厘米），外加纱布绷带固定，每日换药1次。

〔主治〕面神经麻痹。

第七方

〔方剂〕红蓖麻根（红茎红叶者）60克，鸡蛋1~2个，黑醋适量。

〔用法〕先将鸡蛋破壳煮熟，再放入蓖麻根、黑醋，水煎服。每日1次，连服数日。

〔主治〕癫痫。

路路通

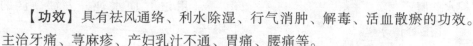

【别名】枫果、枫实、枫香果、枫球子、狼眼。

【形态】为金缕梅科植物枫香树的干燥成熟果实。我国中原地带及西南、华南、东南等地有分布。落叶乔木，高15~35米。树皮幼时灰白，平滑，老时褐色、粗糙。叶互生；托叶线形，叶片心形，3~4月开花，花单性，雌雄同株，无花被；雄花淡黄绿色，成总状花序，有锈色细长毛。9~10月结果，复果圆球形，表面有刺，蒴果多数，密集复果之内，长椭圆形，成熟时顶孔开裂。种子多数，细小，扁平，棱上有时略有翅。

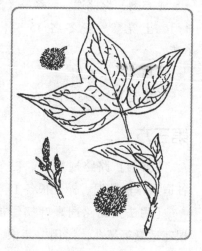

【性味】味苦，性平。

【功效】具有祛风通络、利水除湿、行气消肿、解毒、活血散瘀的功效。主治牙痛、荨麻疹、产妇乳汁不通、胃痛、腰痛等。

【采制】冬季拾取自然脱落的果实或用竹竿打落，收集后，去净泥土、树枝或果枝等杂质，晒干。

【鉴别】路路通果序为多数小蒴果聚合而成的聚花果，呈圆球形，直径2.5~4厘米，表面棕褐色或灰褐色，具多数钝刺状宿存花柱及针刺状萼齿，长0.5~1厘米，除去宿存花柱及萼齿，可见小蒴果，成熟后顶部二瓣，裂开成蜂窝状小孔；基部果柄呈细圆柱形，长3.5~5厘米，常折断或仅具果柄痕。体轻，质硬木质化，不易破开。纵切后，断面不平坦，呈菊花状的隆起及凹陷。无臭，无味。

附方精选

第一方

〔方剂〕路路通7个。

〔用法〕水煎去渣，加鸭蛋3个（去壳）同煮，服汤食蛋。

〔主治〕荨麻疹。

第二方

〔方剂〕路路通、薜荔果（王不留行）、土党参、麦冬各15克，通草6克。

〔用法〕水煎服。

〔主治〕产妇乳汁不通。

第三方

〔方剂〕路路通嫩叶、白茅根花各适量，白茅根、栀子根各15克。

〔用法〕路路通嫩叶捣烂加白茅根花适量塞鼻孔，另用白茅根、栀子根水煎服。

〔主治〕鼻衄。

第四方

〔方剂〕路路通10克。

〔用法〕研细粉，温开水冲服。

〔主治〕胃痛。

第五方

〔方剂〕路路通根30克，鲜桃金娘根100克，百草霜6克。

〔用法〕将上药炒干，水煎冲酒服。

〔主治〕妇女血崩。

第六方

〔方剂〕路路通树二层皮、鲜枫香树节各30克，鸡蛋2个。

〔用法〕共炖服。

〔主治〕腰痛。

第七方

〔方剂〕路路通15克，猪瘦肉80克。

〔用法〕加水炖，去滓，食肉喝汤。

〔主治〕头痛，头晕，耳鸣。

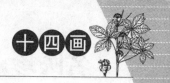

滴水珠

【别名】 石半夏、一滴珠、天灵芋、独龙珠、石里开。

【形态】 为天南星科植物心叶半夏的块茎。长江以南诸省有分布。多年生草本。高15~20厘米。块茎球形。叶片戟形或心形,长6~9厘米,绿色或淡紫色,叶片与叶柄的连接处各生1株芽。自基部生出肉状花序,外有佛焰苞,花序轴附属物外露细长。

【性味】 味辛,性温,有小毒。

【功效】 解毒消肿、散瘀止痛。主毒蛇咬伤、乳痈、肿毒、深部脓肿、瘰疬、头痛、胃痛、腰痛、跌打损伤。

【采制】 春、夏采收。

【鉴别】 块茎扁圆球形,直径0.8~3.5厘米,高约1毫米,四周有时可见疣状突起的小块茎。表面浅黄色或浅棕色,顶端平,中心有凹陷的茎痕,有时可见点状根痕;底部扁圆,有皱纹,表面较粗糙。质坚实,断面白色,富粉性。气微,味辛辣,麻舌而刺喉。

附方精选

第一方

〔方剂〕滴水珠鲜根2个,石胡荽(鲜)适量,甜酒少许。

〔用法〕捣烂外敷。

〔主治〕挫伤。

第二方

〔方剂〕滴水珠根1~2个。

〔用法〕捣烂,温开水送服。

〔主治〕急性胃痛。

第三方

〔方剂〕滴水珠、萆麻子各等分。

〔用法〕捣烂和凡士林或猪油调匀,外敷患处。

〔主治〕乳痈,肿毒。

第四方

〔方剂〕滴水珠适量。

〔用法〕研末装胶囊,每粒含0.5克。每日2粒,每日2~3次。

〔主治〕头痛,神经痛,腹痛,漆疮及其他过敏性皮炎。

第五方

〔方剂〕滴水珠(完整不破损)鲜根3克。

〔用法〕整粒用温水吞服,不可嚼碎。另以滴水珠鲜根加食盐或白糖捣烂,敷患处。

〔主治〕腰痛。

第六方

〔方剂〕滴水珠鲜根适量。

〔用法〕捣烂敷患处。

〔主治〕跌打损伤。

豨莶草

【别名】黏糊菜、黏天扎、绿莶草、猪膏草、肥猪草。

【形态】为菊科植物豨莶、腺梗豨莶或毛梗豨莶的地上部分。长江以南诸省区以及甘肃、陕西二省有分布。一年生草本,高30~100厘米。茎直立,上部分枝常成二歧状,全部分枝有灰白色短柔毛。叶片三角状卵形、阔卵形或卵状披针形,长4~10厘米,宽2~7厘米,顶端尖,基部阔,下延成有翅的柄,叶缘有不整齐的浅裂或粗齿,两面均有毛,叶背有腺点。4~9月开花,花黄色,花梗密生短柔毛;总苞阔钟状;总苞线状匙形或匙形,密生粘手的腺毛,全为管状花。6~11月结果,果实倒卵状四棱形,黑色,顶端无冠毛,有灰褐色环状突起。

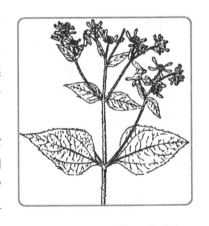

【性味】味辛、苦,性寒,有小毒。

【功效】具有抗炎、降压作用。适用于治疗四肢麻痹、腰膝无力、筋骨疼痛、风湿痹痛、疟疾、肝炎、犬咬伤、毒蛇咬伤、失眠、神经衰弱、高血压病。

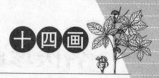

【采制】6~7月份花未开放时割取地上全草,晒干或阴干,扎成小捆。

酒炒:取豨莶草入锅炒热,按每50克豨莶草用白酒或黄酒10克拌炒至干。取出,冷却。

【鉴别】豨莶草为干全草,茎方柱形,略具4棱,侧面下陷成纵沟,灰绿色至深绿色,有时带紫棕色,披有时带紫棕色,分枝对生,上有叶柄的环形残根,形成明显的节。嫩枝有白色柔毛,质轻而脆,易折断;粗茎坚硬,不易折断,断面有白色髓。叶对生,多碎而不完整,灰绿色,边缘有大小不等的锯齿,两面皆有灰白色茸毛,气微,味微苦。

附方精选

第一方

〔方剂〕豨莶草、鸡蛋壳、甘草各适量。

〔用法〕分别研为细末,按1:1:2的比例混匀,加水泛制成水丸,如梧桐子大,每日2次,每次服4.5克。

〔主治〕地方性氟病。

第二方

〔方剂〕豨莶草、大血藤、铺地蜈蚣各15克,桑寄生10克。

〔用法〕水煎服。

〔主治〕风湿性关节炎疼痛。

第三方

〔方剂〕豨莶草适量。

〔用法〕九蒸九晒,研细粉,炼蜜为丸,每丸重6克,每次服2丸,每日服2次,用米酒或开水送服。

〔主治〕半身不遂,产后风痛。

第四方

〔方剂〕豨莶草15克,防风、五加皮各10克,红花3克。

〔用法〕水煎服。

〔主治〕中风后遗症,四肢麻木。

第五方

〔方剂〕鲜豨莶草120克(干品60克)。

〔用法〕水煎去渣,放入鸡蛋2个煮熟,饮汤食蛋。

〔主治〕乳腺炎。

第六方

〔方剂〕鲜豨莶草60克。

〔用法〕捣烂绞汁服;另取鲜半边莲、鲜白花蛇舌草各60克,水煎当茶饮。

〔主治〕食管癌。

第七方

〔方剂〕豨莶草、夏枯草各15克。

〔用法〕水煎服,每日1次。

〔主治〕高血压。

第八方

〔方剂〕豨莶草、钩藤各30克,苍耳子6克。

〔用法〕水煎服。

〔主治〕神经衰弱,失眠。

第九方

〔方剂〕豨莶草500克。

〔用法〕以蜜、米酒或陈醋各30克层层喷洒,蒸透晒干;如法9次,粉碎,研为细末。再用蜜600克,熬至滴水成珠,和入药末,制丸如梧桐子大。每日服20克,分早晚2次,以米汤或稀粥送下。

〔主治〕脑血管意外后遗症。

酸枣仁

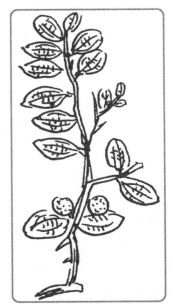

【别名】酸枣核、枣仁、山枣核。

【形态】为鼠李科植物酸枣的种子。分布于辽宁、内蒙、华北、山东、山西、陕西、安徽、江苏等地。落叶灌木或小乔木,高1~3米左右。老枝褐色,幼枝绿色;枝上有两种刺,一为针形刺;一为反曲刺。叶互生;叶柄极短,托叶细长,针状;叶片椭圆形至卵状披针形,先端短尖而钝,基部偏斜,边缘有细锯齿,主脉3条。4~5月开花,花2~3朵簇生叶腋,小形,黄绿色。9~10月结果,核果近球形,先端钝,熟时暗红色,有酸味。

【性味】味甘,性平。

【功效】具有养心益肝、宁心安神、收敛止汗的功效。用治心肝血虚所致虚烦不眠、惊悸怔忡、健忘多梦、体虚自汗、盗汗。

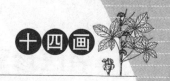

现代常用于神经衰弱、体虚多汗症等。

【采制】种子于秋末冬初采收成熟果实,除去果肉及核壳,收集种子,晒干备用。根于秋季采挖为佳,洗净,晒干备用。树皮于夏季采剥,除去杂质,晒干备用。

【鉴别】呈扁圆形或扁椭圆形,长5~9毫米,宽5~7毫米,厚约3毫米,表面紫红色或紫褐色,平滑有光泽,有时显裂纹。一面较平坦,中央有1条隆起的线纹;另一面微隆起,边缘略薄。质坚硬,破开后内有种仁,色淡,带油腻性。气微,味微苦。

附方精选

第一方

〔方剂〕酸枣仁10~20克。

〔用法〕加糖适量,水煎服;或研末,每次1.5~3克,睡前服。

〔主治〕小儿夜啼,虚烦不眠。

第二方

〔方剂〕酸枣根30克(用二层皮),毛冬青10克。

〔用法〕水煎服。

〔主治〕高血压头晕头痛。

第三方

〔方剂〕酸枣仁、人参、茯苓各等分。

〔用法〕研细粉,每次服6克,每日服2次,用米汤水送服。

〔主治〕睡中盗汗。

第四方

〔方剂〕酸枣仁15克,南沙参6克,五味子3克。

〔用法〕水煎,睡前服。

〔主治〕肺结核失眠。

第五方

〔方剂〕酸枣仁粉10克。

〔用法〕清晨8时前冲泡绿茶15克饮服,8时后忌饮茶水,晚上就寝前冲服。

〔主治〕不寐症。

第六方

〔方剂〕酸枣仁、夜交藤各15克,柏子仁、茯神各12克。

〔用法〕水煎服。

〔主治〕神经衰弱,心烦,心悸,失眠。

第七方

〔方剂〕酸枣仁、生白芍各10克,五味子6克,牡蛎30克。

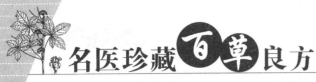

〔用法〕水煎服。

〔主治〕手足心发热，盗汗，头晕。

第八方

〔方剂〕酸枣根二层皮30克。

〔用法〕水煎服。

〔主治〕便血。

第九方

〔方剂〕酸枣仁、生地黄各15克，生白芍12克，牡蛎30克。

〔用法〕水煎服。

〔主治〕阴虚潮热，盗汗。

薄 荷

【别名】苏薄荷、南薄荷、升阳菜、夜息花。

【形态】为唇形科薄荷属植物薄荷的干燥地上部分。全国各地均产。多年生草本，高20～80厘米。生于低山阴湿处，各地广为栽培。茎方形，被逆生的长柔毛及腺点。单叶对生，长圆形或长圆状披针形，边缘具尖锯齿，两面有疏短毛，下面并有腺鳞。花小，淡红紫色。小坚果长圆形，褐色。全体有清凉浓香气。夏、秋割取地上部分（一年可取2、3次），阴干。

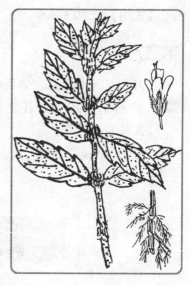

【性味】辛，凉。

【功效】具有疏散风热、清利头目、利咽透疹、疏肝解郁的功效。用治风热感冒、温病初起、风热头痛、目赤喉痛、麻疹不透、肝郁胁痛等。

现代常用于感冒、流行性感冒、流行性脑脊髓膜炎、流行性乙型脑炎、咽喉炎、急性结膜炎、鼻炎、肝炎等。

【采制】全国各地采收期及采收次数不一样，华南地区可采3次，主产区华东地区及西南、中南地区可采2次，东北地区可采1次，通常待夏、秋季茎叶茂盛或花开至3轮时，选晴天分次收割，晒干或晾干。

【鉴别】茎方形，表面黄棕色或紫色，有节和棱。质脆，易折断，断面白色，中空。叶对生，多卷缩或破碎；表面深绿色，下面灰绿色，有时可见腋生的花序上残留花萼。气特殊芳香，味辛，凉。

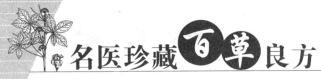

附方精选

第一方

〔方剂〕薄荷15克，桂圆6粒。

〔用法〕与桂圆，一起煎服，每日2次，依出疹轻重情况，连服2~4周。

〔主治〕慢性荨麻疹。

第二方

〔方剂〕薄荷6克，菊花、桑叶、僵蚕、牛蒡子各10克，甘草3克。

〔用法〕水煎服。

〔主治〕火眼，咽痛。

第三方

〔方剂〕薄荷5克，黄芩10克，金银花15克。

〔用法〕水煎服。

〔主治〕急性结膜炎。

第四方

〔方剂〕薄荷、淡竹叶各6克，紫苏、桑叶各10克，金银花15克。

〔用法〕水煎服。

〔主治〕感冒，咳嗽，发热。

翻白草

【别名】鸡爪参、翻白萎陵菜、鸡腿根、箆子草、天藕。

【形态】为蔷薇科植物的干燥全草。我国大部分省区有分布。多年生草本，高10~40厘米。根多分枝，有数个肥厚呈纺锤形的块根，外皮棕褐色，断面白色。茎直立或平铺地面，密生有白色绵毛。叶为单数羽状复叶，由基部丛生，有小叶2~4对，叶柄密生白色绵毛，有时并有长柔毛；小叶片长圆形或长圆状披针形，边缘有缺刻状锯齿，叶面有稀疏绵毛或近无毛，叶背密生灰白色或白色绵毛；托叶和叶柄不同程度合生，有

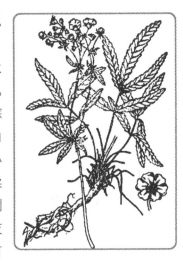

白色长绵毛。4~5月开花,花黄色,组成聚伞花序,花直径1~2厘米;萼片5片。外面密生白色绵毛;花瓣5片,倒卵形;雄蕊和雌蕊均多数。5~9月结果,果实为球形聚合果。

【性味】味甘,微苦,性平。

【功效】具有清热,解毒,止痢止血。可治妇女赤白带和月经过多症。

【采制】夏秋二季花开前采挖全草,洗净,晒干备用。

【鉴别】本品粉末灰褐色。非腺毛极多,单细胞,平直或弯曲,有的缠结成团,细长,直径7~37微米,长约至4000微米,壁厚。草酸钙簇晶存在于叶肉组织中,直径6~65微米,偶有小方晶。木纤维长梭形,直径7~14微米,壁稍厚,孔沟明显。木栓细胞类多角形或扁长方形,内含黄棕色物。

附方精选

第一方

〔方剂〕翻白草根适量。

〔用法〕用烧酒磨浓汁涂患处。

〔主治〕腮腺炎,乳腺炎。

第二方

〔方剂〕翻白草根15克。

〔用法〕水煎服或冲黄酒服,另取鲜翻白草全草适量捣烂敷患处。

〔主治〕痈肿疮疖。

第三方

〔方剂〕鲜翻白草全草30克。

〔用法〕与鸡蛋1~2个或猪瘦肉60克煎服。

〔主治〕牙痛,白浊,妇女子宫脱垂,白带。

第四方

〔方剂〕翻白草根、十大功劳根各15克,或翻白草全草、墨旱莲各30克。

〔用法〕水煎服。

〔主治〕阿米巴痢疾。

第五方

〔方剂〕翻白草全草30克,或翻白草全草15克,艾叶炭、阿胶各10克。

〔用法〕水煎服。

〔主治〕吐血,衄血,痔出血,妇女子宫出血。

第六方

〔方剂〕翻白草全草15克。

〔用法〕水煎服。

〔主治〕口腔炎，慢性咽炎。

第七方

〔方剂〕翻白草根30克。

〔用法〕水煎服或同鸡肉适量煲服。

〔主治〕妇女产后贫血。

薏苡仁

【别名】苡米、薏苡仁、六谷子、药玉米、珠珠米、苡仁。

【形态】为禾本科一年生草本植物薏苡的成熟干燥种仁。全国各地栽培。一年或多年生草本，高1~1.5米。秆直立，丛生，基部节上生根。叶互生，长披针形，长10~40厘米，宽2~3厘米，鞘状抱茎，中脉明显，无毛。花单性同株。颖果包藏于球形中空骨质总苞内。

【性味】味甘、淡，性凉。

【功效】具有健脾渗湿、除痹止泻、清热排脓的功效。主要用于水肿脚气、小便不利、湿痹拘挛、脾虚泄泻、肺痈、肠痈等。本品药力和缓，为药食兼用之佳品。健脾止泻宜炒用，清热利湿宜生用。

现代临床上还用于治疗扁平疣、鞘膜积液。

【采制】种仁于秋季果实成熟时采割植株，晒干，打下果实，再晒干，除去外壳、黄褐色种皮及杂质，收集种仁备用。根于秋季采挖为佳，洗净，晒干备用。

【鉴别】呈长卵形或椭圆形，长4~8毫米，宽3~6毫米。表面乳白色，光滑，偶有残存的黄褐色种皮。一端钝圆，另一端较宽而微凹，有1个淡棕色点状种脐。背面圆凸，腹面有1条较宽而深的纵沟。质坚实，断面白色，粉性。气微，味微甜。以粒大、饱满、色白、完整者为佳。

附方精选

第一方

〔方剂〕生薏苡仁500克。

〔用法〕研为细粉，备用。每次取10克，加适量白糖，开水冲服，每天3次，20天为1个疗程。

〔主治〕传染性软疣。

第二方

〔方剂〕薏苡根 30 克，鸡肝 1 具（或猪肝 50 克）。

〔用法〕加米泔水煮，吃肝喝汤。

〔主治〕夜盲。

第三方

〔方剂〕薏苡仁 30~45 克。

〔用法〕加水浓煎，滤取药液，加白糖适量。分 3~5 次服，隔天 1 次。

〔主治〕婴儿睾丸鞘膜积液。

第四方

〔方剂〕生薏苡仁 60 克。

〔用法〕加水 300 毫升，煎至 200 毫升。分 2 次口服，每日 1 次。

〔主治〕坐骨结节滑囊炎。

第五方

〔方剂〕薏苡仁 10~30 克。

〔用法〕水煎。连渣服，每日 1 次，连用 2~4 周。

〔主治〕扁平疣。

第六方

〔方剂〕薏苡仁 15 克，蜜枣 30 克，酒适量。

〔用法〕与蜜枣，酒共煎服。

〔主治〕荨麻疹。

藿香

【别名】土藿香、排香草、野藿香、广藿香。

【形态】为唇形科植物广藿香的全草。我国南方各省有分布。多年生草木，高 30~120 厘米；全株有芳香气。茎直立，四棱形，略带红色，疏被柔毛及腺体。叶对生，叶柄细长，叶片卵形或椭圆状卵形，先端渐尖或急尖，边缘有钝齿，基部近心形；上面散生透明腺点，下面有短柔毛及腺点。花小，密集茎顶成圆筒状花穗，紫色，淡紫红色或白色。小坚果倒卵状三棱形，黄色。

【性味】味辛、微温。

【功效】具有芳香，芳香化湿、和胃止呕、发表解暑的功效。用治湿阻中焦之脘腹胀满、食欲不振、大便泄泻、胃逆呕吐、暑湿外感、寒热头痛、湿温初起、鼻渊头痛等。

现代常用于胃肠型感冒、流行性感冒、急性胃肠炎、夏秋季节性感冒、消化不良、慢性鼻窦炎。

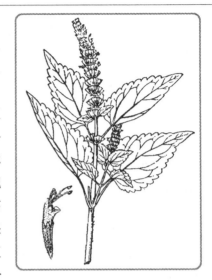

【采制】采收各产地不一，广州郊区（石牌、棠下）从种植到采收约14个月，一般在次年5～6月采收；海南则每年采收2次，第1次于5～6月割取地上部分，再追肥促进生长，9～10月份采收第2次；广东高要、湛江一带，春栽的于当年11～12月份采收，秋栽的在次年4～6月份采收；四川产区则9月份栽的至次年9月份采收，3～4月份栽的于当年11月份采收，6月份栽的，于当年12月份采收，采收时选晴天露水干后挖起或拔起全株。除去须根、泥杂，晒1天，晚上收回室内分层交错堆集1夜闷黄（顺枝闷香），如此反复日晒夜闷，晒至足干即可。

【鉴别】全长30～100厘米，茎多分枝，直径3～15毫米。嫩茎略呈钝方形，密被柔毛，老茎则近圆柱形；表面灰黄色或灰绿色。质脆，易折断，断面中部有髓。叶下部多脱落而留下显著的叶痕；上部带皱缩的叶，具柄；以水浸软展开，完整者呈卵形，灰绿色或浅棕褐色，两面均被灰白色柔毛，边缘具不整齐钝齿。气香特异，味微苦。

附方精选

第一方

〔方剂〕山藿香15～30克。

〔用法〕水煎2次。分早晚2次服，每日1次。如炎症较重，可加白茅根30克，与上药同煎服。

〔主治〕病毒性传染性结膜炎。

第二方

〔方剂〕藿香、葛根、党参、白术各10克，木香3克。

〔用法〕水煎服。

〔主治〕脾虚，呕吐腹泻，口渴不喜饮。

第三方

〔方剂〕藿香、制半夏、紫苏各10克，苍术、厚朴各5克。

〔用法〕水煎服。

〔主治〕夏秋暑湿发热，头痛呕恶，胸闷腹泻。

第四方

〔方剂〕藿香适量。

〔用法〕加水煎汤。时时噙漱，亦可用开水冲泡，代茶饮用。

〔主治〕口臭。

第五方

〔方剂〕藿香30克，大黄、黄精各12克，皂矾15克，醋1000毫升。

〔用法〕上4味共浸于1000毫升醋内，浸8~10日，去渣备用。用时将患部放入药液中浸泡，以全部浸入为度。每次浸30分钟，每日浸3次，浸后忌用肥皂水或碱水洗涤。

〔主治〕手癣，足癣。

第六方

〔方剂〕藿香20克，枯矾6克。

〔用法〕将藿香焙干，加枯矾研细末。每次用适量，搽患处。

〔主治〕小儿牙疳溃烂。

第七方

〔方剂〕藿香、郁金、制香附、苍术各10克，板蓝根、蒲公英各15克，厚朴、陈皮各6克。

〔用法〕水煎服。

〔主治〕无黄疸型肝炎（湿困型）。

第八方

〔方剂〕藿香10克，香附5克，甘草3克。

〔用法〕水煎服。

〔主治〕妊娠呕吐。

薤 白

【别名】荞头、野葱、小独蒜、野白头、小根菜。

【形态】为百合科植物小根蒜和薤的地下鳞茎。福建、台湾、广东、广西、海南、四川、贵州、云南、江苏、浙江、江西、安徽、湖北、湖南等省区有栽培。多年生草本，高约40厘米。鳞茎长卵形或卵状椭圆形，直径1~

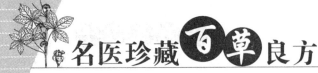

1.5厘米，簇生；鳞茎外皮白色，膜质，全缘。叶2~5枚基生，直立，半圆柱状线形，中空，有不明显的5棱，长20~40厘米，宽约2毫米。夏末秋初开花，花紫红色，圆柱形，柔弱，约与叶等长或更长；伞形花序半球形，有花6~30朵。秋季结果，果实小，球形。

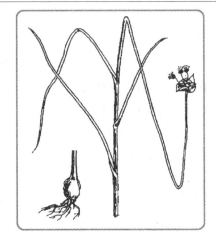

【性味】味辛、苦，性温。

【功效】具有通阳散结、理气宽胸、行气导滞的功效。用治胸痹心痛、脘腹胀痛、泄痢后重。

现代常用于冠状动脉粥样硬化性心脏病心绞痛、细菌性痢疾、高脂血症等。

【采制】春、夏季采挖，除去须根，洗净，鲜用或用沸水烫透或蒸透，晒干备用。

炮制时将干薤白簸去须毛、灰屑即可。如有潮湿霉变，则需用清水洗净后晒干。

生薤白：先剪去须根，再用清水洗净泥沙，沥干余水，放入蒸锅内蒸至上大气，至薤白熟为止。取出，晒干，筛去皮屑和皮衣即成。

炒薤白：将净薤白放入锅内，用文火炒至外表面现焦斑为度，取出晾干。

【鉴别】表面淡黄色或淡黄棕色，半透明。因加工程度不同，故颜色深浅不一。全体凹凸不平，有抽沟及皱纹。底部钝圆，有小而突起的鳞茎盘，为须根着生处，顶端较尖而细，为连生茎苗处，有的外包膜质白皮，白皮质软，易剥掉。质坚硬。角质样，断面黄白色。有蒜臭，味微辣。

附方精选

第一方

〔方剂〕薤白15克，瓜蒌10克。

〔用法〕酒、水煎服。

〔主治〕胸痹闷痛。

第二方

〔方剂〕薤白适量。

〔用法〕研细粉，涂患处。

〔主治〕轻度火伤。

第三方

〔方剂〕薤白适量。

〔用法〕研细粉,每次服3克,日服3次,白糖水送服。

〔主治〕慢性支气管炎。

第四方

〔方剂〕薤白9克,辛夷10克,猪鼻管100克。

〔用法〕加水炖烂,分2次服之。

〔主治〕鼻窦炎。

第五方

〔方剂〕薤白、黄芩各10克,白芍12克,甘草6克。

〔用法〕水煎服。

〔主治〕慢性痢疾。

第六方

〔方剂〕鲜薤白适量。

〔用法〕捣烂,敷患处。可将异物取出。

〔主治〕异物刺入肉中。

第七方

〔方剂〕薤白、三棱各20克,赤芍、川芎、降香、红花、延胡索各15克,急性子(凤仙花种子)12克,鸡血藤30克。

〔用法〕水煎服或制成冲服剂服。当日服完。

〔主治〕心绞痛。